养生药酒新知全书

名医珍藏养生经典

浓醇美酒 喝出长寿不老仙

YangSheng YaoJiu XinZhiQuanShu

谢文英／编著

指导日常养生之法
轻松掌握健康秘诀

陕西出版传媒集团
陕西科学技术出版社

图书在版编目（CIP）数据

养生药酒新知全书/谢文英编著. —西安：陕西科学技术出版社，2012.8

ISBN 978-7-5369-5572-1

Ⅰ.①养… Ⅱ.①谢… Ⅲ.①药酒—养生（中医） Ⅳ.①R247.1

中国版本图书馆 CIP 数据核字（2012）第 190598 号

养生药酒新知全书

出 版 者	陕西出版传媒集团　陕西科学技术出版社
	西安北大街131号　邮编　710003
	电话（029）87211894　传真（029）87218236
	http：//www.snstp.com
发 行 者	陕西出版传媒集团　陕西科学技术出版社
	电话（029）87212206　87260001
印　　刷	北京建泰印刷有限公司
规　　格	710×1000 毫米　　16 开本
印　　张	20
字　　数	260 千字
版　　次	2013 年 5 月第 1 版
	2013 年 5 月第 1 次印刷
书　　号	ISBN 978-7-5369-5572-1
定　　价	28.00 元

版权所有　翻印必究

（如有印装质量问题，请与我社发行部联系调换）

FOREWORD 前言

中国酿酒的历史，已经有七千多年。也因此，常有人把酒和药联系在一起，认为药酒乃世间雅事。清·袁权《随国药活》卷四载张璨《戏题》诗云："书画琴棋诗酒花，当年件件不离他。而今七事都更变，柴米油盐酱醋茶。"此诗所言两个"七事"，用现代语来说，前者是精神文明的享受，后者是物质文明的必需。而药酒的应用更是医学的一朵奇葩，古往今来不少养生医学家借酒之历配以良药，便使久疾之人得以康复。

随着中医药的发展，前辈所积累了丰富的药酒临床经验和数以千计的药酒良方，使药酒成为中医药学的重要组成部分。为了让普通群众掌握配制技术，使药酒这一简便有效的防病治病保健方法更好地走入千家万户，进一步发挥其为广大人民健康服务的作用，我们收集整理了中华古今的各种药酒配方，取其精华，慎加筛选，编写了这本《养生药酒新知全书》。

本书在选择药酒方时，皆以简、便、廉、验为原则，精选历代医学所载，并结合专家临床经验之方百余种，从补益养生、乌发养颜到内科、外科、妇科、儿科、五官科、皮肤科等临床药酒分别介绍，每方均按配方、制法、功效依次排列，细致地阐述了使用药酒的方法，为读者安全有效地选用药酒提供了方便。因此，本书不仅为家庭保健之用，同时也可供临床医生参考。

药酒虽对疾病有治疗的作用，但并非人人皆宜，这里要提醒广大读者注意的是，药酒中既然有药的成分，就不能随便使用，应因人而异，遵循中药中"十八反、十九畏"和其他禁忌等。同时作为一种辅助手段，对药物或酒精过敏者不宜选用药酒；高血压、心脑血管疾病患者禁服或在医生指导下使用。如在用药酒期间出现一些副作用，或对药酒的加工方法不太明确，请不要自作主张，最好到医院请教医生，在其指导下服用。

由于编者水平有限，书中错讹在所难免，敬请各位读者批评指正，以求再版时修正。

编　者

CONTENTS 目 录

上篇 药酒概述及常用药物

第一章 药酒的起源史及发展史

药酒的起源史 ·············· 003 药酒的发展史 ·············· 004

第二章 药酒的命名及效用

药酒的命名 ·············· 007 药酒的效用 ·············· 008

第三章 药酒制作的常用药物

人参	011	独活	017
黄芪	011	柴胡	018
鹿茸	012	红花	018
当归	013	苦杏仁	019
冬虫夏草	014	土茯苓	019
何首乌	014	木瓜	020
麦冬	015	枸杞子	021
熟地	016	百合	021
白芷	016	陈皮	022
黄柏	017		

第四章 药酒的制作方法

冷浸法	023	渗漉法	024
热浸法	023	酿制法	024

第五章 药酒应用要因人而异

选用药酒的注意事项 ········ 025
因人而异选用药酒 ············ 025

中篇 养生补益常用药酒

第一章 补益气血常用药酒

人参酒 ················· 029	乌鸡当归酒 ············ 034
黄芪酒 ················· 029	当归五加酒 ············ 034
猪皮酒 ················· 029	鸡血藤酒 ·············· 034
双参酒 ················· 030	天麻黄芪酒 ············ 035
人参白术酒 ············ 030	人参灵芝酒 ············ 035
熟地双仁酒 ············ 030	枸杞龙眼酒 ············ 035
地黄酒 ················· 030	虫草酒 ·················· 035
人参山药酒 ············ 031	冰片木香酒 ············ 035
党参白术酒 ············ 031	鸡蛋阿胶酒 ············ 036
黄芪当归酒 ············ 031	党参茯苓酒 ············ 036
枸杞桂圆酒 ············ 032	峨参酒 ·················· 036
党参地黄酒 ············ 032	熟地麻仁酒 ············ 036
肥母鸡枣酒 ············ 032	红参地黄酒 ············ 037
双桂酒 ················· 032	黄精酒 ·················· 037
黄芪肉桂酒 ············ 033	蛤蚧人参酒 ············ 037
党参生地酒 ············ 033	肉桂甘草酒 ············ 037
西洋参酒 ·············· 033	黄芪桂心酒 ············ 038
天冬地黄酒 ············ 033	人参麦冬酒 ············ 038

| 参地白术酒 | 038 | 白参酒 | 039 |
| 橘皮葱白酒 | 039 | 金樱首乌酒 | 039 |

第二章　延年益寿常用药酒

天门冬生地酒	040	女贞枸杞酒	046
地黄五加酒	040	玉竹白芍酒	046
人参菟丝子酒	040	茯神黄芪酒	046
二黄二冬酒	041	地黄蜂蜜酒	047
黄精枸杞酒	041	党参菊花酒	047
党参茯神酒	041	茯苓泽泻酒	047
高参地黄酒	042	枸杞地黄酒	047
人参荔枝酒	042	枸杞麻子酒	048
枸杞当归酒	042	枸杞菊花酒	048
天雄茵陈酒	042	人参地黄酒	048
黄精苍术酒	043	松子仁菊花酒	048
茯苓菊花酒	043	黄精天门冬酒	049
五子酒	043	甘菊麦门冬酒	049
人参甘草酒	043	枸杞首乌酒	049
熟地丹参酒	044	地黄当归酒	049
地黄枸杞酒	044	木香酒	050
当归川芎酒	044	当归石斛酒	050
五加皮酒	045	地黄远志酒	050
白术茯苓酒	045	菖蒲骨脂酒	050
党参地黄酒	045	生地枸杞酒	051

第三章　健脑益智常用药酒

火麻仁米酒	052	枸杞红参酒	053
人参猪脂酒	052	石燕酒	053
远志五味酒	052	人参牛膝酒	053

茯神龙骨酒 053	龙骨酒 054
虫草丹参酒 054	麦冬枸杞酒 055
羊肾龙眼酒 054	黄精党参酒 055
鹿茸人参酒 054	

第四章　活血祛风常用药酒

二黄木通酒 056	骨碎补酒 057
杜仲苍术酒 056	金钱白花蛇酒 057
当归白花蛇酒 056	白茄根酒 058
巴戟羌活酒 057	羌活五加酒 058
大蚂蚁酒 057	淡竹叶木瓜酒 058

第五章　养肝滋益常用药酒

女贞麻仁酒 059	西洋参生地酒 061
黄连生姜酒 059	枸杞麦冬酒 061
地黄何首乌酒 060	熟地枸杞酒 061
枸杞女贞酒 060	石斛丹参酒 062
地骨皮菊花酒 060	党参茱萸酒 062
菊花地黄酒 060	

第六章　美容养颜常用药酒

双仁酒 063	人参山药酒 065
核桃肉红枣酒 063	参桂酒 065
三白菖蒲酒 063	人参麦门冬酒 065
桃花白芷酒 064	麻仁黄精酒 065
葡萄酒 064	白鸽养颜酒 066
柏子仁首乌酒 064	天门冬章陆酒 066
桃仁酒 064	鸡蛋美容酒 066
白术酒 064	猪膏姜汁酒 066

四花桃仁酒	066	桂圆枸杞酒	070
党参白术酒	067	当归枸杞酒	070
首乌茯苓酒	067	地黄芍药酒	070
牛膝豆酒	067	桃仁朱砂酒	071
熟地鸡血藤酒	067	雄鸡酒	071
参归玉竹酒	068	当归白术酒	071
鸡子酒	068	枸杞麻仁酒	071
矾石半夏酒	068	地黄菊花酒	072
地杞血藤酒	068	橘皮酒	072
桂枝甘草酒	069	茯苓菊花酒	072
核桃小茴香酒	069	茯苓蚕沙酒	072
茯苓菊花酒	069	菊花麦门冬酒	073
枸杞龙眼酒	069	商陆门冬酒	073
地黄肉桂酒	070		

第七章　乌须黑发常用药酒

当归首乌酒	074	首乌蜂蜜酒	077
女贞旱莲草酒	074	人参玉竹酒	077
女贞酒	074	三子地黄酒	078
人参地黄酒	075	当归莲芯酒	078
首乌生地酒	075	槐角生地酒	078
山药生姜酒	075	女贞糯米酒	078
淮曲麦冬酒	075	白术酒	079
川芎人参酒	076	地黄牛膝酒	079
黑芝麻酒	076	首乌黑芝麻酒	079
二冬乌发酒	076	黄精天门冬酒	079
二黄五加酒	077	枸杞首乌酒	080
生地菊花酒	077	首乌地黄酒	080

第八章　滋阴壮阳常用药酒

麦门冬柏子仁酒 …………… 081	胡麻仁地黄酒 ……………… 088
蛤蚧苁蓉酒 ………………… 081	枸杞根地黄酒 ……………… 088
貂参鹿茸酒 ………………… 081	五加皮仙茅酒 ……………… 088
枸杞茯神酒 ………………… 082	羊肠龙眼肉酒 ……………… 089
山药山萸酒 ………………… 082	黄芪五味酒 ………………… 089
天门冬糯米酒 ……………… 082	母鸡双鞭酒 ………………… 089
楮实鹿茸酒 ………………… 082	巴戟天牛膝酒 ……………… 090
枸杞根生地酒 ……………… 083	丹砂人参酒 ………………… 090
雄鸡桂圆酒 ………………… 083	仙茅淫羊藿酒 ……………… 090
地黄首乌酒 ………………… 083	双地首乌酒 ………………… 090
玫瑰蔷薇酒 ………………… 084	淫羊藿当归酒 ……………… 091
枸杞栀子酒 ………………… 084	鹿血酒 ……………………… 091
生地首乌酒 ………………… 084	鹿茸山药酒 ………………… 091
二冬莲子酒 ………………… 085	豆蔻肉桂酒 ………………… 092
鹿茸山药酒 ………………… 085	黄芪萆薢酒 ………………… 092
熟地枸杞酒 ………………… 085	巴戟天菊花酒 ……………… 092
雄鸡肝酒 …………………… 085	仙灵脾木瓜酒 ……………… 092
地黄牛蒡酒 ………………… 086	淫羊藿酒 …………………… 093
禾花雀当归酒 ……………… 086	参枣酒 ……………………… 093
麻雀菟丝酒 ………………… 086	茯苓核桃酒 ………………… 093
龟胶金樱酒 ………………… 086	核桃杜仲酒 ………………… 093
小茴香酒 …………………… 087	鹿茸虫草酒 ………………… 094
人参鹿茸酒 ………………… 087	二红酒 ……………………… 094
首乌当归酒 ………………… 087	海马人参酒 ………………… 094
鹿角胶酒 …………………… 087	雪莲虫草酒 ………………… 094

下篇 疗疾祛病常用药酒

第一章 治疗内科病常用药酒

治疗感冒常用药酒 …… 097

黄芪太子参酒 …… 097
黄芪防风酒 …… 097
参姜酒 …… 097
防风糯米酒 …… 098
葱姜酒 …… 098
枸杞红花酒 …… 098
黄芪党参酒 …… 098
豆豉荆芥酒 …… 098
白芷羌活酒 …… 099
桑叶菊花酒 …… 099
麻黄葛根酒 …… 099
赤木肉桂酒 …… 100
荔枝肉酒 …… 100
花椒侧柏叶酒 …… 100
羌活黑豆酒 …… 100

治疗咳嗽常用药酒 …… 101

龟肉玉液酒 …… 101

蜜膏酒 …… 101
灵芝酒 …… 101
化橘红酒 …… 101
映山红酒 …… 101
陈皮酒 …… 102
紫苏酒 …… 102
丹参防风酒 …… 102
芝麻蜂蜜酒 …… 102
紫苏大枣酒 …… 102
灵芝人参酒 …… 103
核桃仁酒 …… 103
海蜇荸荠酒 …… 103
雪梨琼浆 …… 103
葶苈子酒 …… 104

治疗哮喘常用药酒 …… 104

小叶杜鹃酒 …… 104
龙葵红花酒 …… 104
蝙蝠酒 …… 104
参蚧酒 …… 105

天天果红花酒 …… 105	肉桂丁香酒 …… 110
双仁人参酒 …… 105	丁香酒 …… 110
蜀椒酒 …… 105	茱萸豆豉酒 …… 111
鹌鹑酒 …… 105	虎杖根桃仁酒 …… 111
牛膝五味酒 …… 106	沉香郁金酒 …… 111
瓜蒌酒 …… 106	丁香厚朴酒 …… 111
	马蹄香酒 …… 111

治疗胃病常用药酒 …… 106

治疗呕吐常用药酒 …… 112

二黄莱菔酒 …… 106	伏龙肝姜酒 …… 112
甘草大黄酒 …… 106	麻子酒 …… 112
陈皮山楂酒 …… 107	砂仁酒 …… 112
玫瑰花精酒 …… 107	干姜酒 …… 112
半夏黄芩酒 …… 107	高良姜藿香酒 …… 113
香蒂酒 …… 107	白术茯苓酒 …… 113
川椒酒 …… 107	青梅酒 …… 113
佛手五加皮酒 …… 108	四香豆蔻酒 …… 113
生姜白蜜酒 …… 108	西洋姜酒 …… 113
地榆青木香酒 …… 108	薄荷酒 …… 114
胡椒酒 …… 108	
曼陀罗草乌酒 …… 108	### 治疗泻痢常用药酒 …… 114
白屈菜橙皮酒 …… 109	
生鸡蛋酒 …… 109	生姜白芍酒 …… 114
姜酒 …… 109	黄连阿胶酒 …… 114
青核桃酒 …… 109	大蒜酒 …… 114
人参红枣酒 …… 109	地瓜藤酒 …… 115
	党参酒 …… 115

治疗腹痛常用药酒 …… 110

	曲末酒 …… 115
	参姜酒 …… 115
阿魏硼砂酒 …… 110	
丁香山楂酒 …… 110	干姜甘草酒 …… 115

治疗黄疸常用药酒 …… 116

黑矾红糖酒 …… 116
栀陈酒 …… 116
丝瓜根酒 …… 116
麻黄酒 …… 116
秦艽酒 …… 116
青蒿酒 …… 117

治疗头痛眩晕常用药酒 … 117

大豆茯苓酒 …… 117
芎芷酒 …… 117
薯蓣白术酒 …… 117
茯苓当归酒 …… 118
枸杞龙眼养心酒 …… 118
双桂白糖酒 …… 118
苍耳子细辛酒 …… 118
蔓荆子川芎酒 …… 119
猪脑酒 …… 119
三叶酸桑葚酒 …… 119
桂豉栀子酒 …… 119
当归母菊花酒 …… 119
独活茱萸酒 …… 119
地黄沉香酒 …… 120
白菊花枸杞酒 …… 120
菊蒲酒 …… 120
人参二子酒 …… 120
山药茱萸酒 …… 121

治疗失眠常用药酒 …… 121

猪板油枸杞酒 …… 121

核桃泥酒 …… 121
黄精百合酒 …… 121
人参三七酒 …… 122
黄精首乌酒 …… 122
桑葚龙眼酒 …… 122
仙酒 …… 122
龙骨远志酒 …… 123
地黄枣仁酒 …… 123
鸡睾丸桂圆酒 …… 123
人参远志酒 …… 123
合欢皮酒 …… 124
丹参枣仁酒 …… 124
茯神人参酒 …… 124
远志熟地酒 …… 124
红枣当归酒 …… 124
熟地地骨皮酒 …… 125
天麻钩藤酒 …… 125
枸杞熟地酒 …… 125
人参果酒 …… 126

治疗冠心病常用药酒 …… 126

大蒜葡萄酒 …… 126
灵芝丹参酒 …… 126
三七丹参酒 …… 126
天麻首乌酒 …… 127
山楂延胡索酒 …… 127
丹参活血酒 …… 127
瓜葛檀香酒 …… 127

治疗阳痿常用药酒 …… 128

淫羊藿当归酒 …… 128

狗肾枸杞酒 …………… 128
党参熟地酒 …………… 128
公鸡殖仙茅酒 ………… 128
参茸红糖酒 …………… 129
韭菜子酒 ……………… 129
菟丝子天冬酒 ………… 129
黄芪桂心酒 …………… 129
牛膝丹参酒 …………… 130
鹿茸续断酒 …………… 130
地黄当归酒 …………… 130
虫草雪莲酒 …………… 131
羊肾沙苑酒 …………… 131
灵脾熟地酒 …………… 131
金樱党参酒 …………… 131
天门冬生地酒 ………… 131
二肾男宝酒 …………… 132
草苁蓉酒 ……………… 132
菟丝子明虾酒 ………… 132
蛤蚧海马酒 …………… 132

治疗淋病常用药酒 ……… 133

二黄熟地酒 …………… 133
皂角破故纸酒 ………… 133
干胶酒 ………………… 133
茄子叶酒 ……………… 133
慈竹心酒 ……………… 134
新鲜马奶酒 …………… 134
螺蛳酒 ………………… 134
红花陈皮酒 …………… 134
鸡眼草酒 ……………… 134

治疗症瘕瘿瘤常用药酒 … 135

海藻昆布酒 …………… 135
黄药子酒 ……………… 135
海带酒 ………………… 135
天蓼木酒 ……………… 135
桂心牡丹皮酒 ………… 136
萹蓄酒 ………………… 136

治疗风湿常用药酒 ……… 136

丁公藤白芷酒 ………… 136
二乌桑枝酒 …………… 137
五蛇祛风酒 …………… 137
草乌当归酒 …………… 137
三藤寄生酒 …………… 137
三蛇风湿酒 …………… 137
蕲蛇红花酒 …………… 138
枫荷血藤酒 …………… 138
白术当归酒 …………… 138
豨莶草川乌酒 ………… 139
豹骨天麻酒 …………… 139
牛膝白石英酒 ………… 139
木瓜牛膝酒 …………… 140

治疗中风常用药酒 ……… 140

乌骨鸡酒 ……………… 140
鹿茸人参酒 …………… 140
二地枸杞酒 …………… 141
九藤祛风酒 …………… 141

CONTENTS 目录

玉竹木瓜酒 …………………… 141
黑豆丹参酒 …………………… 141
黄芪乌梢蛇酒 ………………… 142
当归佛手酒 …………………… 142
独活白附酒 …………………… 142
牛膝茄根酒 …………………… 142
百草霜土元酒 ………………… 143
二皮二藤酒 …………………… 143
白花蛇羌活酒 ………………… 143
天蓼木桑根酒 ………………… 144
桂枝云茯苓酒 ………………… 144
天冬秦艽酒 …………………… 144
白附全蝎酒 …………………… 145
白花蛇全蝎酒 ………………… 145
熟地茯神酒 …………………… 145

治疗糖尿病常用药酒 …… 146

二地糯米酒 …………………… 146
凤眼草酒 ……………………… 146
石斛参地酒 …………………… 146
蚕蛹米酒 ……………………… 146
二黄二参酒 …………………… 147
菟丝子酒 ……………………… 147

治疗痿病常用药酒 ……… 147

海桐皮牛膝酒 ………………… 147
黄芪独活酒 …………………… 147
鹿筋虎骨酒 …………………… 148
杜仲仙灵脾酒 ………………… 148

菠萝糯米酒 …………………… 148
当归酒 ………………………… 148
黄芪乌头酒 …………………… 149

治疗消化不良常用药酒 … 149

青梅煮黄酒 …………………… 149
山楂半夏液 …………………… 149
山楂消食酒 …………………… 150
肉桂酒 ………………………… 150
甘草菊花酒 …………………… 150
菖蒲瓜菊酒 …………………… 150
二术酒 ………………………… 151
豆蔻丁香酒 …………………… 151
三香红曲酒 …………………… 151
红曲砂仁酒 …………………… 151
大黄酊剂 ……………………… 152
果楂消食酒 …………………… 152
三白山药酒 …………………… 152
陈皮山楂开胃酒 ……………… 152
刺梨消食酒 …………………… 152

治疗支气管炎常用药酒 … 153

猪胰大枣酒 …………………… 153
满山红酒 ……………………… 153
丹参地黄酒 …………………… 153
红葵单糖酒 …………………… 153
牛胎盘杏仁酒 ………………… 154
杜鹃酒 ………………………… 154
桑白皮茱萸酒 ………………… 154

双仁麻术酒 …………… 154
蛤蚧人参酒 …………… 154
葶苈子防己酒 ………… 155
芝麻核桃仁酒 ………… 155
鲜薤白瓜蒌酒 ………… 155
蛤蚧酒 ………………… 155
紫苏酒 ………………… 155
红枣杏仁酒 …………… 156

治疗肠炎常用药酒 …… 156

党参酒 ………………… 156
茱萸丁香酒 …………… 156
大蒜红糖酒 …………… 156
核桃梨根酒 …………… 157
丁香山楂酒 …………… 157
四香救急水 …………… 157
姜酒 …………………… 157
地瓜藤根酒 …………… 157
参术红枣酒 …………… 157
荔枝肉酒 ……………… 158
二白牛膝酒 …………… 158

治疗贫血常用药酒 …… 158

芪参百岁酒 …………… 158
参苓寿康酒 …………… 159
金樱首乌酒 …………… 159
虫草黑枣强身酒 ……… 159
龙眼首乌鸡血藤酒 …… 159
当归活血酒 …………… 159
首乌白术补血酒 ……… 160

桂圆首乌酒 …………… 160
女贞菟丝子酒 ………… 160
参芍玉液酒 …………… 160

治疗便秘常用药酒 …… 161

枸杞生地酒 …………… 161
大黄陈皮酒 …………… 161
朴硝大黄酒 …………… 161
三黄酒 ………………… 161
桃花白芷酒 …………… 162
芝麻地黄枸杞酒 ……… 162
羊脂二汁酒 …………… 162
芝麻丹参酒 …………… 162
大黄附子酒 …………… 162
双耳糖酒 ……………… 163
芝麻枸杞米酒 ………… 163
蜂蜜酒 ………………… 163
松子仁酒 ……………… 163
土黄流浸膏 …………… 164
韭菜汁酒 ……………… 164

治疗肺脓疡常用药酒 … 164

苇茎鱼腥酒 …………… 164
连翘银花酒 …………… 164
金荞麦酒 ……………… 164
薏苡仁芡实酒 ………… 165

治疗白细胞减少症常用药酒 … 165

当归白术参地酒 ……… 165
香参生白酒 …………… 165

参花地黄酒 …………………… 166

治疗肾炎常用药酒 …… 166

枸杞养血酒 …………………… 166
马齿苋酒 ……………………… 166
参茸益肾酒 …………………… 166
百部二子益肾酒 ……………… 167
五子酒 ………………………… 167

治疗心悸常用药酒 …… 167

麦冬枸杞补心酒 ……………… 167
熟地茯苓酒 …………………… 167
二参五味酒 …………………… 168
桑葚龙眼酒 …………………… 168
柏子仁补气酒 ………………… 168
地黄续断酒 …………………… 168
缬草酒 ………………………… 169
茯苓柏子仁酒 ………………… 169
丹参五味酒 …………………… 169
黄芪枸杞五味酒 ……………… 169
二参黄芪酒 …………………… 170
银花牛膝酒 …………………… 170
龙眼安神酒 …………………… 170

治疗早泄常用药酒 …… 170

巴戟天熟地酒 ………………… 170
锁阳肉苁蓉酒 ………………… 171
蛤蚧菟丝龙骨酒 ……………… 171
杜仲白芍酒 …………………… 171

韭子益智酒 …………………… 171
锁阳仙茅酒 …………………… 171
蛤鞭沉香酒 …………………… 172
沙苑龙骨酒 …………………… 172
蚕蛾益精酒 …………………… 172

治疗高脂血症常用药酒 …… 173

当归玉竹长寿酒 ……………… 173
首乌金樱黄精酒 ……………… 173
山楂泽泻酒 …………………… 173

治疗遗精常用药酒 …… 173

当归枸杞酒 …………………… 173
枸杞龙眼女贞酒 ……………… 174
首乌当归芝麻酒 ……………… 174
莲芯生地酒 …………………… 174
地黄枸杞苁蓉酒 ……………… 174
巴戟菟丝子酒 ………………… 175
鹿角知母酒 …………………… 175
鸡内金酒 ……………………… 175
参药白术酒 …………………… 175
地黄首乌米酒 ………………… 175
麻仁熟地酒 …………………… 176
地黄五加酒 …………………… 176
地黄枸杞酒 …………………… 176

治疗面神经麻痹常用药酒 … 177

天门冬五加酒 ………………… 177
桂芎防风酒 …………………… 177

独活附子酒 …………………… 177
三藤酒 ………………………… 177
独活牵正酒 …………………… 178
葛根桂枝酒 …………………… 178
叶风除湿酒 …………………… 178
黄芪当归酒 …………………… 178
蚕砂川芎酒 …………………… 178
独活黑豆酒 …………………… 178
天麻钩藤酒 …………………… 179
地龙白附酒 …………………… 179

治疗呃逆常用药酒 ……… 179

紫苏半夏酒 …………………… 179
荸荠止呃酒 …………………… 179
姜泥葡萄酒 …………………… 180
香蒂散寒酒 …………………… 180
薄荷酊 ………………………… 180
干姜制附酒 …………………… 180
地黄枸杞酒 …………………… 180
红曲藿香酒 …………………… 181

治疗噎膈常用药酒 ……… 181

二参启膈酒 …………………… 181
贝母除噎酒 …………………… 181

治疗阑尾炎常用药酒 …… 182

芪银排脓酒 …………………… 182
金银花甘草酒 ………………… 182

治疗老年性遗尿常用药酒 …… 182

茴香螵蛸酒 …………………… 182
鸡肝肉桂酒 …………………… 182
仙茅山药益智酒 ……………… 183
菟丝益智酒 …………………… 183
龙虱酒 ………………………… 183

治疗腰痛常用药酒 ……… 183

三七二乌止痛酒 ……………… 183
狗脊丹参酒 …………………… 184
附子丹参酒 …………………… 184
鹳草公藤酒 …………………… 184
独活加皮酒 …………………… 184
贯金苍术止痛酒 ……………… 184
茱萸牛膝酒 …………………… 185
灵仙寄生酒 …………………… 185
麻黄当归酒 …………………… 185
海桐皮牛膝止痛酒 …………… 186
牛膝桂心酒 …………………… 186
活血止痛酊 …………………… 186
丁公藤酒 ……………………… 186
肉桂白术酒 …………………… 186
羊肠桂圆酒 …………………… 187
杜仲故纸苍术酒 ……………… 187
人参二冬固本酒 ……………… 187
三蛇牛膝酒 …………………… 187
地黄甘露酒 …………………… 187
石花祛风酒 …………………… 188

治疗脚气常用药酒 …… 188

香豉除湿酒 …… 188
乌药治动酒 …… 188
香豉橘皮生姜酒 …… 188
地黄杉木酒 …… 188
孔子蘖石斛酒 …… 189
豉术酒 …… 189
葶根枳实酒 …… 189
侧子独活酒 …… 189
白杨皮酒 …… 189
侧子石楠酒 …… 190
松液酒 …… 190
枳实缓风酒 …… 190

治疗昏厥常用药酒 …… 190

桂豉生姜酒 …… 190
苏合香解郁酒 …… 191

治疗奔豚气常用药酒 …… 191

全蝎茴香酒 …… 191
斑蝥红枣散寒酒 …… 191

治疗汗症常用药酒 …… 191

四味熟地酒 …… 191
党参补虚酒 …… 192
黄芪桂心酒 …… 192

治疗神经官能症常用药酒 …… 192

参芪枸杞酒 …… 192
莎草活血酒 …… 192

治疗中恶常用药酒 …… 193

盐酒 …… 193
二石安神酒 …… 193
豆黄解毒酒 …… 193
桂心栀子酒 …… 193

治疗中暑常用药酒 …… 194

薄荷清暑水 …… 194
杨梅消暑酒 …… 194
苹果山楂酒 …… 194
胡麻生姜酒 …… 194
竹瘤樟脑酒 …… 195

治疗性交后不适症常用药酒 …… 195

女儿茶茴香酒 …… 195

治疗癫痫狂常用药酒 …… 195

芫青巴豆酒 …… 195
大黄防风酒 …… 196
竹茹白鱼酒 …… 196
丹参菖蒲酒 …… 196
乌鸦祛风酒 …… 196
丹参麝香镇惊酒 …… 196

第二章 治疗外科病常用药酒

治疗乳腺炎常用药酒 …… 197

蒲公英金银酒 …………… 197
蒲公英酒 ………………… 197
川楝子清火酒 …………… 197
蛛枣消炎酒 ……………… 197
甜橙酒 …………………… 198
栝楼酒 …………………… 198
红砂糖酒 ………………… 198
白果仁酒 ………………… 198
地丁清热酒 ……………… 198

治疗蛇虫咬伤常用药酒 … 199

入土金鸡骨香酒 ………… 199
了哥王根酒 ……………… 199
小红藤雄黄酒 …………… 199
山扁豆酒 ………………… 199
黄连白芷酒 ……………… 200
黄连吴茱萸酒 …………… 200
小叶蛇米双酒 …………… 200
山扁豆远志酒 …………… 200

治疗鹤膝风常用药酒 …… 201

黄芪肉桂酒 ……………… 201
紫荆皮酒 ………………… 201
芒硝皂角酒 ……………… 201

治疗疔疮常用药酒 ……… 202

大黄生姜酒 ……………… 202

二黄甘草酒 ……………… 202
槐花酒 …………………… 202

治疗痔疮常用药酒 ……… 202

嫩竹酒 …………………… 202
地瓜藤酒 ………………… 203
苋根酒 …………………… 203
大茄子清热酒 …………… 203
槐子苍耳酒 ……………… 203
大黄地榆酒 ……………… 203

治疗冻疮常用药酒 ……… 204

红花活血酒 ……………… 204
花椒姜酒 ………………… 204

治疗脱肛常用药酒 ……… 204

参草酒 …………………… 204
黄芪升麻酒 ……………… 205

治疗烧伤常用药酒 ……… 205

枣仁黄柏酒 ……………… 205
三黄紫草酒 ……………… 205

治疗瘰疬常用药酒 ……… 206

昆布消瘰酒 ……………… 206
皂角刺立效酒 …………… 206
海藻消瘰酒 ……………… 206

仙人掌散毒酒 …………… 206	远志消肿酒 …………… 211
蜘蛛祛风酒 …………… 206	白芷贝母活命酒 …………… 211
玄参磁石酒 …………… 207	金银藤蒲公英酒 …………… 211
海藻乌蛇酒 …………… 207	如意草酒 …………… 211
老蜕盘散结酒 …………… 207	二皮独活酒 …………… 212
白头翁解毒酒 …………… 207	白术扶正酒 …………… 212
桑葚糯米醪 …………… 207	

治疗疝气常用药酒 …… 208

治疗褥疮常用药酒 …… 212

三香川楝酒 …………… 208	四七血竭酒 …………… 212
吴萸茴香酒 …………… 208	红花黄芪酒 …………… 212
降椒祛风酒 …………… 208	芎参活血酒 …………… 213
橘核温阳酒 …………… 208	红花散结酒 …………… 213
桂心茱萸酒 …………… 208	红花当归酒 …………… 213
茴香生雀酒 …………… 209	

治疗颈椎病常用药酒 …… 213

鼠李子祛风酒 …………… 209	地黄止痛灵药酒 …………… 213
栗树根清热酒 …………… 209	萆薢附子祛风酒 …………… 214
灯笼草茴香酒 …………… 209	灵仙乌梅酒 …………… 214

治疗杨梅疮常用药酒 …… 209

	海风藤灵仙酒 …………… 214
蛤蟆茯苓酒 …………… 209	红花川乌擦剂 …………… 214
金蟾散毒酒 …………… 210	羌芎南星酒 …………… 214
牛蒡川芎消疮酒 …………… 210	当归大黄活血酒 …………… 215

治疗痈疽常用药酒 …… 210

治疗血栓闭塞性脉管炎常用药酒 …… 215

忍冬甘草酒 …………… 210	活血通络红花酒 …………… 215
牡蛎大黄酒 …………… 210	三子二乌酒 …………… 215
人参没药神效酒 …………… 211	寄生灵仙活络酒 …………… 215
车鳖灯芯解毒酒 …………… 211	制附子温经酒 …………… 216

丹参止痛酒 ……………… 216

治疗烧伤常用药酒 ……… 216

虎杖黄柏清热酒 ………… 216
大黄槐角酒 ……………… 216

喜榆冰片酒 ……………… 217
鸡蛋清消肿酒 …………… 217

治疗头虱常用药酒 ……… 217

百部杀虫酒 ……………… 217

第三章 治疗妇科病常用药酒

治疗闭经常用药酒 ……… 218

茜草根酒 ………………… 218
白鸽血竭酒 ……………… 218
参芎酒 …………………… 218
月季花当归酒 …………… 219
益母草当归酒 …………… 219
大黄三七酒 ……………… 219
归仁酒 …………………… 219
常春果枸杞酒 …………… 219
牛膝党参酒 ……………… 220
川牛膝红花酒 …………… 220
桃仁麻子仁酒 …………… 220
紫河车酒 ………………… 220
二藤月季酒 ……………… 220

治疗月经不调常用药酒 … 221

麻子法曲酒 ……………… 221
大驳骨酒 ………………… 221
黄屈花酒 ………………… 221
当归茱萸酒 ……………… 221
杜仲调经酒 ……………… 222

茴香桂枝酒 ……………… 222
白芍地黄酒 ……………… 222
红花山楂酒 ……………… 222
红花血藤酒 ……………… 223

治疗痛经常用药酒 ……… 223

归芪酒 …………………… 223
延胡当归酒 ……………… 223
山楂活血酒 ……………… 224
当归元胡酒 ……………… 224
桃仁活血酒 ……………… 224
归附温经酒 ……………… 224
三草月季酒 ……………… 224
丹参红花酒 ……………… 225
白胡椒酒 ………………… 225
红花苏木酒 ……………… 225
川红花酒 ………………… 225
红花山楂酒 ……………… 225
刘寄奴甘草酒 …………… 225
菖麻根酒 ………………… 226
延胡索酒 ………………… 226
草红花酒 ………………… 226

治疗崩漏常用药酒 …… 226

丹参艾叶酒 …… 226
川芎红花酒 …… 227
蓟根止血酒 …… 227
生地炭丹参酒 …… 227
芎芍地黄酒 …… 227
黄芪党参酒 …… 227

治疗难产常用药酒 …… 228

龟甲川芎酒 …… 228
马齿苋酒 …… 228
蚵胶鸡子酒 …… 228

治疗带下常用药酒 …… 229

四叶细辛酒 …… 229
冬瓜子酒 …… 229
苁蓉枸杞酒 …… 229
蜈蚣七酒 …… 229
龟胶酒 …… 230
白芍生地酒 …… 230
芹菜子酒 …… 230
厚朴肉桂酒 …… 230

治疗产后缺乳常用药酒 …… 231

甘草天花粉酒 …… 231
川椒酒 …… 231
奶浆参酒 …… 231
大枣糯米酒 …… 231

海虾米菟丝子酒 …… 231
猪前蹄通草酒 …… 232
丝瓜络天花粉酒 …… 232

治疗产后恶露不绝常用药酒 …… 232

山楂桂圆酒 …… 232
益母草当归酒 …… 233
丹参元胡酒 …… 233
二汁活血酒 …… 233
黑豆羌活酒 …… 233

治疗产后腹痛常用药酒 …… 234

当归肉桂酒 …… 234
翘卫茅酒 …… 234
当归芍药酒 …… 234
当归续断酒 …… 234

治疗产后便秘常用药酒 …… 235

桃仁米酒 …… 235
鲜胡桃酒 …… 235
双仁米酒 …… 235

治疗产后虚损常用药酒 …… 236

大补当归续断酒 …… 236
杜仲桂心酒 …… 236

治疗经前乳胀常用药酒 …… 236

香附郁金酒 …… 236

香附红花活血酒 ………… 237
红藤白头翁酒 …………… 237

治疗产后血晕常用药酒 … 237

党参红花酒 ……………… 237
当归红花酒 ……………… 237
毛鸡地黄酒 ……………… 238
灵芝桂圆补血酒 ………… 238
没药活血酒 ……………… 238
地黄姜汁酒 ……………… 238

治疗不孕症常用药酒 …… 239

生地枸杞酒 ……………… 239
当归远志酒 ……………… 239
巴戟天地黄酒 …………… 239
二芍四子酒 ……………… 239
白芍桃仁养血酒 ………… 240

治疗产后血滞常用药酒 … 240

当归箭羽补血酒 ………… 240
当归驱风酒 ……………… 240
寄奴甘草酒 ……………… 241
当归肉桂酒 ……………… 241

治疗流产常用药酒 ……… 241

乌鸡茯苓酒 ……………… 241

草根酒 …………………… 241
当归芍药酒 ……………… 241
竹茹阿胶酒 ……………… 242
二黄生姜酒 ……………… 242
蒲黄槐子酒 ……………… 242
芋根银花安胎酒 ………… 242
鸡蛋黄酒 ………………… 242
蜡酒 ……………………… 242

治疗产后胁痛常用药酒 … 243

当归川芎酒 ……………… 243
柴胡木香酒 ……………… 243

治疗妇人嫁痛常用药酒 … 243

甘草芍药酒 ……………… 243
大黄活血酒 ……………… 243

治疗妇人风痹常用药酒 … 244

天麻牛膝养血酒 ………… 244
蜀椒附子养血酒 ………… 244
附子皂角刺酒 …………… 244
灵脾牛膝酒 ……………… 244

治疗人流综合征常用药酒 … 245

细辛扩宫酒 ……………… 245

第四章 治疗儿科病常用药酒

治疗感冒常用药酒 …… 246

吴茱萸白矾酒 …… 246
生南雄黄酒 …… 246
荸荠酒 …… 246

治疗百日咳常用药酒 …… 247

葱头小肠酒 …… 247
鹅不食草酒 …… 247

治疗小儿低热常用药酒 …… 247

红枣羊脂酒 …… 247
吴茱萸葱白酒 …… 247

治疗小儿惊风常用药酒 …… 248

木防己独活酒 …… 248
天竺黄栀子酒 …… 248

治疗小儿呕吐常用药酒 …… 248

二姜止呕酒 …… 248
姜醋止呕酒 …… 249

治疗小儿疳积常用药酒 …… 249

双仁栀硝酒 …… 249
参芪五味酒 …… 249

治疗小儿虫症常用药酒 …… 250

青梅酒 …… 250
百部酒 …… 250

治疗小儿泄泻常用药酒 …… 250

云南白药酒 …… 250
香附酒 …… 250

治疗小儿麻疹常用药酒 …… 251

芫荽酒 …… 251
地龙乌芋酒 …… 251
牛蒡根蝉蜕酒 …… 251

治疗小儿流行性腮腺炎常用药酒 …… 252

金银花板蓝根酒 …… 252
三黄黛硝酒 …… 252

治疗小儿弄舌常用药酒 …… 252

归肉祛湿酒 …… 252

治疗小儿疟疾常用药酒 …… 253

常山桂心酒 …… 253

治疗小儿下肢麻痹症常用药酒 …… 253

白芷当归酒 …… 253

治疗新生儿硬皮症常用药酒 253	治疗阴茎包皮水肿常用药酒 254
艾叶韭菜活血酒 …… 253	栀子黄柏酒 …… 254

第五章 治疗五官科病常用药酒

治疗眼病常用药酒 …… 255	莱菔酒 …… 259
	辛夷白芷酒 …… 260
枸杞酒 …… 255	轻粉硫黄酒 …… 260
黄连明目酒 …… 255	
地骨皮菊花酒 …… 256	治疗口齿咽喉病常用药酒 …… 260
枸杞菊花酒 …… 256	二黄栀子酒 …… 260
	淡竹叶酒 …… 260
治疗耳病常用药酒 …… 256	山蜂窝川芎酒 …… 261
	草乌酒 …… 261
天花粉聪耳酒 …… 256	郁李根细辛酒 …… 261
核桃仁五味酒 …… 256	襄荷酒 …… 261
蒲术开窍酒 …… 257	人乳酒 …… 261
磁石木通酒 …… 257	细辛花椒酊 …… 261
远志聪耳酒 …… 257	槐白皮酒 …… 262
马钱子消肿酒 …… 257	
桑葚柠檬米酒 …… 258	治疗牙痛常用药酒 …… 262
半夏消肿酒 …… 258	
蔓荆子酒 …… 258	地黄独活酒 …… 262
牛膝首乌酒 …… 258	蜂窝解毒酒 …… 262
牡荆子酒 …… 258	二乌止痛酒 …… 262
人参益智酒 …… 259	草乌木通酒 …… 263
石英磁石酒 …… 259	乌头良姜酒 …… 263
	细辛二皮酒 …… 263
治疗鼻病常用药酒 …… 259	复方天南星酊 …… 263
苦葫芦子酒 …… 259	复方细辛金牛酊 …… 263

治疗牙齿松动常用药酒 … 264

细辛白芷酒 …………… 264

三皮固齿酒 …………… 264
独活固齿酒 …………… 264

第六章　治疗皮肤科病常用药酒

治疗湿疹常用药酒 …… 265

蛇床苦参酒 …………… 265
白鲜皮酒 ……………… 265
川黄柏地肤酒 ………… 265
苦参雄黄酒 …………… 266
五子祛风酒 …………… 266
土槿皮酒 ……………… 266

治疗白癜风常用药酒 …… 266

乌蛇防风酒 …………… 266
补骨脂密陀僧酒 ……… 267
菟丝子酒 ……………… 267
菖蒲天门冬酒 ………… 267

治疗牛皮癣常用药酒 …… 268

五蛇祛风酒 …………… 268
白及土槿皮酒 ………… 268
五毒去癣酒 …………… 268
细辛马钱子酒 ………… 268
二皮苦参酒 …………… 269
百部槟榔酒 …………… 269
槟榔紫荆酒 …………… 269

治疗斑秃常用药酒 …… 270

闹羊花鲜毛姜酒 ……… 270
首乌地黄酒 …………… 270
金银花酒 ……………… 270

治疗鹅掌风常用药酒 …… 270

土槿皮地肤子酒 ……… 270
生姜酒 ………………… 271

治疗带状疱疹常用药酒 …… 271

生南星草河车酒 ……… 271
三花蛇床酒 …………… 271
雄黄蜈蚣酒 …………… 272

治疗痱子常用药酒 …… 272

双黄冰片酒 …………… 272
鲜地龙酒 ……………… 272
苦参白鲜皮酒 ………… 272

治疗皮肤瘙痒症常用药酒 …… 273

雄黄敌百虫酒 ………… 273
百部草酒 ……………… 273

枳实苁蓉酒 …………………… 273
浮萍酒 ………………………… 273
蝉蜕白鲜皮酒 ………………… 273

治疗疣常用药酒 …………… 274

了哥王酒 ……………………… 274
鸦胆蛇床酒 …………………… 274

治疗疥疮常用药酒 ………… 274

水菖蒲解毒酒 ………………… 274
黄柏猪胰酒 …………………… 275
白鲜百部止痒酒 ……………… 275
蚺蛇止痒酒 …………………… 275
二黄蛇酒 ……………………… 275

治疗皮炎常用药酒 ………… 276

九里香消炎酒 ………………… 276
三子活血酒 …………………… 276
倍矾止痒酒 …………………… 276
虎丹樟脑酒 …………………… 276
苦参降丹酊 …………………… 277
樟冰止痒酒 …………………… 277
羊蹄根白鲜酒 ………………… 277
斑蝥活血酒 …………………… 277
硫黄皮炎液 …………………… 277
土槿皮升汞酒 ………………… 277

治疗赤游风常用药酒 ……… 278

枳壳五叶草酒 ………………… 278

二根解毒酒 …………………… 278

治疗麻风常用药酒 ………… 278

艾蒿酒 ………………………… 278
牛膝乌头酒 …………………… 279
蝮蛇祛风酒 …………………… 279
苦参蜂房解毒酒 ……………… 279
苦参猬皮酒 …………………… 279
商陆祛风酒 …………………… 279

治疗狐臭常用药酒 ………… 280

枯矾滑石酊 …………………… 280
细辛芳香酒 …………………… 280

治疗鸡眼常用药酒 ………… 280

二酸止痛酒 …………………… 280
补骨脂祛风酊 ………………… 280

治疗荨麻疹常用药酒 ……… 281

石楠叶祛风酒 ………………… 281
枳芄止痒酒 …………………… 281
白茄根酒 ……………………… 281
浮萍止痒酒 …………………… 281
松叶祛风酒 …………………… 282
黑芝麻补精酒 ………………… 282
蝉蜕散热酒 …………………… 282
碧桃冰片酒 …………………… 282
硫黄温阳酒 …………………… 282

治疗痤疮常用药酒 …… 283

苦参百部酊 …… 283
三黄冰片酊 …… 283
楼椒清热酒 …… 283

冬瓜清热酒 …… 283

治疗毛囊炎常用药酒 …… 284

黄参解毒酒 …… 284

第七章 防癌抗癌常用药酒

治疗肝癌常用药酒 …… 285

冰片酒 …… 285
壁虎散结酒 …… 285

治疗胃癌常用药酒 …… 285

石蝉草酒 …… 285
黄药子全虫酒 …… 286

治疗鼻咽癌常用药酒 …… 286

天葵子清热酒 …… 286

治疗肺癌常用药酒 …… 286

一枝香抗癌酒 …… 286

治疗乳腺癌常用药酒 …… 287

三橘开郁酒 …… 287

南瓜蒂抗癌酒 …… 287
槐花解毒酒 …… 287
八角莲杜鹃酒 …… 287
贝母银花酒 …… 287

治疗子宫颈癌常用药酒 …… 288

称砣梨解毒酒 …… 288

治疗子宫内膜癌常用药酒 …… 288

海马蜈蚣抗癌酒 …… 288

治疗阴茎癌常用药酒 …… 288

蟾蜍解毒酒 …… 288

治疗甲状腺癌常用药酒 …… 289

黄药昆布解毒酒 …… 289

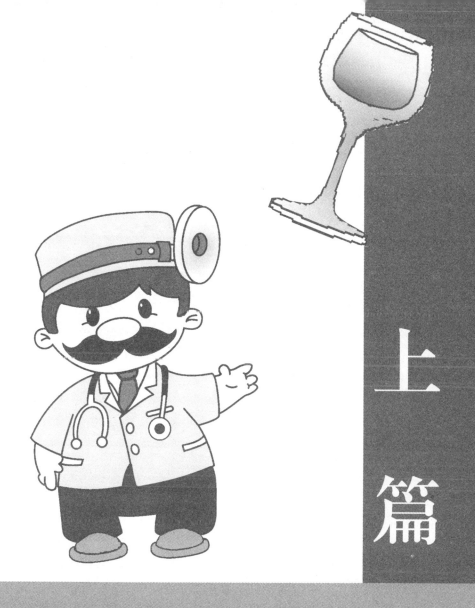

上篇

药酒概述及常用药物

第一章 药酒的起源史及发展史

药酒的起源史

药酒并没有传说中那么神秘，只不过是选用适当药物，经过必要加工，用适宜酒类（酒精）制成的一种澄明液体。一言以蔽之，药酒就是含有药物的酒。

因此，药酒的起源与酒密不可分。然而，关于酒的起源，至今众说纷纭。目前关于造酒的最早记载见于《战国策·魏策二》："昔者帝女令仪狄作酒而美，进之禹，禹饮而甘之。"此外，《世本》也提到："仪狄始作酒醪，变五味；少康作秫酒。"认为仪狄作酒，少康（即杜康）酿酒。这些记载说明4000多年前的夏代，我国酿酒业已发展到一定水平，但是并不能证实仪狄或少康就是酒的创始人，因此神农造酒、酒星造酒、猿猴造酒等传说仍被广为传颂。其中，猿猴造酒最受追捧。因为某些野果含单糖，在自然界酵母菌的作用下，能产生一种具有香甜味的液体，即天然果酒。而且猿猴嗜酒，江苏淮阴洪泽湖畔下草湾就曾经出土过醉猿化石。同时，《清稗类钞·粤西偶记》记载："粤西平乐等府，山中多猿，善采百花酿酒。樵子入山，得其巢穴者，其酒多至数石。饮之，香美异常，名曰猿酒。"说明最原始的酒应是花果自然发酵后形成的花蜜果酒，即"猿酒"。到新石器时代，畜牧业开始出现，人类用兽奶发酵成酒。进入农业社会，人类开始种植谷物，又用谷物发酵成酒。但是，对酒进入人类视野的确切时间尚无定论。根据考古发现，龙山文化早期（5000年前）已有谷物酿酒，商代饮酒之风盛行（殷墟河南安阳小屯村商朝武丁时期墓葬出土文物近200件，其中酒器约占70%），并掌握了曲蘖酿酒的技术（《尚书·说命篇》载"若作酒醴，尔维曲蘖"）。其中，蘖由谷物发芽而成，能酿制"醴"（一种甜酒）；曲含多种发酵菌，兼有糖化和酒化的作用，为我国独特酿酒方法曲酒法和固态发酵法奠定了基础。

药酒的发展史

药酒是选配适当中药，经过必要的加工，用度数适宜的白酒或黄酒为溶媒，浸出其有效成分，而制成的澄明液体。在传统中，也有在酿酒过程里，加入适宜的中药，酿制而成的。药酒即是一种加入中药的酒。

周代，饮酒越来越普遍，已设有专门管理酿酒的官员，称"酒正"，酿酒的技术已日臻完善。《周礼》记载着酿酒的六要诀：秫稻必齐（原料要精选），曲蘖必时（发酵要限时），湛炽必洁（淘洗蒸煮要洁净），水泉必香（水质要甘醇），陶器必良（用以发酵的窖池、瓷缸要精良），火齐必得（酿酒时蒸烤的火候要得当），把酿酒应注意之点都说到了。西周时期，已有较好的医学分科和医事制度，设"食医中士二人，掌和王之六食、六饮、六膳……之齐（剂）"。其中食医，即掌管饮食营养的医生。六饮，即水、浆、醴（酒）、凉、酱、酏。由此可见，周朝已把酒列入医疗保健之中进行管理。汉代许慎在《说文解字》中，更明确提出：酒，所以治病也，《周礼》有"医酒"。说明药酒在周代的运用确也相当普遍。

我国最古的药酒酿制方，出自1973年马王堆出土的帛书《养生方》和《杂疗方》中。从《养生方》的现存文字中，可以辨识的药酒方共有6个：①用麦冬（即颠棘）配合秫米等酿制的药酒（原题："以颠棘为浆方"治"老不起"）；②用黍米、稻米等制成的药酒（"为醴方"治"老不起"）；③用美酒和麦×（不详何药）等制成的药酒；④用石膏、藁本、牛膝等药酿制的药酒；⑤用漆和乌喙（乌头）等药物酿制的药酒；⑥用漆、节（玉竹）、黍、稻、乌喙等酿制的药酒。《杂疗方》中酿制的药酒只有一方，即用智（不详何物）和薜荔根等药制成醴酒。其中大多数资料已不齐，比较完整的是《养生方》"醪利中"的第二方。该方包括了整个药酒制作过程、服用方法、功能主治等内容，是酿制药酒工艺最早的完整记载，也是我国药学史上的重要史料。

魏晋南北朝开始用药曲酿酒，使药酒既有大曲酒的风味，又有中草药的芳香，还有健身祛病的妙用，堪称酿酒史上的独创。如《齐民要术》对药酒的酿造方法，特别是对浸药专用酒的制作，从曲的选择到酿造步骤都做了较为详细的说明，提出了热浸药酒的新方法。《肘后备急方》载有海藻酒、桃仁酒、金牙酒、猪胰酒等药酒配方，列有浸渍、煮等制作药酒的方法。《本草经集注》对药酒的浸制方法进行了比较详细的论述，提出"凡渍药酒，皆经细切，生绢袋盛之，乃入酒密封，随寒暑数日，视其浓烈，便可滤出，不必待至酒尽也。渣可暴燥微捣，更渍饮之，亦可散服"，并指出71种药物（包括矿石类药物9种、植物类药物35种和动物类药物27种）不宜浸酒。这一时期，药酒的制作方法不断完善，配制处方持续增加，临床应用不断拓展，制作技术开始传到日本、朝鲜、印度等国家，出现了用药酒行刑和平叛的记载。如北魏高祖太和二十年（公元496年），废太子恂被"椒酒"麻醉后行刑而死；诛杀彭城王勰，则是"乃饮毒酒，武士就杀之"。也出现了关于酒的性味功用的最早记载，如《名医别录》认为酒"味苦，甘辛，大热，有毒。主行药势，杀邪恶气"。

隋唐乃至宋代，是药酒使用较为盛行的时期。这一期间的一些医药巨著如《备急千金要方》、《外台秘要》、《太平圣惠方》、《圣济总录》都收录了大量的药酒和补酒的配方和制法。记载最丰富的数孙思邈的《千金方》，共有药酒方80余首，涉及补益强身，内、外、妇科等多方面内容。唐宋时期，由于饮酒风气浓厚，社会上酗酒者也渐多，解酒、戒酒似乎也很有必要，故在《千金方》等医学著作中，解酒与戒酒方药也应运而生。

明代医药学家整理前人经验，又创制出许多新的药酒。如《普济方》、《奇效良方》、《医学全录》、《证治准绳》、《本草纲目》等都载有大量药酒方，既有前人经典之作，又有时人创新之举。其中，《本草纲目》辑录药酒方200多首，仅在《谷部·卷二十五·酒》中就列举药酒69种，并对药酒的制作和服法做了精辟论述。此外,《医方考》载药酒7种,《扶寿精方》载药酒9种,《万病回春》、《寿世保元》载药酒近40种。这些药酒大多以烧酒为基质酒,与先前用黄酒作基质酒有明显区别。这一时期,宫廷建有御酒房,宫廷补益药酒较为盛行,出现了"满殿香"等名噪金殿的养生保健药酒。此外,作坊制有成品药酒出售,普通老百姓也自酿了不少药酒,形成了正月椒梧酒、端午节菖蒲酒、中秋节桂花酒、重阳节菊药酒等传统节令酒,深受读书人的喜爱。

至清代,药酒又有新发展,配方数量继续增长。《医方集解》、《随息居饮食谱》、《医宗金鉴》、《良朋汇集经验神方》、《同寿录》等均录有新创制的药酒方。药酒除了用于治疗疾病之外,养生保健酒更是盛极一时,宫廷补益酒空前发达。其中,乾隆帝经常饮用的松龄太平春酒,对老年人诸虚百损、关节酸软、纳食少味、夜寐不实诸症均有治疗作用。清宫御制的夜合欢酒,对脑卒中挛缩等症有良好的治疗作用。至此,药酒已发展成为比较完善和成熟的一种养生治病方法。

中华人民共和国成立后,中医药事业得到空前发展,药酒研制工作取得长足进步:一是文献整理取得新进展,出版了《中华药酒谱》、《中国药酒大全》、《中国药酒》、《药酒配方800例》等专项著作,更加方便药酒的推广;二是理论认识逐渐加深,通过临床研究和实验研究,对五加皮酒、十全大补酒、史国公药酒、龟龄集酒等传统中药名酒的药理、毒理、有效成分等有了全新认识。为其拓展应用、增强疗效提供了依据;三是药酒品种增加,根据市场需要,研发出清宫大补酒、十全大补酒、金童常乐酒、罗汉补酒、藿香正气水、大黄酒等多种新药酒,受到国内外欢迎;四是制备工艺改进,发明了渗漉法等制酒新工艺,大大降低了药酒的制作成本,增强了药酒的作用效果;五是质量标准严格,药酒规范被收入药典,国家中医药管理局也公布了允许制作药酒的中药,药酒生产逐步转向标准化和工业化,不仅逐渐满足了人民群众的需要,并且打入了国际市场,博得了国际友人的欢迎。

第二章 药酒的命名及效用

药酒的命名

两千多年前，孔老夫子就说过：名不正则言不顺，言不顺则事不成。后人也就对"名"特别重视。古人讲究"人过留名"，办事讲究"师出有名"，现代强调"知名度"。然而最古的药酒方与其他中药方剂一样是没有名称的，在马王堆出土的帛书中，所记载的药酒方，就没有具体的方名。这种情况在唐代方书中仍保留不少，如《千金要方·脾脏下》有"治下痢绞痛肠滑不可差方"，《外台秘要》卷十五有"疗风痹瘾疹方"等。直到先秦及汉代才出现了最早的药酒命名，如《内经》中的"鸡矢醴"，《金匮要略》中的"红蓝花酒"及《伤寒杂病论》中的"麻黄醇酒汤"等，这一类命名方法多以单味药或一方中主药的药名作为药酒名称，这一方法成为后世药酒命名的重要方法。汉代以后，药酒命名的方法逐渐增多，传统命名的方法，归纳有以下几种：

（1）单味药配制的酒，以药名作为酒名，如鹿茸酒。

（2）两味药制成的药酒，大都两药联名，如五倍子白矾酒。

（3）多味药制成的酒用一个或两个主药命名，如羌独活酒或用概要易记的方法命名，如五蛇酒、五精酒、五枝酒、二藤酒。

（4）以人名为药酒名称，如仓公酒、史国公酒、北地太守酒等，以示纪念。为了区别，有时也用人名与药名或功效联名的，如崔氏地黄酒，周公百岁酒等。

（5）以功能主治命名，如安胎当归酒、愈风酒、红颜酒、腰痛酒。这一命名方法，在传统命名方法中也占相当比重。

（6）以中药方剂的名称直接作为药酒名称，如八珍酒、十全大补酒等。

此外，还有一些从其他各种角度来命名的药酒，如白药酒、玉液酒、紫酒、仙酒、青囊酒等。

药酒的效用

我国传统医药学认为，酒为水谷之气，味辛、甘，性热，有小毒，入心、肝、肾三经，有畅通血脉、活血行气、祛风散寒、通络止痛、健脾养胃、杀虫辟瘴、消冷积、厚肠胃、促消化及引药上行、助运药力等多种作用。能通行经络、上窜巅顶、外达皮腠、旁通四肢，现代研究证实，药酒对人体各个系统都有影响。总体而言，适量饮酒对人类健康具有以下5种益处。

（1）营养机体

虽然白酒含乙醇较多，营养价值有限，但黄酒、葡萄酒、啤酒等都含有比较丰富的营养成分。其中，黄酒含有糖分、糊精、有机酸、氨基酸和多种维生素等，氨基酸的数量、种类更是酒中之冠，营养价值极高。例如，加饭酒含17种氨基酸，其中7种是人体不能合成的必需氨基酸。葡萄酒含葡萄糖、果糖、戊糖、多种氨基酸、维生素C、维生素D等营养成分，营养价值与新鲜水果近似，此外，还含有多种有机酸、矿物质等。啤酒除含3.5%的乙醇外，一般还含5%的糖类、0.5%的蛋白质、17种氨基酸、多种维生素，以及钙、磷、铁等多种微量元素。而且1升啤酒可为人体提供1776千焦的热能，与4只鸡蛋或500克牛奶近似，营养极为丰富，享有"液体面包"的美誉。

（2）促进消化

我国当代著名老中医姜春华教授认为，部分保健药酒能提高食欲，多吃菜肴，增加营养，对身体大有好处。现代研究证实，酒精含量在10%左右时能增加胃液和胃酸分泌，促进消化，提高食欲。国外实验发现，适量饮酒60分钟后，人体内胰岛素明显增多。胰岛素，是胰腺分泌的消化性激素，含有多种消化酶，具有促进消化的作用。因此，饭前适量饮酒，可增强胃肠道对食物的消化和吸收，弥补中老年人消化功能降低的缺陷。

（3）改善循环

冠心病是一类常见的心血管疾病。该病由于胆固醇沉着在冠状动脉的内壁上，导致冠状动脉硬化、内腔变小、狭窄甚至阻塞，出现心肌缺血，轻者引起心绞痛，重者发生心肌梗死。有资料表明，适量饮用葡萄酒，能使血中的高密度脂蛋白增加，有利于胆固醇从动脉壁输送至肝脏，并能促进纤维蛋白溶解，减少血小板聚集和血栓形成，起到活血化瘀的作用，可减少发生冠心病和猝死的机会。美国密歇根大学对2万人进行了4年调查，结果发现适量饮酒可以增加血液中的蛋白质成分，防止心脏病发作，减少动脉硬化。英国医学研究人员分析8个西方国家的有关统计图表，也发现果酒的消耗量和心血管疾病的死亡率呈负相关，意大利和法国年均果酒饮用量最多，心脏病死亡率最低。美国年均果酒饮用量较少，患心脏病的人很多。芬兰年均果酒饮用量更少，心脏病的发作情况比美国更严重。

（4）畅达情志

现代中医和西医都认为，疾病的产生与社会环境和心理状况有关。中医认为，人类有喜、怒、忧、思、悲、恐、惊七种正常的情志活动，当这些情志活动超出正常范围时，就会引发不同的疾病。研究证实，如果人们长期处在孤独和紧张的状态，很容易发生疾病。少量饮酒能减弱大脑皮质的抑制功能，起到消除疲劳、振奋精神、减少抑郁、调节心理的作用，有助于缓和人的忧虑和紧张心理，增强安定感，提高生活兴趣，对老年人尤其如此。日本的一些养老院针对不少老年人易发怒、易不满、孤独不快，以及其他令人费解的古怪性情，用一二杯酒代替通常服用的镇静药物和心情舒展药物，结果养老院的气氛豁然开朗，洋溢出一派和睦气氛，而且睡眠差的老人从以前的40%下降到了18%。

（5）酒之延年益寿

许多研究显示，适量饮酒者比滴酒不沾者健康长寿。对老年人而言，少量饮酒更是健身灵丹。美国波士顿的一家老人院每天下午给老人供应啤酒，2个月以后可以自己行动的老年人从21%陡增到74%，服用强效镇静剂的老年人则从75%降到了零。美国的生物统计学者为了证实这一事实，对94对兄弟进行了长期的追踪调查，结果表明适量饮酒者要比不饮酒者长寿。最后由于不饮酒的那组对象都已去世，追踪调查才不得不终止。调查同时表明，长寿的主要原因是心血管疾病的发生概率较低，即使曾经饮酒后来戒酒的人，也要比从不饮酒者患心脏病的概率低。

第三章 药酒制作的常用药物

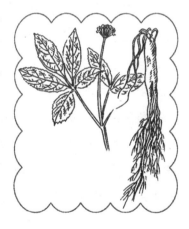

人参是补益类中药的代表药，其人工培植者称园参，野生的称野山参。因以我国吉林省抚松县出产的质量最好，故又称吉林参。产于朝鲜的称高丽参，又叫别直参。生晒参（白参）为人工栽培，生长期较短，功用同野生者，但效力较弱，红参为白参经蒸制而成，性甘温，补性作用较白参强，用于气虚和阳虚体弱者；别直参指原产于朝鲜的红参，作用较一般红参强。

性平，味甘、微苦。大补元气，复脉固脱，补脾益肺，生津，安神。

主治：心源性、失血性及感染性休克，高胆固醇血症，神经衰弱，糖尿病，慢性胃炎，心力衰竭等。

黄芪为豆科植物蒙古黄芪或膜荚黄芪的根。别名蜀脂、百本、王孙、百药绵、绵黄芪、绵芪、箭芪、独根等。春、秋二季采挖，除去须根及根头，晒干备用。

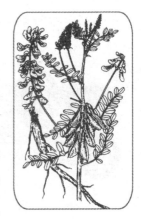

主产于山西、黑龙江和内蒙古，吉林、甘肃、河北、陕西、辽宁等地亦有分布。

味甘，性微温。归脾、肺经。

黄芪的主要功效有：健脾补中，用于脾胃气虚的消化不良、腹泻腹胀、乏力倦怠等症状；补益肺气，用于肺气虚弱所致气短、声音低微、呼吸微弱、喘息等；益气固表，用于气虚引起的自汗或汗多、容易感冒等症；补气消肿，用于因气虚而水湿停留引起的浮肿；补气养血，用于气血虚弱的贫血；补气通络，用于半身不遂、肢体疼痛等；补气升提，用于气虚下陷所致的脱肛、子宫脱垂、胃下垂等。黄芪与人参、党参相比，人参补气作用强，且能生津安神；党参专补肺脾而益气；黄芪则补气作用不及人参，但能升阳固表利水。

黄芪用法也很多，既入煎药汤剂，也可煨汤食疗，同时能入丸散剂和浸酒等。由于黄芪性偏温，故对高热、大渴、便秘、湿热内蕴等实热证者属忌用；阴虚火旺者宜慎用。黄芪因炮制方法不同，分生用和炙用。生黄芪走表，治表虚自汗、容易感冒、气虚浮肿等；炙黄芪健脾补肺、补益气血。

鹿茸

为鹿科动物梅花鹿或马鹿的雄鹿未骨化幼角。临床及商品应用者为花鹿茸、鹿茸片等。

东北、华北、华东、西北、西南等地有出产。鹿群人工养殖或栖于混交林、山地草原、森林边缘附近。

鹿茸于夏秋季锯取，经加工后，阴干或烘干备用。鹿角多于春季拾取骨化的或锯茸后次年春季脱落的角基，除去泥沙，风干备用。

性温，味甘、咸。

因鹿茸性温，所以对盗汗、五心烦热、口燥咽干、目赤、牙龈肿痛、大便干燥等阴虚火旺者，以及咳嗽痰黄而黏，口渴胸闷之肺络有热的实证热证者忌用。对患肝炎肝功能不正常，或肝阳上亢的高血压患者也不宜服。

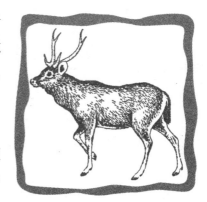

当归

当归为伞形科多年生草本植物当归的根。秋末或立冬前后采挖，除去须根和泥沙，待水分稍蒸发后捆成小把，上棚，用烟火慢慢熏干。切薄片，或身、尾分别切片。生用或酒炒用。

主产于甘肃、陕西、四川、云南、湖北等地。习惯认为，产于甘肃者质量最好。

味甘、辛，性温。归肝、心、脾经。

主治：贫血症，经前紧张，月经不调，子宫内膜炎，附件炎，宫颈炎，盆腔炎，不孕症，血栓闭塞性脉管炎，神经痛，冠心病，慢性气管炎，神经性皮炎，肝炎，小儿麻痹后遗症等。

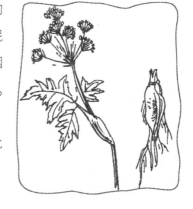

冬虫夏草

为麦角菌科真菌冬虫夏草寄生在蝙蝠蛾科昆虫幼虫上的子座及幼虫尸体的复合体。别名：冬虫草、夏草冬虫。产于四川、云南、贵州、甘肃、青海、西藏等地。夏至前后，当积雪尚未溶化时入山采集，此时子座多露于雪面，过迟则积雪溶化，杂草生长，不易寻找，且土中的虫体枯萎，不合药用。

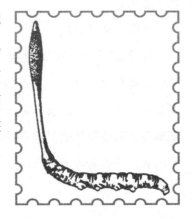

性温，味甘。

其化学成分有蛋白质、脂肪、虫草酸、虫草素、维生素B等。主要功效为补肾益肺，补虚损，止咳喘。此外，尚有镇静安眠的作用。冬虫夏草常用于治疗肾虚所致的阳痿、遗精、腰膝酸痛等；肺气不足或肺肾两虚引起的咳喘气短、咯痰带血；以及各种劳损所致的虚症、病后体虚等。对于外感初期有发热恶寒、身体疼痛等表证者，不宜用。冬虫夏草的服法有水煎、炖食、泡酒，或研粉入丸散剂等。

何首乌

何首乌为蓼科多年生草本植物何首乌的块根。又名首乌、地精、赤敛、小独根、陈知白、红内消、马肝石、黄花乌根。据古代传说，服用本品后能使白发转黑，"首乌"之名由此而来。秋、冬季茎叶枯萎时采挖，削去两端，洗净，切厚片，干燥，称"生首乌"。再以黑豆汁拌匀，蒸至内外均呈棕褐色，晒干，称"制首乌"。

河南、湖北、广西、广东、贵州、四川、江苏等地均产。以广东德庆县出产者品质最优，称"德庆首乌"。

味苦、甘、涩，性温；归肝、心、肾经。

主要功效为补益精血、滋补肝肾、固肾乌发、润肠通便、解毒截疟等。现代药理研究证实，首乌有降血脂、降血压、镇静安神、抗心肌缺血、抗菌、保肝、抗衰老等作用。临床常用于治疗肝肾亏虚、须发早白、血虚头晕、腰膝酸软、筋骨酸痛、遗精、崩漏带下、久痢、久疟、慢性肝炎、痈肿、瘰疬、痔疮、肠燥便秘等病症。首乌使用时，可以水煎服，也可以熬膏、入丸散剂、酒浸，或外用。酒浸时，常与熟地、枸杞、牛膝等配伍使用。本品生用有润肠通便作用，故大便溏泻者不宜用。制品补力较强，故痰湿重者不宜用。

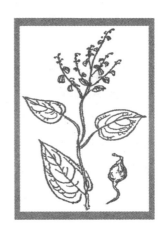

为百合科植物麦冬的干燥块根。

别名：麦门冬

江苏、浙江、江西、福建、台湾、湖南、湖北、广东、广西、海南、四川、贵州、云南等省区有出产。多生于山坡湿地、旷野、疏林下、溪旁或栽培。

性微寒，味甘、微苦。

养阴生津，润肺清心，养胃；用于慢性胃炎，肺结核咯血，糖尿病，便秘。

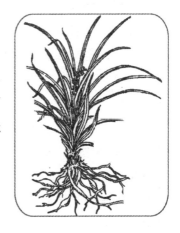

熟地

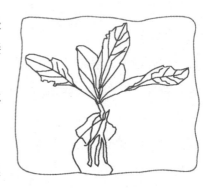

熟地为玄参科植物地黄的干燥根经加料酒拌蒸至内外色黑、油润，或直接蒸至黑润而成。切厚片用。

主产于河南、河北、内蒙古及东北等地，全国多数地区均有栽培。

味甘，性微温。归肝、肾经。

它的主要化学成分有环烯醚萜苷类（如梓醇）、多糖类、维生素A、多种氨基酸、地黄素以及脂肪酸、生物碱等。其功效除补血滋阴外，还有很好的强心、利尿、降血糖以及增强免疫功能等作用。主要用于治疗阴虚血少、腰膝痿软、劳嗽骨蒸、遗精崩漏、月经不调、消渴、小便频数、耳聋目昏等病症。

白芷

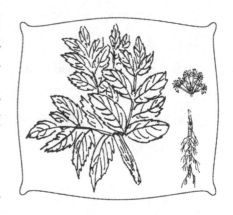

为伞形科植物白芷的根。别名兴安白芷、走马芹。东北和华北各省区出产，四川、湖北、湖南、河南、河北、山西、安徽等地有栽培。生于林下、林边、河岸、溪旁、灌丛、山谷、草地。味辛，性温。用于风寒感冒，头痛，妇女白带过多，疮疡红肿等症。每服5～15克，水煎服，或入丸散。

黄柏

为芸香科落叶乔木植物黄檗（关黄柏）和黄皮树（川黄柏）的除去栓皮的树皮。味苦，性寒。清热泻火解毒。可用于热毒证，如温热病之高热及疮疡疔毒等，作用与黄连基本相同，但泻火解毒之力不及黄连。清热

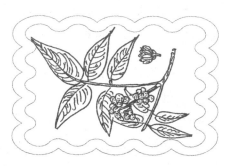

燥湿，较多用于下焦湿热，如膀胱湿热，湿热带下、下肢湿毒溃破、湿疹，是治疗下焦湿热的常用药。泻肾火。用于肾阴虚、虚火上炎的各种病症，常配入滋肾阴的处方中，如知柏八味丸。树皮含小檗碱、木兰花碱、黄柏碱、掌叶防己碱及内酯、甾醇等。动物实验证明，小檗碱对金黄色葡萄球菌、肺炎球菌、白喉杆菌、痢疾杆菌等均有效果。黄柏水煎剂能杀死钩端螺旋体；此外尚有降压作用。

独活

独活为伞形科植物毛当归、重齿毛当归、香大活等多种植物的根。主要化学成分有当归素、当归醇、佛手柑内酯、伞形花内酯、东茛菪素、当归酸、巴豆酸、棕榈酸、亚麻酸、植物甾醇、花椒毒素、挥发油等。其性温，味辛、苦，入肝、肾、膀胱经，是常用的祛风除湿、散寒止痛中药，主要用于治疗风寒湿痹、腰膝酸痛、手脚拘挛疼痛、头痛牙痛，以及风寒感

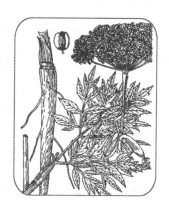

冒等病症。现医学还用于治疗白癜风、银屑病等。本药善于祛风除湿，蠲痹止痛，其性下行，对腰以下之关节经络痹痛尤为适宜，对风寒湿邪阻痹肌肉关节，不论新久，均可应用。独活可煎汤服，也可浸酒服。常与防风、杜仲、桑寄生等配伍使用。因其性温，有化燥伤阴之弊，所以阴虚血燥者应慎用；虚风内动者忌用。

柴胡

为伞形科植物柴胡、狭叶柴胡的根。别名：茈胡、地熏、山菜、茹草、柴草、北柴胡、南柴胡、黑柴胡。我国东北、华北、西北、华东、华中各省区有出产。生于干燥向阳山坡、路旁、草丛中。性微寒，味苦。发表退热，疏肝解郁，升阳举陷。用于感冒，流感，疟疾，肝炎，胆囊炎，胰腺炎，肋间神经痛，脱肛，子宫下垂，胃下垂等。

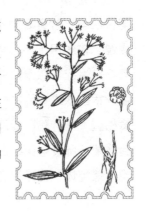

红花

为菊科植物红花的筒状花冠，产于河南、湖北、四川、云南、浙江等地，均为栽培。夏季开花，当花色由黄转鲜红时采摘。本药主要化学成分有红花甙、新红花甙、红花醌甙、红花黄色素等，尚含有棕榈酸、硬脂酸、花生酸、油酸、亚油酸、亚麻酸等。红花的现代药理作用有改善心肌和脑的微循环；兴奋子宫，增强子宫的自律性收缩；抗炎作用等。此外，红花有较强而持久的镇痛和降血脂作用。本药味辛，性温，入心、肝经，具辛散

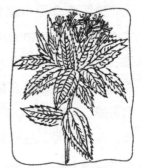

温通之性，能活血祛瘀，通调经脉。主要用于治疗妇女经闭、痛经、恶露不尽、癥瘕痞块、跌扑损伤、斑疹色暗、疮疡肿痛等病症。临床上常与桃仁、当归、川芎、赤芍等配伍应用。据报道，红花可用于治疗缺血性脑血管病、冠心病、十二指肠球部溃疡、静脉炎、神经性皮炎、产后腹痛、扁平疣等病症。本品使用时可煎服、研末、浸酒等，但孕妇忌用，溃疡病、出血性疾病者慎用。

苦杏仁

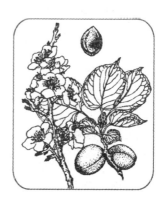

为蔷薇科落叶乔木植物山杏、辽杏、西伯利亚杏及杏的干燥成熟种子。产于全国各地，味苦，性微温，有小毒。止咳平喘。本品能宣降肺气，止咳平喘。广泛用于各种咳嗽气喘。有表证者可配解表药。属热咳者可配清肺热药。润肠通便。杏仁多脂而降泄，可用于治疗肠燥便秘。对肺咳气逆而大便不通者尤宜。含苦杏仁苷等成分。苦杏仁苷经苦杏仁酶水解，产生氢氰酸和苯甲酸，氢氰酸是剧毒物质。所以苦杏仁直接内服易中毒，煎熬后毒性大减。微量的氢氰酸不致引起中毒，可作用于呼吸中枢而镇咳平喘。

土茯苓

土茯苓为百合科多年生常绿藤本植物光叶菝葜的干燥根茎。又名土苓、刺猪苓、仙遗粮、土草薢、毛尾薯、土太片、冷饭团、红土茯苓、草禹余粮。全年可采，以夏、秋二季采收较好。除去残茎及须根，洗净泥土，干燥。或取新鲜者切成薄片，晾干生用。

主产于广东、湖南、湖北、安徽、浙江、四川等地，味甘、淡，性平。归肝、胃经。

本品含皂苷、落新妇苷、琥珀酸、胡萝卜苷、异黄杞苷、鞣质、树脂、阿魏酸、莽草酸、β—谷甾醇、挥发油等成分。具有以下方面的生理作用：

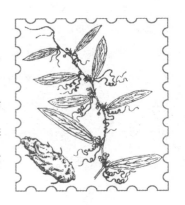

（1）抗菌作用。

（2）治疗肾性水肿，消除尿蛋白。

（3）解汞中毒。

木瓜

为蔷薇科植物木瓜的成熟果实，主产于安徽、四川、浙江、湖北等地，其中以安徽宣城出产者质量较佳，故处方常写"宣木瓜"。木瓜味酸、性温，归肝、脾经，其化学成分有皂苷、黄酮类、鞣质、维生素C以及苹果酸、枸橼酸等有机酸。现代药理研究

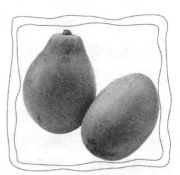

还认为，木瓜有保护肝脏、降酶、改善肝功能和抗菌等作用。木瓜有较好的舒筋活络作用，而且能化湿浊，是治疗风湿痹痛的常用药，对筋脉拘挛者尤为要药。临床多与牛膝、白芍、桑枝等配伍应用。本药味酸，对胃酸多者不宜用。

枸杞子

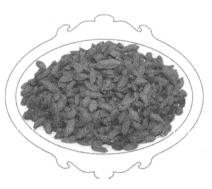

为茄科植物宁夏枸杞的干燥成熟果实。

又名枸杞、枸杞果、枸杞豆。

我国北方有栽培，现在中部和南方一些省已引种栽培。常生干田埂、宅旁、沟岸和山坡等土层深厚的地方。耐盐碱、沙荒和干旱。

果实于夏秋成熟时采摘，阴干或晾晒至果皮起皱，果肉柔软后备用。

性平，味甘。益精明目，滋补肝肾。用于贫血，早期老年性白内障，神经衰弱，慢性肝炎等病症。

百合

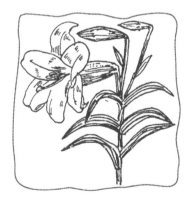

为百合科多年生草本植物百合、卷丹或细叶百合的鳞叶。味甘，性寒。润肺止咳。本品甘寒质润，能润肺燥、清肺热而止咳。常用于肺燥、肺热、肺阴虚所致的干咳、痰稠或无痰。清心安神。用于治疗热病后余热未消、气阴不足所致的心悸、失眠、精神不安等症状。含多种生物碱、淀粉、蛋白质、脂肪等。煎剂对小鼠有止咳作用，并使肺血灌流量增加。

陈皮

陈皮为橘子的干皮，因药用以陈久者为佳，故称陈皮。本品含挥发油，其中主要为柠檬烯。此外，还含橙皮甙、新橙皮甙、柑橘素、黄酮化合物、枸橼酸、β—谷甾醇等。药理研究表明，其具有抗胃溃疡、利胆、祛痰、平喘、增加心肌收缩力等作用。陈皮味辛、苦，性温，归脾、肺经。功能理气调中、燥湿化痰。主治脘腹胀满、不思饮食、恶心呕吐、咳嗽痰多，以及水气不化而头面肢体浮肿等症。常与半夏、茯苓、白术等配伍应用。本品性味辛苦温，能耗气助热，故气虚、阴虚内热、内有实热者，均须慎用。

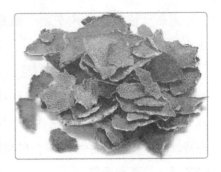

第四章 药酒的制作方法

冷浸法

将药材切碎，炮制后，置瓷坛或其他适宜的容器中，加规定量白酒，密封浸渍，每日搅拌1~2次，1周后，每周搅拌1次；共浸渍30天，取上清液，压榨药渣，榨出液与上清液合并，加适量糖或蜂蜜，搅拌溶解，密封，静置14天以上，滤清，灌装即得。

热浸法

药物打成粗粉，放在小沙锅、搪瓷罐等容器里。

加入50度左右的白酒（一般为药材量的4~6倍，或根据处方规定量），密封。

放在盛水锅中，隔水炖煮至药面出现泡沫。

密封静置10~15日，取上清液。

药渣压榨取液，过滤澄清。

合并上清液与滤液。

渗漉法

将药材碎成粗粉，放在有盖容器内，再加入药材粗粉量60%~70%的浸出溶媒均匀湿润后，密闭，放置15分钟至数小时，使药材充分膨胀后备用。另取脱脂棉一团，用浸出液湿润后，轻轻垫铺在渗漉筒（一种圆柱形或圆锥形漏斗，底部有流出口，以活塞控制液体流出）的底部，然后将已湿润膨胀的药粉分次装入渗漉筒中，每次投入后，均要压平。装完后，用滤纸或纱布将上面覆盖。向渗漉筒中缓缓加入溶媒时，应先打开渗漉筒流出口的活塞，排除筒内剩余空气，待溶液自出口流出时，关闭活塞。继续添加溶媒至高出药粉数厘米，加盖放置24~48小时，使溶媒充分渗透扩散。然后打开活塞，使滤液缓缓流出。如果要提高滤液的浓度，也可以将初次滤液再次用作新药粉的溶媒进行第二次或多次渗滤。收集渗滤液，静置，滤清，灌装即得。

酿制法

药物切片或研末，加水煎熬取汁（桑葚、梨、杨梅等果实也可直接压榨取汁）。

取适量糯米（黄黏米）入水浸泡至涨，加水煮熟沥干，冷却至30℃左右。

将药汁、糯米饭和酒曲拌匀，装入干净的容器里，加盖密封，置保温处发酵。

酒味香甜可口时，即可去糟留液。

第五章 药酒应用要因人而异

选用药酒的注意事项

选用药酒时，一要考虑自己的身体状况，选择针对病情、能适合自己及病情需要的药酒，如气虚者可选人参酒，气血双亏者可选人参茯苓酒、八珍酒等，肝肾阴虚者可选宫方定风酒，肾阳虚者可选助阳益寿酒、西汉古酒、参椒酒，阳痿者可选用对虾酒、巴戟牛膝酒，腰腿痛可选用车前子酒，冠心病患者可选用冠心酒、灵芝丹参酒等；二是要熟悉药酒的种类和性质；三是要明确药酒的使用方法及注意事项；四是在自己不能确定时，要请教医生。

因人而异选用药酒

选用药酒应因人而异。体形消瘦的人偏于阴亏血虚，容易生火、伤津，宜选用滋阴补血药酒；体形肥胖的人偏于阳衰气虚，容易生痰、怕冷，宜用温阳益气的药酒。性别方面，一般妇女在怀孕期、哺乳期不宜使用药酒；在行经期，如果月经正常，也不宜用活血功效较强的药酒。年龄方面，年龄愈大，则新陈代谢愈慢，服用药酒应减量。儿童生长发育尚未成熟，脏器功能尚未齐全，所以一般不宜服用药酒。平时惯于饮酒者，服用药酒量可比一般人略增一些；不习惯饮酒的人，可先从小剂量开始，逐渐增加到治疗量，也可以冷开水稀释后服用。

药酒既可治病，又可强身，这并不是说每一种药酒都能包治百病，或患者随意拿一种药酒饮用就可见效。饮用者必须仔细挑选，自制药酒在配方时要辨证选药，切不可人用亦用，见酒就饮。

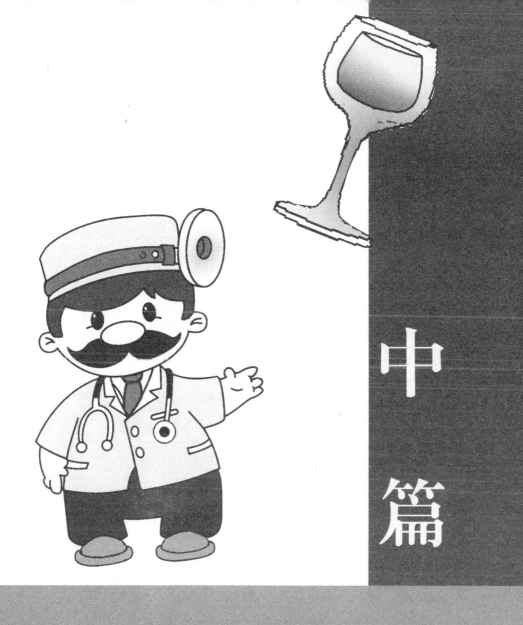

中篇

养生补益常用药酒

第一章 补益气血常用药酒

人参酒

【配方】人参500克，白酒500毫升，糯米500克，酒曲适量。

【制法】①冷浸法：将人参入白酒内，加盖密封，置阴凉处，浸泡7日后即可服用，酒尽添酒，味薄即止；②酿酒法：将人参压末，糯米煮半熟，沥干，酒曲研细末，合在一起拌匀，入坛内密封，周围用棉花或稻草保温，令其发酵，10日后启封即可饮用。每次20毫升，每日早、晚各服1次。

【功效】补中益气，通治诸虚。适用于面色萎黄，神疲乏力，气短懒言，音低，久病气虚，心慌，自汗，食欲缺乏，易感冒等症。

黄芪酒

【配方】黄芪120克，米酒1000毫升。

【制法】将黄芪加工研碎，置入干净瓷瓶中，倒入米酒，加盖封固，置于阴凉处。每日摇晃1~2次，经浸泡7天后，静置澄清即成。每日早、晚各1次，每次饮服15~20毫升。

【功效】补气健脾，固表止汗。适用于脾胃虚弱，食少纳呆，心悸气短，四肢无力，体虚多汗，气虚脱肛等症。

猪皮酒

【配方】猪皮100克，红糖250克，黄酒250毫升。

【制法】将去毛干净猪皮切成小块，加水适量，用文火煨炖至烂透汁液黏稠时，加入红糖、黄酒、溶化，拌匀，停火即可服用。适量而服。

【功效】养血滋阴。适用于各种出血症状的疾病。

双参酒

【配方】党参40克，人参10克，白酒500毫升。

【制法】将前2味药切成小段（或小块），置容器中，加入白酒，密封，浸泡7日后即可服用。每日早、晚各空腹服10～15毫升，须坚持常服。

【功效】健脾益气。适用于脾胃虚弱，食欲缺乏，伴倦乏力，肺虚气喘，血虚萎黄，津液不足等症。可用于治疗慢性贫血、白血病、佝偻病等，老年体虚者可经常服用。

人参白术酒

【配方】人参、生地、白茯苓、白术、白芍、当归、神曲各30克，川芎15克，龙眼肉120克，50度白酒2000毫升，冰糖250克。

【制法】将前9味加工成粗末，以纱布包，置容器中，加入50度白酒2000毫升，密封，每日振摇数次。放置14～21日后，过滤去渣，取其滤汁，加入冰糖250克，待溶化后，贮瓶备用。

【功效】补益气血，健脾养胃。适用于气血亏损、脾胃虚弱、形体消瘦、面色萎黄等。

熟地双仁酒

【配方】熟地250克，胡麻仁130克，薏苡仁30克，白酒1500毫升。

【制法】将胡麻仁蒸熟捣烂，薏苡仁捣碎，熟地切碎，共入布袋，置容器中，加入白酒，密封，放在阴凉处，浸泡15天后，开封，去掉药袋，沥干，再用细纱布过滤一遍，贮瓶备用。

【功效】养阴血，补肝肾，通血脉，祛风湿，强筋骨。用于精血亏损、肝肾不足之腰膝软弱、筋脉拘挛、屈伸不利等症。

地黄酒

【配方】干地黄60克，白酒500毫升。

【制法】先将地黄洗净，切成薄片，倒入净坛内，倒入白酒封固，浸7天以上即成。每次饮服15～20

毫升，以晚睡前饮之为佳。

【功效】滋阴养血，舒筋通脉。适用于阴血不足，筋脉失养而引起的肢体麻木、疼痛或惊悸劳损，吐血鼻衄，妇女崩中漏下，跌打损伤等症。

人参山药酒

【配方】人参、枸杞子、淮山药、辽五味子、天门冬、麦门冬、怀生地、怀熟地各 60 克，白酒 1500 毫升。

【制法】将前 8 味切碎，入布袋，置容器中，加入白酒，密封，置入锅中，隔水加热约半小时，取出，埋入土中数日以出火毒，取出，静置后，即可取用。

【功效】益气滋阴。适用于气阴两虚所致的四肢无力，易于疲劳，腰酸腿软，心烦口干，心悸多梦，头眩，须发早白等症。

【附记】引自《寿世保元》。

党参白术酒

【配方】党参、炒白术、白茯苓、炒白芍、炙黄芪各 80 克，当归、熟地各 120 克，炙甘草、川芎各 40 克，肉桂 20 克，50 度白酒 3000 毫升，蔗糖 150 克。

【制法】将前 10 味加工成粗末，以纱布包，置容器中，加入 50 度白酒 3000 毫升，密封，每日振摇数次。放置 14～21 日后，过滤去渣，取其滤汁，加入蔗糖 150 克，搅匀后贮瓶备用。

【功效】温补气血。适用于气血两虚、面色苍白、气短心悸、头晕自汗、体倦乏力、四肢不温、月经量多等。

黄芪当归酒

【配方】黄芪、熟地、茯神、生地各 30 克，党参、白术、茯苓、麦冬、陈皮、山茱萸、枸杞子、川芎、防风、龟板胶各 15 克，五味子、羌活各 12 克，当归 20 克，肉桂 10 克，高粱酒 1500 毫升。

【制法】将以上 18 味药挑拣干净，去杂质，共捣为粗末，用清洁纱布包好，放入盛酒容器中，加盖密封，浸泡 60 天。

【功效】补气和血，益精补髓。用于气血虚弱、腰膝酸软、神疲乏力、怔忡健忘、自汗盗汗、畏寒易感等。

枸杞桂圆酒

【配方】枸杞子、桂圆肉、桑葚各30克,大枣30枚,白酒1000毫升。

【制法】将上药加工捣碎,置入净坛中,倒入白酒,加盖密封,置阴凉处。经常摇动数下,浸泡14天后视其颜色呈红色,药酒即成。用细纱布过滤,澄清备饮。每日早、晚各1次,每次饮服15~20毫升。

【功效】滋阴补血。适用于阴血亏所致头晕目眩、心悸气短、四肢乏力、腰膝酸软、贫血、神经衰弱等症。

党参地黄酒

【配方】党参、生地黄、茯苓各90克,白术、白芍、当归、红曲各60克,川芎30克,木樨花500克,龙眼肉240克,高粱酒1500毫升,冰糖1500克。

【制法】将前10味药共研为粗末,入布袋,置容器中,加入高粱酒,密封,浸泡5~7日后滤取澄清酒液,加入冰糖,溶化即成。每次25~50毫升,每日服2~3次,或视个人酒量大小适量饮用。

【功效】健脾益气,益精血,通经络。适用于气血不足,心脾两虚之气少乏力,食少脘满,睡眠欠安,面色无华等症。气虚血弱,筋脉失于濡养,肢体运动不遂者亦可服用。

肥母鸡枣酒

【配方】肥母鸡1只,大枣200克,生姜20克,50度白酒2500毫升。

【制法】将鸡煺毛,开肚去肠,清洗干净,切成数小块。将生姜切薄片,大枣裂缝去核。然后将鸡、姜、枣置于药坛中,加入50度白酒2500毫升,密封。另用一大铁锅,倒入水,以能浸药坛一半为度。将药坛放入锅中,盖上锅盖。置火上,先用武火(大火)煮沸后,后用文火(小火)煮约2小时,即取出容器,待温备用。

【功效】补虚,健身,益寿。适用于劳伤虚损、瘦弱无力、女子赤白带下等。

双桂酒

【配方】桂圆肉500克,桂花120克,白糖240克,白酒1500毫升。

【制法】将上药及白糖同浸入酒内,酒坛封固,经年为佳,半月取用亦可。

【功效】益血气,祛痰化瘀,除口臭。用于体质虚弱、血气亏虚诸症。

黄芪肉桂酒

【配方】黄芪、肉桂、巴戟天、石斛、泽泻、茯苓、柏子仁、干姜、蜀椒各90克,防风、独活、人参各60克,天雄(制)、乌头(制)、茵芋、制半夏、细辛、白术、黄芩、瓜蒌根、山茱萸各30克,白酒4500毫升。

【制法】将前21味药共制为粗末,装入布袋,置容器中,加入白酒,密封,浸泡3～7日后即可取用。初服30毫升,渐渐增加,每日服2次。

【功效】益气助阳,健脾利湿,温经通络。适用于内极虚寒为脾风。阴动伤寒,四肢不欲举,关节疼痛,不嗜饮食,虚极所致。

党参生地酒

【配方】党参、生地、茯苓、白术各60克,白芍、当归各40克,川芎20克,红曲30克,桂花200克,桂圆肉120克,白酒5千克,冰糖1000克。

【制法】将上述各药加工碾碎,装入纱布袋中,放酒中密封浸泡,经常摇动,30天后开启,去药袋,过滤,加入冰糖,拌匀,贮瓶备用。

【功效】补气养血。适用于久病体虚、老年人以及气血虚弱者调补气血。

西洋参酒

【配方】西洋参15～20克,白酒250克,黄酒250克。

【制法】将西洋参洗净,晾干表面水分,切片,放入干净的酒瓶中,加入白酒和黄酒,密封浸泡,10天后即可饮用。

【功效】益肺生津。用于肺虚久咳、口咽干燥、虚热乏力等。

天冬地黄酒

【配方】天冬(去芯)30克,熟地黄45克,麦冬(去芯)30克,山药40克,牛膝70克,杜仲70克,吴茱萸30克,茯苓30克,人参10克,木香15克,柏子仁40

克，五味子24克，巴戟天45克，川椒9克，泽泻40克，石菖蒲30克，远志30克，菟丝子45克，肉苁蓉120克，枸杞子100克，覆盆子45克，地骨皮40克，白酒3500毫升。

【制法】诸药洗净后研成细粉。用白纱布三层作袋，装入药粉，扎好口，泡入酒中，密封月余。每晚临睡前饮15～35毫升。

【功效】此酒补虚损，壮筋骨，调阴阳。适用于肾阳肾阴俱损，体倦腰困，神衰力弱，以及老年妇女阴道出血。

乌鸡当归酒

【配方】嫩乌鸡1只，党参、当归各60克，白酒1000毫升。

【制法】将乌鸡煺毛，去肠杂等，再将参、归洗净，切碎，纳入鸡腔内。将鸡放入锅内，加水2000毫升，煮至减半时，再加入50度白酒1000毫升，约煮至减半时，离火，候温，取出鸡，贮药酒备用。

【功效】补虚养身。适用于虚劳体弱羸瘦、气短乏力、脾肺俱虚、精神倦怠等。

当归五加酒

【配方】当归5克，五加皮12克，白芍4克，甘草2.4克，川芎2克，核桃仁、红枣各6克，糯米酒1000毫升。

【制法】将当归、五加皮、白芍、甘草、川芎、核桃仁、红枣切片，装入纱布袋扎好，放入糯米酒中，密封，隔水蒸煮1小时，取出，待冷后，埋入土中5日，出土后再静置21日，取出药袋，即可饮用。每次15毫升，每日服3次，温热饮。

【功效】补益气血。适用于食少乏力、面黄肌瘦、劳累倦怠、头晕气短、月经不调、腰膝酸软等症。

鸡血藤酒

【配方】鸡血藤胶250克，鸡血藤片400克，白酒10000毫升。

【制法】上药置于适当大小的瓶中，用白酒浸之，封口，经7日开取。

【功效】补血活血，舒筋通络。用于体虚乏力、血虚萎黄等症。

天麻黄芪酒

【配方】天麻、川牛膝各20克，黄芪30克，穿山龙60克，红花10克，人参15克，50度白酒1500毫升，蔗糖120克。

【制法】将前6味加工成粗末，以纱布包，置容器中，加入50度白酒1500毫升，密封，每日振摇数次。放置14～21日后，过滤去渣，取其滤汁，再加入蔗糖120克搅匀后，贮瓶备用。

【功效】益气活血，舒筋止痛。适用于气血不足、关节痛、腰腿痛、四肢麻木等。

人参灵芝酒

【配方】人参30克，冬虫夏草15克，灵芝60克，冰糖200克，白酒1500克。

【制法】将人参、灵芝切片，虫草研碎，同放入酒器中，倒进50度白酒，加盖，置锅中隔水煮60分钟。取下，加入冰糖，密封置阴凉处放置10天，隔日摇动1次。

【功效】补肺益气。适用于肺虚久咳、气喘痰盛、乏力健忘、气短声哑、容易疲劳等症。

枸杞龙眼酒

【配方】枸杞子、龙眼肉、核桃肉、白砂糖各250克，糯米酒500毫升，好烧酒7000毫升。

【制法】将上药用干净纱布包好，放入酒坛内，加入烧酒、糯米酒，密封后埋入土中，1个月后即成。每次50毫升，每日服2次。

【功效】健脾补肾，养血脉，延年益寿。适用于脾肾两虚所致的阳痿早泄、精少不育、面色萎黄、腰膝酸软、精神委靡。

虫草酒

【配方】冬虫夏草30克，黑枣50克，白酒250克。

【制法】将冬虫夏草和黑枣洗净，晾干表面水分，放入酒瓶中，加盖密封浸泡，每隔10天摇晃一次，60天后可以服用。

【功效】补虚益精，强身健体。用于身体虚弱、久病体虚不复、虚喘久咳、贫血及食欲不振等症。

冰片木香酒

【配方】羊精肉500克，龙脑冰片10克，肾槖脂30克，木香10

克，白酒3000毫升。

【制法】将上肉去筋膜，温水浸洗，切作薄片，用极好白酒3000毫升，煮令肉烂，细切研成膏，另用羊脊髓90克，肾裹脂30克，于铁锅内熔作油，去渣，对入先研膏内，并研令匀；又入龙脑冰片拌和，倾入瓷瓶中，候冷。龙脑冰片候极温方入，如无龙脑冰片，入木香少许拌和亦佳，二味各入少许尤佳。

【功效】益精血，强筋骨。用于精亏血少所致诸症。

鸡蛋阿胶酒

【配方】鸡蛋4个，阿胶40克，青盐6克，米酒500毫升。

【制法】将鸡蛋打破，按用量去蛋清取蛋黄，备用。将米酒倒入容器中，置文火（小火）上煮沸，下入阿胶40克，化尽后再下入鸡蛋黄（先搅化），再加入青盐6克，搅拌均匀，再煮2~3沸后即离火，待冷后入容器中，放置备用。

【功效】补血止血。适用于体虚乏力、血虚萎黄、虚劳咳嗽、吐血、便血、崩漏、子宫出血等。

党参茯苓酒

【配方】党参40克，茯苓、白术、炙甘草、大枣各30克，生姜15克，黄酒1000毫升。

【制法】将上述各药洗净，切碎，用干净纱布袋装好，放入盛酒容器中，加入黄酒，密封浸泡，每隔5天摇晃一次，20天后除去药袋，即可服用。

【功效】健脾益气。用于治疗脾胃气虚、气短乏力、食少面黄等。

峨参酒

【配方】峨参50克，五粮液500毫升。

【制法】将峨参用凉开水浸软切小片，与五粮液一起置于瓶中，密封，置于阴凉干燥处，经常晃动，1周后，静置澄清即可。每次10毫升，每日服3次。酒饮尽后嚼参。

【功效】健脾补肺，补中益气。适用于体虚无力、饮食减少、咳喘气短、畏寒尿频等症。

熟地麻仁酒

【配方】大熟地250克，胡麻仁100克，薏苡仁30克，50度白酒1500毫升。

【制法】将胡麻仁蒸熟捣烂，薏苡仁捣碎，熟地切碎，共用纱布包，置容器中，加入50度白酒1500毫升，密封，每日振摇数次。放置15~20日后，开封，过滤去渣，取其滤汁，贮瓶备用。

【功效】养阴血，补肝肾，通血脉，祛风湿，强筋骨。适用于精血亏损、肝肾不足之腰膝软弱、筋脉拘挛、屈伸不利等。

红参地黄酒

【配方】红参10克，熟地黄9克，玉竹、制首乌各15克，红花、炙甘草3克，麦冬6克，蔗糖100克，白酒500毫升。

【制法】上药用上好白酒作为溶剂，置坛内密封，浸渍15天，加入蔗糖，搅拌溶解后，静置即得。

【功效】补养气血，乌须黑发，宁神生津。用于头晕目眩、耳鸣健忘、心悸不宁、失眠多梦、气短汗出、面色苍白、舌淡、脉细弱者。

黄精酒

【配方】黄精40克，白酒1000毫升。

【制法】黄精洗净，切片，晾干，装入干净纱布袋中，封好袋口，放入酒瓶（坛），密封浸泡1个月。

【功效】润心肺，强筋骨，补中益气。用于病后体虚血少、筋骨软弱，又治风湿疼痛。

蛤蚧人参酒

【配方】蛤蚧1对（去头足），人参30克，甘蔗汁100毫升，黄酒1500毫升。

【制法】将蛤蚧、人参加工粉碎，装入纱布袋扎好，连同甘蔗汁一道放入黄酒中，密封，置阴凉处，浸泡半月后即可饮用。每次20毫升，每日服2次。

【功效】补肺肾，壮元阳，定喘助阳，强壮身体。适用于元气亏损、久病体虚、咳喘气短、神疲乏力、失眠健忘等症。

肉桂甘草酒

【配方】干地黄25克，黑芝麻100克，牛膝、五加皮、地骨皮各120克，肉桂、防风、甘草各60克，仙灵脾90克，钟乳石150克，白酒4500毫升，牛奶50毫升。

【制法】将前8味药以适量甘

草汤（甘草60克，用水1000毫升，煎取500毫升）浸3昼夜，取出晾干。以50毫升牛奶入瓷瓶中浸钟乳石，于小火上熬尽牛奶，钟乳石用温水淘洗干净，碎如麻豆大。然后将前10味配制好的药，加工成粗末，以纱布包，置容器中，加入50度白酒4500毫升，密封。放置3个月后，过滤去渣，取其滤汁，贮瓶备用。

【功效】补肝肾，益精血，祛风湿。适用于肝肾亏虚、精血不足证。

黄芪桂心酒

【配方】黄芪、桂心、巴戟天、石斛、泽泻、茯苓、柏子仁、干姜、蜀椒各90克，防风、独活、人参各60克，天雄（制）、芍药、附子（制）、乌头（制）、茵陈、制半夏、细辛、白术、黄芩、瓜蒌根、山茱萸各30克，白酒8000毫升。

【制法】将前23味共制为粗末或切片，入布袋，置容器中，加入白酒，密封，浸泡7~10天后即可取用。

【功效】益气助阳，健脾利湿，温经通络。用于阴动伤寒、体重倦息、四肢不欲举、关节疼痛、不嗜饮食、虚极所致。

人参麦冬酒

【配方】人参18克，麦冬50克，五味子30克，白酒500毫升。

【制法】将上3味药洗净，麦冬去芯，浸入白酒，密封2周许，可饮用。每日清晨取其酒1小杯饮下。

【功效】补气敛汗，养阴生津。适用于汗出多，身体乏倦，久嗽虚喘，痰少气短，口常渴，脉虚数。

参地白术酒

【配方】人参、熟地、白术各15克，当归、天冬、枸杞子、柏子仁各9克，远志6克，白酒1000毫升。

【制法】将上述各药轧碎，用纱布袋装，扎紧袋口，放入酒中，密封浸泡，每日摇动1次，2周后开封，去药袋，过滤装瓶备用。

【功效】补益气血，安神定志。适用于气血不足者的食欲不振、皮肤干燥、面色无华、头晕心悸、失眠多梦等。老年体虚者亦可常服，而无流弊。

橘皮葱白酒

【配方】仙灵脾 180 克,陈橘皮 20 克,大腹皮、槟榔、肉桂、生姜各 15 克,黑豆皮、豆豉各 30 克,葱白 3 条,50 度白酒 1500 毫升。

【制法】将前 9 味加工成粗末或切薄片,以纱布包,共置于容器中,加入 50 度白酒 1500 毫升,密封,每日振摇 1~2 次。放置 1 个月后,过滤去渣,取其滤汁,贮瓶备用。

【功效】补精益气。适用于气血不足、虚劳等。

白参酒

【配方】白人参 30 克,茅台酒 500 毫升。

【制法】将人参切薄片,浸入茅台酒中,密封置于阴凉干燥处,每日晃动 1 次,1 周后饮用。每日早、晚各服 10 毫升。待酒将尽时再加新酒,直到参味淡薄,取参食之。

【功效】补脾益肺,安神益智,生津固脱。适用于久病气虚、脾肺不足、食欲缺乏、自汗乏力、面色不华、津伤口渴、神经衰弱、失眠多梦、疲倦心悸、阳痿等症。

【宜忌】服用期间,不宜喝茶,忌食萝卜、藜芦。

金樱首乌酒

【配方】金樱子 300 克,制首乌 120 克,巴戟天、黄芪各 90 克,党参、杜仲、鹿筋、黄精各 60 克,枸杞、菟丝子各 30 克,蛤蚧 1 对,三花酒(或白酒)800 毫升。

【制法】将上药加工成小块后,与白酒共置入容器中,密封浸泡 15 日后即可取用。

【功效】补肾固精,益气养血。用于气血两亏,身体羸弱,头晕目眩,倦怠乏力,遗精,早泄,小便频数而清长,或遗尿等症状者。

第二章 延年益寿常用药酒

天门冬生地酒

【配方】天门冬、麦门冬、熟地、生地、淮山药、莲子肉、红枣各60克,黄酒5000毫升。

【制法】将前7味加工成细末,以纱布包,置于容器中,加入黄酒5000毫升,密封,隔水加热2小时。取出放置7日后,过滤去渣,取其滤汁,贮瓶备用。药渣可制成丸剂,每丸重6克,备用。

【功效】养阴生津,补肾健脾。适用于阴虚津亏兼有脾弱所致的腰酸、须发早白、神志不宁、食少等,亦有利于延缓因阴虚津少所致的早衰,所谓"未老先衰"的现象。

地黄五加酒

【配方】莲花蕊、生地黄、槐角、五加皮各90克,没食子6个,白酒10升。

【制法】前5味捣碎,置容器中,添加白酒,每日振摇1~2次,密封浸泡(春冬1个月,秋20日,夏10日),去渣留液。

【功效】滋阴补肾,养血填精,祛风除湿。适用于精血不足,肾精不固,滑泄遗精,须发早白,腰膝乏力,精神委靡,血虚。

【附记】引自《扶寿精方》。

人参菟丝子酒

【配方】人参20克,川牛膝20克,菟丝子20克,当归20克,杜仲15克,生地黄10克,熟地黄10克,柏子仁10克,石菖蒲10克,枸杞子10克,地骨皮10克,白酒2000毫升。

【制法】将上药共研为粗末,纱布袋装,扎口,置干净容器中,加入白酒，密封浸泡14日后，取出药袋，压榨取液，将榨取液与药酒混合，静置，过滤装瓶，密封备用。

【功效】滋肾填精，补气益智。用于腰膝酸软，神疲乏力，心悸健忘，头晕耳鸣。

二黄二冬酒

【配方】生地黄、熟地黄、天冬、麦冬、当归、牛膝、杜仲、小茴香、巴戟天、川芎、白芍、枸杞子、肉苁蓉、黄柏、茯苓、知母各15克，补骨脂、砂仁、白术、远志、人参各10克，石菖蒲、柏子仁各8克，木香6克，白酒4300毫升。

【制法】将上药全部加工切碎，装入细纱布袋，扎紧口放入净坛里，倒入白酒，置文火上煮，约2小时后取下待温后加盖，并用泥封固。再将药酒坛埋入较潮湿的净土中，经5昼夜后取出，置阴凉干燥处。再经7天即可开封，去掉药袋，过滤即可。早、晚各1次，每次15~20毫升。或随量饮服。

【功效】补气血，养肝肾，调脾胃，壮精神，泽肌肤，明耳目，健身益寿。适用于气血不足，肝肾虚损的少气无力，面黄肌瘦，精神委靡，腰膝酸困，双足无力，阳痿遗精，多梦易醒，怔忡健忘，目暗耳鸣及未老先衰者等。

黄精枸杞酒

【配方】黄精、天门冬各30克，松叶15克，枸杞子20克，苍术12克，白酒1000毫升。

【制法】将黄精、天门冬、苍术切成约0.8厘米的小块，松节切成半节，同枸杞子一起置容器中，加入白酒，摇匀，密封，浸泡15日后，即可取用。

【功效】滋养肺肾，补精填髓，强身益寿。适用于体虚食少，乏力，脚软，眩晕，视物昏花，须发早白，风湿痹证，四肢麻木等症。无病少量服用，有强身益寿之功。

【附记】引自《中国药膳学》。

党参茯神酒

【配方】党参、茯神、生龙齿、生黄芪、巴戟天各15克，熟地黄40克，生白术、山药各20克，酸枣仁、沙苑子、菟丝子、金樱子各10克，炙远志、白莲须、莲芯各5克，白酒1500毫升。

【制法】将上药共研为粗末或切薄片，装入布袋中，扎口，置容器中，加入白酒浸泡。7日后取出药袋，压榨取液，将榨取液与药酒混合，静置，过滤后装瓶备用。

【功效】填补下元，健脾安神。用于肝肾不足，心脾亏损，头晕目眩，腰膝酸软，心悸失眠，健忘神疲，遗精早泄等。

高参地黄酒

【配方】高丽参5克，熟地黄10克，玉竹、何首乌各15克，红花、炙甘草各3克，麦冬6克，白砂糖100克，白酒1升。

【制法】前7味捣为碎末，置容器中，添加白酒，每日振摇1~2次，密封浸泡7日，去渣留液，入白砂糖溶解。

【功效】益气养血，生津宁神。

【附记】《浙江省药品标准》。

人参荔枝酒

【配方】人参30克，荔枝肉1000克，白酒5000毫升。

【制法】将人参切成薄片，荔枝去核，装入绢袋内，浸入酒中，封固，3日后即可饮服。

【功效】适用于体质虚弱，精神不振者，尤其是老年人可服用。

枸杞当归酒

【配方】枸杞子240克，龙眼肉120克，当归60克，炒白术30克，大黑豆100克，50度白酒5000毫升。

【制法】将前4味切成小片，共置于容器中，加入50度白酒5000毫升，另将黑豆炒至香，趁热投入酒中，密封。放置30日后，过滤去渣，取其滤汁，贮瓶备用。浸泡期间，每日振摇1~2次。

【功效】养血健脾，延缓衰老。适用于精血不足、脾虚湿困所致的头晕、心悸、睡眠不安、目视不明、食少困倦、筋骨关节不利等，或身体虚弱、面色不华。平素偏于精血不足、脾气不健者，虽无明显症状，宜常服，具有保健延年的作用。

天雄茵陈酒

【配方】天雄、茵陈、白蔹各90克，蜀椒、踯躅各100克，制乌头、制附子（去皮）、干姜各60克，白酒4500毫升。

【制法】将前8味切碎。置容器中，加入白酒，密封，浸泡7天后，过滤去渣，即成。药渣晒干，研成细末。

【功效】除风气，通血脉，益精气，定六腑，聪耳明目，悦泽颜色。用于诸虚百损，病在腰膝悉主之。

黄精苍术酒

【配方】黄精、苍术各500克，侧柏叶、天门冬各600克，枸杞根400克，糯米1250克，酒曲1200克。

【制法】将前5味捣碎，置大沙锅内，加水煎至1000毫升，待冷备用。如无大沙锅，亦可分数次煎。再将糯米淘净，蒸煮后沥半干，倒入净缸中待冷，然后将药汁倒入缸中，加入酒曲（先研细末），搅拌均匀，加盖密封，置保温处。经21日后开封，压去糟，贮瓶备用。

【功效】补养脏气，益脾祛湿，润血燥，乌须发，延年益寿。适用于体倦乏力，饮食减少，头晕目眩，面肢浮肿，须发枯燥变白，肌肤干燥，易痒，心烦少眠等症。

茯苓菊花酒

【配方】药用白茯苓、甘菊花、石菖蒲、天冬、生地黄、生黄精各50克，人参、肉桂、牛膝各30克，白酒1500毫升。

【制法】将诸味中药共捣细末，装入白夏布包内，置于净器中，用白酒浸泡之，春夏浸5天，秋冬浸7天，开取去渣装瓶备用。

【功效】此药酒有补虚损，壮气力，泽肌肤之功。

五子酒

【配方】枸杞子、菟丝子、女贞子、覆盆子、五味子各50克，白酒2.5升。

【制法】前5味切碎，置容器中，添加白酒，每日振摇1～2次，密封浸泡15日，去渣留液。

【功效】补益肝肾，益气填精。适用于肝肾亏虚、遗精早泄、腰膝酸软、未老先衰。

【附记】引自《药酒汇编》。

人参甘草酒

【配方】人参、炙甘草各10克，大枣（去核）30克，炙黄芪、制何首乌、党参、淫羊藿、天麻、麦冬各15克，冬虫夏草5克，白酒500毫升，黄酒1000毫升。

【制法】将上药共研为粗末或切成薄片，纱布袋装，扎口，置容器中，加入黄酒浸泡7日。加白酒，继续浸泡7日后，取出药袋，压榨取液，将榨取液与白酒混合，静置，滤过，装瓶备用。

【功效】扶正固本，协调阴阳。用于元气虚弱，肺虚气喘，肝肾不足，病后体虚，食少倦怠。

熟地丹参酒

【配方】大熟地、紫丹参、北黄芪各50克，当归、川续断、枸杞子、龟板胶、鹿角胶各30克，北丽参（切片）、红花各15克，黑豆（炒香）100克，苏木10克，米酒2500毫升。

【制法】将前12味除龟板胶、鹿角胶外，其余各药加工成粗末或切成小薄片，以纱布包，置于容器中，加入米酒2500毫升，密封，隔水加热1个小时。取出待温后开封，再加入龟板胶和鹿角胶（两胶先用适量沸水烊化后，再加入容器中）搅拌后，再次密封，又浸泡2个月后，过滤去渣，取其滤汁，贮瓶备用。

【功效】补气活血，滋阴壮阳。适用于早衰、体弱或病后所致之气血不足，症见头晕眼花、心悸气短、四肢乏力及腰膝酸软等。

地黄枸杞酒

【配方】东北人参、干地黄、甘枸杞各15克，淫羊藿、沙苑蒺藜、母丁香各9克，沉香、远志肉各3克，荔枝核7枚（捣碎），60度高粱白酒1000毫升。

【制法】将前9味，先去掉杂质、灰尘，再同置容器中，加入白酒，密封，浸泡45日后即可饮用。

主治：补气养阴，温肾健脾。体虚，精神疲乏。

【附记】引自《百病中医膏散疗法》。

当归川芎酒

【配方】当归、川芎、白芷、荆芥穗、地骨皮、牛膝、大茴香、木瓜、乌药、煅自然铜、木香、乳香、没药、炙甘草各15克，白芍、补骨脂、威灵仙、勾藤、石楠藤各30克，防风22.5克，羌活、黑豆

（炒香）各60克，炒杜仲45克，紫荆皮45克，白酒一大坛（约25千克）。

【制法】将前24味共捣碎和匀，入布袋，置容器中，加入白酒密封，浸泡5～10天后即可饮用。

此酒能祛风活血，养神理气，清心明目，补虚损，利腰肾，益精髓，和五脏，平六腑，健脾胃，养气血，除百病。须坚持服用，以效为度。

五加皮酒

【配方】五加皮60克，白酒500毫升。

【制法】五加皮粗碎，置容器中，添加白酒，每日振摇1～2次，密封浸泡14日，去渣留液。

【功效】祛风除湿，强筋壮骨。适用于风寒湿痹，肢体麻木不仁，四肢挛急疼痛，腰膝疼痛，关节屈伸不利，体质虚弱，机体抗病能力和应变能力差。

【附记】引自《太平圣惠方》。

白术茯苓酒

【配方】人参、炒白术、茯苓、炒甘草、当归、川芎、熟地黄、白芍（酒炒）、生姜各60克，枸杞250克，大枣（去核）30枚，白酒17500毫升。

【制法】将前11味捣碎或切薄片，置容器中，加入白酒，密封，隔水加热至鱼眼沸，置阴凉干燥处，浸泡5～7天后，过滤去渣，即成。

【功效】补气血，益肝肾，疗虚损，返老还童。用于诸虚百损。

党参地黄酒

【配方】老条党参、熟地黄、枸杞子各20克，沙苑子、淫羊藿、公丁香各15克，远志肉10克，广沉香6克，荔枝肉10个，白酒1000毫升。

【制法】将前9味加工使细碎，入布袋，置容器中，加入白酒，密封，置阴凉干燥处。经3昼夜后，打开口，盖一半，再置文火上煮数百沸，取下稍冷后加盖，再放入冷水中拔出火毒，密封后放干燥处，21日后开封，过滤去渣，即成。

【功效】补肾壮阳，养肝填精，健脾和胃，延年益寿。适用于肾虚阳痿，腰膝无力，血虚心悸，头晕眼花，遗精早泄，气虚乏力，面容萎黄，食欲缺乏及中虚呃逆，泄泻等症。

女贞枸杞酒

【配方】女贞子、枸杞子、胡麻仁各60克，生地30克，冰糖100克，50度白酒2000毫升。

【制法】将胡麻仁水浸去掉浮物，洗净蒸过，研烂；余药捣碎，与胡麻仁泥同置于容器中，加入50度白酒2000毫升，密封，隔水加热1个小时后，取出。放置30日后，过滤去渣，取其滤汁，贮瓶备用。另将冰糖放锅中，加水适量，置文火（即小火）上加热溶化，待变成黄色时，趁热用干净细纱布过滤1遍，再将过滤液加入到前面的过滤药酒中，混合均匀后备用。

【功效】滋肝肾，补精血，益气力，乌须发，延年益寿。适用于腰膝酸软、肾虚遗精、头晕目眩、须发早白、老年肠燥便秘等。

玉竹白芍酒

【配方】玉竹、桑葚各500克，制何首乌150克，白芍、茯苓、党参、菊花各125克，甘草、陈皮各30克，当归90克，蔗糖30千克，白酒50升，酒曲适量。

【制法】前10味碎粉，置容器中，添加白酒，密封浸泡10～15日，缓慢渗漉，收集渗漉液，去渣留液，入蔗糖溶解，加酒曲搅匀。

【功效】健脾补肾，益气养血。适用于脾肾两虚，精神困倦，食欲不振。

【附记】引自《药酒汇编》。

茯神黄芪酒

【配方】茯神、黄芪、芡实、党参、黄精、制首乌各15克，枸杞、黑豆、紫河车、白术、菟丝子、丹参、山药、熟地黄、莲子、柏子仁各10克，葡萄干、龙眼干各20克，山萸肉、炙甘草、乌梅、五味子各5克，白酒2000毫升。

【制法】将上药共研为粗末或切成薄片，用纱布袋装，扎口，置容器中，加入白酒，密封浸泡14日。开封后取出药袋，压榨取液，将榨取液与药酒混合，静置，过滤后即得。

【功效】补益精气，通调脉络，抗老防衰。用于肝肾不足，气血渐衰，体倦乏力，腰膝酸软，头晕健忘，失眠多梦，食欲减退，神疲心悸等。

地黄蜂蜜酒

【配方】甜杏仁、蜂蜜各60克,花生油40克,地黄汁150毫升,大枣30克,生姜汁40毫升,白酒1500毫升。

【制法】将生姜汁同白酒、花生油搅匀,倒入瓷坛内;将蜂蜜重炼,将捣烂成泥的杏仁、去核的大枣,同蜂蜜一齐趁热装入瓷坛内,置文火上煮沸;将地黄汁,倒入冷却后的药液中,密封,置阴凉干燥处,7日后开封,过滤,备用。

【功效】补脾益气,调中和胃,养阴生津,强身益寿。用于脾胃不和,气机不舒,食欲缺乏,肺燥干咳,肠燥便秘等。

【附记】引自《滋补药酒精萃》。

党参菊花酒

【配方】玉竹、桑葚、蔗糖各250克,白芍、茯苓、党参、菊花各100克,炙甘草、陈皮各30克,制何首乌150克,当归60克,50度白酒8000毫升。

【制法】将前11味除蔗糖外,皆加工成粗末或切小薄片,以纱布包,置于容器中,加入50度白酒8000毫升,密封。放置3个月后,过滤去渣,取其滤汁,加入蔗糖250克,搅拌,待其溶化后,贮瓶备用。

【功效】补脾肾,益气血。适用于精神困倦、食欲不振等。

茯苓泽泻酒

【配方】山药120克,熟地黄、山茱萸各100克,茯苓、泽泻各50克,牡丹皮25克,白酒1升。

【制法】前6味研末,置容器中,添加白酒,每日振摇1~2次,密封浸泡30日,去渣留液。

【功效】补益肝肾。适用于肝肾亏虚型神经衰弱、肺结核、糖尿病、甲状腺功能亢进、肾结核、慢性肾炎、高血压、功能失调性子宫出血、球后视神经炎、中心性视网膜炎、视神经萎缩,症见腰膝酸软、头目眩晕、耳鸣耳聋、盗汗遗精。

【附记】引自《小儿药证直诀》六味地黄丸改酒剂。

枸杞地黄酒

【配方】枸杞50克,熟地黄50克,红参15克,茯苓20克,制何首乌50克，白酒1000毫升。

【制法】将前5味捣碎或切薄片，置容器中，加入白酒，密封，浸泡15天后，过滤去渣，即成。

【功效】补肝肾，益精血，补五脏，益寿延年。用于早衰、耳鸣、眼目昏花。

枸杞麻子酒

【配方】枸杞子、生地黄各300克，大麻子500克，白酒5000毫升。

【制法】先将大麻子炒熟，摊去热气，生地黄切片，与枸杞子相和得所，入布袋，置容器中，加入白酒，密封，浸泡7~14日后，即可饮用。

【功效】明目驻颜，轻身不老，坚筋骨，耐寒暑。适用于虚羸黄瘦。

【附记】引自《永乐大典》。

枸杞菊花酒

【配方】菊花、生地、枸杞根、酒曲各250克，糯米3500克。

【制法】将前3味置于大沙锅中，加水10000毫升，煎煮至减半时，离火，去渣，取煎煮液约5000毫升，候温备用。糯米用水浸24小时后，沥干蒸熟待冷，倒入一容器中，加入酒曲250克（先研成细末），再倒入前面煎煮液5000毫升，搅拌均匀后，密封，置于保温处（温度保持约30℃）放置10~15日，候酒熟后，开封，去糟沥出，贮瓶备用。

【功效】壮筋骨，补精髓，清虚热。适用于耐老、延年益寿等。

人参地黄酒

【配方】人参、生地黄、熟地黄、麦冬各30克，天冬、茯苓各20克，白酒1.5升。

【制法】前6味研末，置容器中，添加白酒，每日振摇1~2次，密封浸泡3日，再先文火后武火，煮至酒色变黑，候冷，埋入土中3日后取出，去渣留液。

【功效】益气养阴，健脾和胃，养血填精。

【附记】《普济方》。

松子仁菊花酒

【配方】松子仁600克，菊花300克，白酒1000毫升。

【制法】将松子仁捣碎，与菊花同置容器中，加入白酒，密封浸泡1天后，过滤去渣，即成。

【功效】益精补脑。用于虚羸少气，体弱无力、风痹寒气。

黄精天门冬酒

【配方】黄精、白术各4克，天门冬3克，松叶6克，枸杞子5克，酒曲适量。

【制法】将前5味加水适量煎汤，去渣取液，加入酒曲拌匀，如常法酿酒。酒熟即可饮用。

【功效】强筋壮骨，益肾填精，调和五脏。适用于老人食少体虚，筋骨软弱，腰膝酸软。

【附记】引自《千金翼方》。

甘菊麦门冬酒

【配方】甘菊花、麦门冬、枸杞子、焦白术、石菖蒲、远志、熟地各60克，白茯苓70克，人参30克，肉桂25克，何首乌50克，50度白酒2000毫升。

【制法】将前11味加工成粗末，或切成小薄片，以纱布包，置于容器中，加入50度白酒2000毫升，密封，每日振摇1~2次。放置14~21日后，过滤去渣，取其滤汁，贮瓶备用。

【功效】益肾健脾，养血驻颜。适用于精血不足、身体衰弱、容颜无华、毛发憔悴等。

枸杞首乌酒

【配方】枸杞子、何首乌各40克，牛膝25克，当归、生地黄、天冬各20克，党参、菟丝子、补骨脂、山茱萸各10克，蜂蜜40克，白酒1升。

【制法】前10味粗碎，置容器中，添加白酒，密封，文火煮沸，候冷，埋土中7日后取出，去渣留液，入蜂蜜溶解。

【功效】补益肝肾，养血填精，健脾益气。适用于腰膝酸软，未老先衰，筋骨乏力，齿落眼花，食欲不振，须发早白，精神委靡。

【附记】引自《经典药酒保健方选粹》。

地黄当归酒

【配方】熟地黄、当归、枸杞子、红曲、龙眼肉、荔枝蜜、整松仁、茯苓各100克，白酒10000毫升。

【制法】将前8味捣碎，入布袋，置容器中，加入白酒，密封，隔水煮1炷香时间,或酒煎1炷香亦可。过滤去渣,即成。

【功效】益寿延年,如松之盛。适用于老年人气血不足,体质虚弱,心悸怔忡,健忘,失眠等症。

【附记】引自《清代宫廷缓衰老医药简述》。

木香酒

【配方】糯米糖1000克,绿豆1000克,木香(为末)6克,烧酒10000克。

【制法】上3味药,浸于烧酒中,久浸为佳。

【功效】愉悦精神。

当归石斛酒

【配方】熟地、当归、石斛各100克,川芎40克,菟丝子120克,杜仲50克,泽泻45克,淫羊藿30克,50度白酒2500毫升。

【制法】将前8味加工成粗末,或切成小薄片,以纱布包,置于容器中,加入50度白酒2500毫升,密封,每日振摇1~2次。放置1个月后,过滤去渣,取其滤汁,贮瓶备用。

【功效】补精血,益肝肾,通脉降浊,疗虚损。适用于血虚所致的早衰、消瘦、腰膝酸痛等。

地黄远志酒

【配方】熟地黄40克,白术、山药各20克,党参、茯神、生龙骨、生黄芪、巴戟天各15克,酸枣仁、沙苑子、枸杞子、菟丝子、金樱子各10克,远志、莲须、莲子芯各5克,白酒7.5升。

【制法】前16味碎为末,置容器中,添加白酒,每日振摇1~2次,密封浸泡7日,去渣留液。

【功效】填补下元,健脾安神。适用于肝肾亏虚,心脾亏损,头晕目眩,腰膝酸软,心悸失眠,神疲健忘,遗精早泄。

【附记】此方由全国名老中医祝味菊所创膏方改制而成。

菖蒲骨脂酒

【配方】石菖蒲、补骨脂、熟地黄、远志、地骨皮、牛膝各30克,白酒500毫升。

【制法】将前6味共研细末或切薄片,置容器中,加入白酒,密封,浸泡5天后即可饮用。

【功效】理气活血,聪耳明目,轻身延年,安神益智。用于老年人五脏不足、精神恍惚；耳聋耳鸣、少寐多梦、食欲不振等症。

生地枸杞酒

【配方】生地、枸杞子、滁菊花各250克，糯米2500克，酒曲200克。

【制法】将前3味加工成粗末，以纱布包，置一大容器中，加水6000毫升，用小火煎煮至减半时，离火，候温备用。将糯米2500克，水浸24小时，沥干蒸熟后候温，置入前面盛有药渣的煎煮液中，又加入酒曲（先研成细末）200克，搅拌均匀，密封，置保温处（温度保持约30℃）放置21日后，候酒熟，去酒糟，沥出贮瓶备用。

【功效】滋肝肾，补精髓，延年益寿。适用于肝肾不足所致的头晕目眩、须发早白、腰膝酸软等。

第三章 健脑益智常用药酒

火麻仁米酒

【配方】火麻仁、黑豆、鸽粪各60克，垂柳枝两把，米酒3000毫升。

【制法】将垂柳枝切成1.5厘米长，放入米酒中，煮至2500毫升时，趁热投入火麻仁（炒）、黑豆（炒）、鸽粪（炒），片刻后，去渣，取其清酒，即可饮用。每次20~30毫升，每日服1次，空腹温饮。

【功效】化痰开窍。适用于中风偏瘫、手足活动不利、口面㖞斜等症。

人参猪脂酒

【配方】人参9克，猪脂90克，白酒7升。

【制法】人参捣末。猪脂置锅内熬油，待温，置容器中，添加白酒，入人参末搅匀，每日振摇1~2次，密封浸泡21日，去渣留液。

【功效】开心益智，聪耳明目。适用于记忆力减退，面色少华，耳聋眼花，风热疾病。

【附记】《中国民间百病良方》。

远志五味酒

【配方】远志、熟地、菟丝子、五味子各18克，石菖蒲、川芎各12克，地骨皮24克，50度白酒600毫升。

【制法】将前7味加工成粗末，以纱布包，置于容器中，加入50度白酒600毫升，密封，每日振摇1~2次。放置30日后，过滤去渣，取其滤汁，贮瓶备用。

【功效】滋肾养心，健脑益智。适用于青年健忘，症见心悸、失眠、头痛耳鸣、腰膝酸软等。

枸杞红参酒

【配方】枸杞子30克,熟地黄、红参、淫羊藿各15克,沙苑蒺藜25克,母丁香10克,沉香5克,荔枝核12克,炒远志3克,冰糖250克,白酒1000毫升。

【制法】将前9味捣碎,置容器中,加入白酒和冰糖,密封,浸泡1个月后,过滤去渣,即成。

【功效】健脑补肾。适用于因脑力劳动过度,精神疲倦,头昏脑胀,腰酸背痛,男子遗精,阳痿,女子月经不调等症。

石燕酒

【配方】石燕20枚,白酒100毫升。

【制法】上药去壳,武火炒令熟,入白酒浸泡3日即可。

【功效】益精气,强意志。用于体质虚弱、精神疲倦、健忘、思维迟钝。

人参牛膝酒

【配方】人参、牛膝、石膏、柏子仁、酸枣仁、黄芪、茯苓、当归、熟地、白芍、陈皮各30克,川芎、鹿茸、半夏、竹茹、枳实、桃仁、红花、知母、远志、菊花、薄荷、柴胡、甘草各20克,冰片15克,50度白酒4000毫升。

【制法】将前24味加工成粗末或切成小薄片,以纱布包,置于容器中,加入50度白酒4000毫升,密封,每日振摇1~2次。放置1个月后,过滤去渣,取其滤汁,再加入冰片15克,搅拌,待其溶化后,贮瓶备用。

【功效】醒脑安神。适用于头晕头痛、目眩耳鸣、心烦健忘、失眠多梦、心悸不宁等,亦可用于脑震荡后遗症、更年期综合征、神经衰弱、偏头痛、血管神经性头痛,以及各种功能性或器质性心脏病而见记忆力减退、头晕目眩、耳鸣等。

茯神龙骨酒

【配方】桑螵蛸、茯神、龙骨、石菖蒲各40克,麦冬25克,莲子24克,酸枣仁20克,远志、龟甲各30克,黄连10克,白酒1升。

【制法】前10味粗碎,置容器中,添加白酒,每日振摇1~2次,密封浸泡60日,去渣留液。

【功效】宁神益智，补肾固精。适用于神经衰弱，梦多纷杂，遗精频繁，眩晕耳鸣，记忆力衰退，肢软乏力。用法：睡前口服。每日1次，每次5~10毫升。

虫草丹参酒

【配方】雪莲花50克，冬虫夏草25克，丹参30克，白酒500毫升。

【制法】将雪莲花、冬虫夏草、丹参加工粉碎，装入纱布袋内扎好口，放入白酒中，密封，浸泡半月后即可饮用。每次15毫升，每日服2次。

【功效】补虚壮阳。适用于心阳不足而致冠心病，或阳痿、性欲减退等症。

羊肾龙眼酒

【配方】羊肾1对，仙茅、沙苑子、龙眼肉、薏苡仁、淫羊藿各30克，白酒2升。

【制法】羊肾切碎，其余5味捣碎，置容器中，添加白酒，文火加热30分钟，候冷，每日振摇1~2次，密封浸泡7日，去渣留液。

【功效】补肾壮阳，祛风除湿。适用于中老年人肾阳虚衰，腰膝酸冷，少腹不温，行走乏力，精神恍惚，食欲不振，阳痿不育，精冷清稀。

【附记】《新编经验方》。

鹿茸人参酒

【配方】鹿茸、人参、黄芪、茯苓、柏子仁、酸枣仁、远志各15克，当归、白芍、川芎、桃仁、红花、牛膝各30克，陈皮、半夏、竹茹、枳实各10克，知母、菊花、薄荷、柴胡各9克，石膏50克，冰片5克，甘草6克，白酒1500毫升，白糖200克。

【制法】上药共为饮片，入布袋，置容器中，加入白酒和白糖，密封浸泡15日后，取液分装即可服用。

【功效】醒脑安神。用于头晕头痛、目眩耳鸣、心烦健忘、失眠多梦、心悸不宁、舌质紫暗、苔薄白或白腻、脉沉细或沉涩等症。

龙骨酒

【配方】龙骨15克，黄酒500毫升。

【制法】将龙骨细研成末，放入黄酒中，煎煮3沸，即可饮用。或将15克龙骨粉放入100毫升黄酒中，煮成50毫升，去渣即可饮用。将50毫升酒趁热尽服，覆被发汗，即有疗效。

【功效】镇惊定神，收敛涩精，外用生肌敛疮。适用于治疗心神不宁而致失眠，各种疟疾。

麦冬枸杞酒

【配方】麦冬30克，枸杞子、茯苓、当归、龙眼肉各15克，生地黄20克，糯米甜酒、白酒各2.5升。

【制法】前6味粗碎，置容器中，添加糯米甜酒，每日振摇1~2次，密封浸泡15日，去渣留液。药渣再用白酒2.5升浸泡，时间稍延长，仍去渣留液。

【功效】养血补心安神。适用于脑力劳动过度，心血不足，精神倦怠，心烦不寐，惊悸怔忡，失眠多梦，健忘。

【附记】《奇方类编》。

黄精党参酒

【配方】刺五加、黄精、党参、黄芪、桑葚子、枸杞子、熟地、淫羊藿、山药、山楂、陈皮各10克，雄蚕蛾10只，蜂蜜100克，白酒1000毫升。

【制法】诸药切碎，纱布袋装，扎口，置入干净容器中，加入白酒，密封浸泡。14日后启封，取出药袋，压榨取液，将榨取液与药酒混合，静置，加入蜂蜜，搅拌均匀，过滤后装瓶备用。

【功效】益气健脾，补肾健脑。适用于脾肾精气虚衰，神疲乏力，头晕目眩，失眠健忘，食欲缺乏，耳鸣失聪，腰膝酸软，阳痿早泄，心悸气短，舌淡脉弱。老年虚证尤宜。

【附记】引自《临床验方集》。

第四章 活血祛风常用药酒

二黄木通酒

【配方】生地黄、熟地黄、枸杞子、木通、牛膝、川芎、薏苡仁、当归各30克，金银花、松节各60克，五加皮、苍术各15克，川乌、草乌、甘草、黄柏各8克，白酒2000毫升。

【制法】将前16味药切薄片或捣碎，装入布袋，置容器中，加入白酒，密封，浸泡14日后过滤去渣即成。每次服30毫升，每日服3次。

【功效】扶正祛邪，活血通络。适用于半身不遂，日夜骨痛等。

杜仲苍术酒

【配方】杜仲15克，补骨脂、苍术、鹿角霜各9克，白酒500毫升。

【制法】将杜仲、补骨脂、苍术、鹿角霜研成粗粉，放入白酒中，密封，浸泡7日后去渣，即可饮用。每日早、晚各服20~40毫升，连服7日。

【功效】温肾散寒，除风利湿。适用于风湿腰痛、老年腰痛等症。

当归白花蛇酒

【配方】当归、白芍、白花蛇、炙全蝎、天麻各30克，熟地50克，川芎15克，50度白酒1500毫升。

【制法】将前7味加工成粗末或切成小薄片，以纱布包，共同置于容器中，加入50度白酒1500毫升，密封，每日振摇1~2次。放置30日后，过滤去渣，取其滤汁，贮瓶备用。

【功效】养血，祛风，通络。适用于中风后遗症，如偏身麻木、肢体活动不灵等。

巴戟羌活酒

【配方】巴戟天（去芯）、羌活（去芦）、牛膝、当归（切焙）、石斛（去根）各12克，川椒（炒）3克，生姜20克，白酒500毫升。

【制法】将巴戟天、羌活、牛膝、当归、石斛、川椒、生姜加工粉碎，装入纱布袋扎好口，放入白酒中，隔水煮2~4小时取出，稍冷后即可饮用。每次温饮20毫升，可常服，不醉为度。

【功效】祛风除湿。适用于风冷或寒湿所伤腰脚冷痹或疼痛、僵直不得屈伸等症。

大蚂蚁酒

【配方】大蚂蚁60克，白酒500毫升。

【制法】将大蚂蚁放入白酒中，密封，浸泡半月后即可饮用。每次15~30毫升，每日服2次。

【功效】祛风止痛，通经活络，强筋壮骨。适用于风湿痹痛、手足麻木、全身窜痛、末梢神经炎、周围神经炎等症。

骨碎补酒

【配方】络石藤、骨碎补各60克，狗脊、大生地、当归、薏苡仁各30克，仙茅、川萆薢、白术、黄芪、玉竹、枸杞子、山萸肉、白芍、木瓜、红花、牛膝、川续断、杜仲各15克，50度白酒3000毫升。

【制法】将上药加工成粗末或切成小薄片，以纱布包，置于容器中，加入50度白酒3000毫升，密封，每日振摇1~2次。放置30日后，过滤去渣，取其滤汁，贮瓶备用。

【功效】补肝肾，益气血，祛风湿，舒经络。适用于肢体麻木疼痛、腰膝酸软、体倦身重等。

金钱白花蛇酒

【配方】金钱白花蛇1条，白酒1000毫升。

【制法】将金钱白花蛇躯干剪断，放入白酒中，密封，浸泡7日后即可饮用。每晚临睡前口服10~30毫升。

【功效】祛风，活络，通瘀。适用于游走性关节疼痛等症。

白茄根酒

【配方】 白茄根干品50克（鲜品则用100克），白酒3000毫升。

【制法】 将白茄根洗净，切片，放入60度白酒中，密封，浸泡7日后去渣，即可饮用。每次10毫升，每日服2次，亦可用酒液涂搽患处。对酒类过敏引起的荨麻疹患者无效。

【功效】 抗过敏。适用于治疗过敏性荨麻疹。

羌活五加酒

【配方】 羌活、威灵仙、独活、五加皮、防己、薏苡仁各40克，当归30克，50度白酒3500毫升。

【制法】 将前7味加工成粗末或切成小薄片，以纱布包，置于容器中，加入50度白酒3500毫升，密封，每日振摇1~2次。放置30日后，过滤去渣，取其滤汁，贮瓶备用。

【功效】 祛风胜湿，通络止痛，舒筋活血。适用于四肢腰脊风湿酸痛、手足麻木等。

淡竹叶木瓜酒

【配方】 淡竹叶、木瓜各30克，白酒500毫升。

【制法】 将淡竹叶洗净，每个叶片剪成2~3片，与木瓜一起装入纱布袋扎好，放入白酒中，密封，浸泡3日，即可饮用。每次20毫升，每日服2次。

【功效】 祛风热，畅心神。适用于风湿热痹，关节热痛、心烦、尿黄赤等症。

第五章 养肝滋益常用药酒

女贞麻仁酒

【配方】女贞子、生地、枸杞子、胡麻仁各60克,冰糖100克,白酒2000克。

【制法】将胡麻仁水浸,去除空瘪浮物,洗净蒸熟,捣烂;女贞子、枸杞子、生地捣碎,与胡麻一同装入纱布袋,扎紧口。将冰糖放锅中,加适量水,置火上加热溶化,至微黄,取下,趁热用纱布过滤一遍,备用。将药袋放入大口酒瓶中,加盖,隔水煮30分钟,取下候凉,密封置于阴凉处。隔日摇动1次,14天后开封,加入冰糖,再加冷开水500毫升,搅拌均匀,静置1天,即可。

【功效】滋补肝肾,补益精血,乌须黑发,延年益寿。适用于腰膝酸软、肾虚遗精、头晕目眩、须发早白、老人肠燥便秘等。

黄连生姜酒

【配方】黄连18克,石决明、草决明、生姜、生石膏、黄硝石、薏苡仁、秦皮、山萸肉、当归、黄芩、沙参、朴硝、炙甘草、车前子、淡竹叶、柏子仁、防风、制乌头、辛夷、人参、川芎、白芷、瞿麦穗、桃仁、细辛、地肤子、白芍、泽泻、肉桂、白芥子各10克,龙脑15克,丁香6克,珍珠(无孔者)3颗,50度白酒2500毫升。

【制法】将前34味加工成粗末,以纱布包,置容器中,加入50度白酒2500毫升,密封,每日振摇数次。放置14～21日后,过滤去渣,取滤汁,贮瓶备用。

【功效】补肝肾,泻火毒,活血通络,祛风明目。适用于眼睛视物昏暗、经年不愈，内外障失明等。

注意：忌食辛辣之物。

地黄何首乌酒

【配方】生地黄400克，何首乌500克，黄米2500克，酒曲适量。

【制法】将生地黄、何首乌煮取浓汁，黄米洗净煮（蒸）熟，候稍冷，加入药汁和酒曲适量，密封，置保温处，春夏季约需5日，秋冬季约需7日，开封，中有绿汁，为原汁真精，宜先饮之，其余乃去渣滤汁，即可饮用。每次10～20毫升，每日服3次。

【功效】适用于阴虚骨蒸、烦热口渴、阴津耗伤、须发早白、热性出血症、肝肾精血亏损的遗精、带下、腰膝酸软、肌肤粗糙、体力虚弱、生殖力低下等症。

枸杞女贞酒

【配方】枸杞子、女贞子各250克，米酒1500毫升。

【制法】将枸杞子、女贞子拣去杂质，装碗中，用少许米酒浸透，隔水蒸30分钟，取出摊凉，然后装入酒器，灌装米酒，密封浸泡10天，即可饮用。

【功效】补肾益精，养肝明目。对身体虚弱、肝肾阴虚、腰酸耳鸣、头昏眼花、须发早白、以及妇人产后失血等有一定疗效。

地骨皮菊花酒

【配方】地骨皮、生地、甘菊花各50克，糯米1500克，酒曲90克。

【制法】将前3味加工成粗末，以纱布包，置一大容器中，加水10000毫升，以小火煎煮至减半时，离火，待凉，备用。糯米1500克，用水浸渍24小时，沥干蒸熟后，候凉，备用。酒曲90克，研成细末，然后把酒曲、熟糯米一并加入已晾好的煎煮液（包括药渣）中，拌和均匀，密封，置于保温处（温度约30℃）。放置10～15日，酒熟后去糟沥出，取沥出液，贮瓶备用。

【功效】滋阴养血，补身延年。适用于中老年人身体虚弱、目暗多泪、视物不明，或伴有高血压眩晕、夏季耳热不适、消渴等。

菊花地黄酒

【配方】菊花2500克，枸杞子

600 克，生地黄 1200 克，粳米 3200 克，全当归 600 克，酒曲 260 克。

【制法】将当归、生地黄加工破碎，如黄豆大小；枸杞子拍烂。将酒曲碎为粗末，另放备用；将上药同菊花装入陶器内，加水超过药面，文火煮沸半小时后，取下待冷；将粳米煮半熟，沥半干，冷却后倒入干净缸中。然后将药连汁倒入缸中，再拌入酒曲和匀，加盖密封，置保温处；经 14 日后开封，尝味香甜即成。压去糟渣，储入净器中。每日早、晚饭前用水各冲服 10～20 毫升。

【功效】滋肾益精，养肝明目，延年益寿。适用于肝肾阴精亏虚所致的头晕头胀、形消体瘦、腰膝酸软，精神委靡，阳痿不举，梦泄遗精，耳鸣失聪，两目干涩，视物模糊，视力减退，午后低热，手足麻木，屈伸不利，筋骨酸痛等。

西洋参生地酒

【配方】西洋参 30 克，天门冬、生地各 100 克，米酒 1500 克。

【制法】将上述药切碎，浸于米酒中，加盖密封，放置 30 天，即成。

【功效】滋阴降火，生津润燥。适用于阴虚咳嗽、气喘咯血、热病伤阴、烦倦口渴、头晕目眩等。

枸杞麦冬酒

【配方】枸杞子 50 克，麦冬 30 克，杜仲 15 克，菊花 10 克，白酒 1500 毫升。

【制法】将原料研碎，放入坛内，注入白酒，密封置阴凉处，隔日晃动 2 次，3 周后即可。每日早、晚各 15 毫升，饭前饮。

【功效】补肾益精，养肝明目。适用于腰背疼痛、阳痿遗精、足膝酸软、头晕目眩、视物模糊等症。

熟地枸杞酒

【配方】熟地、制何首乌各 100 克，淮山药 200 克，万年青 150 克，黑桑葚 120 克，黑芝麻、枸杞子各 60 克，甘菊花、花椒各 30 克，白果 15 克，50 度白酒 2500 毫升。

【制法】将前 10 味加工成粗末，以纱布包，置容器中，加入 50 度白酒 2500 毫升，密封，每日振摇数次。放置 14～21 日后，过滤去渣，取滤汁，贮瓶备用。

用法：口服。每次空腹温服

10～20毫升，每日早、晚各服1次。

【功效】滋肾益肝，乌发明目。适用于肝肾亏损所致的须发早白、视力听力下降、未老先衰等。

注意：忌食辛辣之物。

石斛丹参酒

【配方】石斛90克，杜仲、丹参各20克，怀牛膝30克，生地60克，白酒1500克。

【制法】将以上药物加工成碎颗粒，用绢布袋盛，扎紧袋口，放入干净酒坛中，倒入白酒，加盖密封浸泡；隔日摇动，2周后开封，去掉药袋，过滤后贮瓶备用。

【功效】补肝肾，强筋骨，除痹。适用于肝肾虚、腰腿疼痛、体倦乏力、风湿痹痛等。

党参茱萸酒

【配方】党参、补骨脂各50克，山茱萸、山药各45克，五味子20克，茯苓40克，益智仁、川芎各24克，菊花20克，大枣50枚，白酒1000毫升。

【制法】诸药研成粗粉，用纱布包缝，浸于酒中，月余后启用。每日晚间饮1杯。

【功效】养血安神，补肝明目。

第六章 美容养颜常用药酒

双仁酒

【配方】核桃仁、小红枣各60克，甜杏仁、酥油各30克，白蜜80克，白酒1500毫升。

【制法】先将核桃仁、红枣捣碎，杏仁泡去皮尖，煮四五沸，晒干并捣碎，后以蜜、酥油溶开入酒中，随将3味药入酒内，浸7天后开取。每日早、晚空腹饮用，每次饮服10～20毫升。

【功效】滋补肺肾，补益脾胃，滑润肌肤，悦泽容颜。适用于面色憔悴，未老先衰，皮肤粗糙等症。

核桃肉红枣酒

【配方】核桃肉、小红枣、白蜜各120克，甜杏仁30克，酥油50克，白酒2000克。

【制法】将核桃肉、红枣、杏仁拍碎，放入酒坛中；将酥油用锅置火上加热，加入蜂蜜，待熔化后煮沸3～5分钟，趁热过滤1遍，倒入酒坛内；将白酒倒入酒坛，加盖密封，每天振动数下，浸泡14天，可以服用。

【功效】补肾益气，健脾和胃，润肺利肠，泽肌肤，润容颜。可用于调补气血，颐养容颜，润肠通便。

三白菖蒲酒

【配方】白茯苓、白菊花、石菖蒲、天门冬、白术、生地、黄精各25克，人参、肉桂、牛膝各15克，50度白酒500毫升。

【制法】将前10味加工成粗末，以纱布包，置容器中，加入50度白酒500毫升，密封，每日振摇数次。浸泡10～15日后，过滤去渣，取其滤汁，贮瓶备用。

【功效】补虚损，壮力气，泽肌肤。适用于体虚乏力，面容憔悴。

桃花白芷酒

【配方】桃花250克，白芷30克，白酒1000毫升。根据前人经验，桃花以在农历3月3日或清明前后采摘的药效最好，特别是长于东南方向枝条上的花苞及初放不久的花更佳。

【制法】将采得的桃花、白芷与白酒同置入容器中，密封浸泡30天便可饮用。

【功效】活血通络，润肤祛斑。适用于面色晦暗、黑斑、黄褐斑。

葡萄酒

【配方】干葡萄末一斤，细曲末五斤，糯米五斗。

【制法】先炊糯米至熟，候稍冷，入曲并葡萄末，搅匀。

【功效】润肌泽肤、健腰强肾、益气调中。

【附记】引自宋《太平圣惠方》。

柏子仁首乌酒

【配方】柏子仁、何首乌、肉苁蓉、牛膝各15克，白酒500毫升。

【制法】将前4味药捣碎，置容器中，加入白酒，密封，每日振摇1次，浸泡20日后，过滤去渣即成。每次服10~20毫升，每日服2次。

【功效】益气血、补五脏、悦颜色。适用于气血不足、面色无华、心慌气短等。

桃仁酒

【配方】桃仁100克，50度白酒500毫升。

【制法】将桃仁捣碎，以纱布包，置容器中，加入50度白酒500毫升，密封，隔水加热2小时，取出，又浸泡10~15日后，过滤去渣，取其滤汁，贮瓶备用。

【功效】活血润肤，悦颜色。适用于皮肤粗糙、老化等。

白术酒

【配方】白术180克，糯米2500克，酒曲适量。

【制法】将白术洗净，轧碎，以水1000毫升煎煮，压滤去渣，药汁冷置数宿；糯米蒸煮，待熟后，摊凉，以药汁、酒曲拌匀，装坛中，放置于温暖处发酵7天，压榨去渣，过滤后装瓶备用。

【功效】益气养血，生发更齿，使面部光泽，除病延年。

人参山药酒

【配方】白人参、怀山药、白术各20克，白酒500毫升。

【制法】将前3味粗碎，入布袋，置容器中，加入白酒，盖好，以文火煮百沸，取下待冷，密封，浸泡3～5天后，过滤去渣，即成。

【功效】补元气，健脾胃。用于久病体虚、脾胃虚弱、面色不华、倦怠之力、食欲缺乏等症。

参桂酒

【配方】人参、肉桂各15克，白酒1升。

【制法】前2味切碎，置容器中，添加白酒，每日振摇1～2次，密封浸泡7日，去渣留液。

【功效】益气补虚，温经通脉。适用于中气不足，手足麻木，面黄肌瘦，精神委靡，食欲不振。

【附记】《药酒汇编》。

人参麦门冬酒

【配方】人参、熟地黄、生地黄、麦门冬各30克，天门冬、云茯苓各20克，白酒1500毫升。

【制法】将前6味共制为粗末，置容器中，加入白酒，密封，浸泡3日后，再置炉火上，先文火后武火，煮至酒色变黑为度，待冷，埋入土里3日，取出，过滤去渣，即成。

【功效】悦容颜，增精神，壮气力，滋阴补虚。适用于毛枯发白，面容憔悴，精神不振，腰膝酸困。

【附记】引自《普济方》。

麻仁黄精酒

【配方】胡麻仁300克，黄精350克，天冬、白术各250克，茯苓200克，桃仁150克，朱砂10克，秫米5000克，酒曲320克。

【制法】将朱砂细研成粉，贮入大瓶中，酒曲打碎。再将其余各药置于沙锅中，加水煎至5升，待冷。然后将秫米蒸煮，沥半干，倒入坛中待冷。最后将药连汁倒入坛里，加入酒曲，搅拌均匀，加盖密封，置保温处。经21日后，味甜即熟。用细纱布压去酒糟，贮入装朱砂的大瓶中，经静置过滤，澄清即成。

【功效】安五脏，悦容颜，壮精神，乌须发，健身益寿。适用于精血亏损之头晕眼花，容颜憔悴，须发早白，体倦食少，燥咳，多梦惊悸，便秘等症。

白鸽养颜酒

【配方】白鸽1只，血竭30克，黄酒1000毫升。

【制法】将白鸽去毛及肠杂，洗净，纳血竭（研末）于鸽腹内针线缝合，入沙锅中，倒入黄酒，煮数沸令熟，候温，备用。

【功效】活血行瘀，补血养颜。用于干血痨（面目黑暗、骨蒸潮热、盗汗、颧红、肤糙肌瘦、月经涩少）。

天门冬章陆酒

【配方】黍米150克，小麦500克，天门冬50克，章陆100克，酒曲适量。

【制法】将小麦磨粉；天冬、章陆捣碎；与黍米共煮熟，加入酒曲，合酿酒，30天后绞去渣，存酒，备用。

【功效】益神智，聪耳目，除面纹，消瘢痕。

鸡蛋美容酒

【配方】鸡蛋3枚，白酒500毫升。

【制法】将鸡蛋敲破，混入白酒中，密封，浸泡28日后，备用。外用，取此酒涂面，每日早、晚各服适量。

【功效】美容。适用于面色无华、憔悴。

猪膏姜汁酒

【配方】猪膏100克，生姜汁10～20毫升，50度白酒500毫升。

【制法】将猪膏与生姜汁混合，置一容器中，用慢火煎至猪膏溶化。再加入50度白酒500毫升，混和均匀，过滤，取滤汁，贮瓶备用。

【功效】开胃健脾，温中通便。适用于头晕目眩、两胁胀满、疼痛、大便不利、毛发枯黄、面色无华、口淡无味等。

四花桃仁酒

【配方】桃花106克，马蔺花

175克，芝麻花211克，菊花377克，桃仁20克，腊水（12月8日取）70升，白面5000克，酒曲适量。

【制法】前5味粗碎，入容器中，加白面、曲末拌匀，加腊水，密封，置阴凉干燥处，常规酿酒，酒熟后去糟留液。

【功效】补虚益气，强筋壮骨。主治体倦乏力，容颜憔悴，须发早白，视物昏花；风湿痹痛，跌打损伤，瘀血肿痛；闭经。

党参白术酒

【配方】党参、炙甘草、红枣各30克，炒白术、白茯苓各40克，生姜20克，黄酒1000毫升。

【制法】将前6味共研为粗末，置容器中，加入黄酒，密封，浸泡5~7日后，过滤去渣，即成。

【功效】益气健脾。适用于脾胃气虚，食少便溏，面色萎黄，四肢乏力等。

【附记】引自《药酒汇编》。

首乌茯苓酒

【配方】何首乌200克，白茯苓50克，牛膝20克，当归25克，枸杞子、菟丝子各35克，补骨脂120克，白酒2500毫升。

【制法】上药共研粗粉，装入纱布袋中，浸入酒中1个月，即可饮用。每晨起饮1杯；临睡饮1杯。

【功效】补肝益肾荣发。适用于肝肾不足，气血虚少，须发无华，或白发多，易落。

牛膝豆酒

【配方】牛膝根（洗切）1000克，豆500克，生地黄（切）2000克。

【制法】上药用酒1.5升浸，先炒豆至熟，投药入酒中，经三二宿。

【功效】治久风湿痹，筋挛膝痛、胃气结积、益气止毒热、去黑痣面纹、皮肤光润。

【附记】引自宋·《圣济总录》、《普济方》。

熟地鸡血藤酒

【配方】熟地、枸杞子、何首乌、鸡血藤、全当归各60克，50度白酒2500毫升。

【制法】将前5味加工成粗末，

以纱布包，置容器中，加入50度白酒2500毫升，密封，每日振摇数次。放置14～21日后，过滤去渣，取其滤汁，贮瓶备用。

【功效】补肝肾，填精血。适用于腰膝酸软、面容萎黄、体倦乏力、精神不振等症。

参归玉竹酒

【配方】人参、当归、玉竹、黄精、制何首乌、枸杞子各30克，黄酒1.5升。

【制法】前6味捣碎，置容器中，添加黄酒，每日振摇1～2次，密封浸泡7日，去渣留液。

【功效】补肾填精，益气养血。适用于容颜憔悴，面色少华，身体羸弱，皮肤毛发干燥，甚则须发枯槁。

【附记】《药酒汇编》。

鸡子酒

【配方】鸡子3枚，白酒500毫升。

【制法】将鸡子敲破，混入白酒，密封，浸泡28日后，备用。

【功效】美容。适用于面色无华，憔悴。外用。

【附记】引自《外台秘要》。

矾石半夏酒

【配方】矾石（烧炼各半）60克，石膏、代赭石、怀山药、蜀椒、远志、狼毒、半夏（洗）、芒硝、玄参、麻黄、防风、桔梗、干地黄、秦艽、石楠叶、石韦、黄连、莽草、寒水石、菟丝子、炙甘草各30克，白石英45克，杏仁（去皮尖）20枚，酒曲1500克，糯米3000克。

【制法】将前24味共制为粗末或切薄片，入布袋，待用；再将糯米淘洗净，沥干，蒸饭，待温，入酒曲拌匀入瓮中，密封，保温，待酒熟后，取药袋入酒中，密封，浸泡7～10天后，过滤去渣，即成。或将药袋置容器中，加入白酒5000毫升，密封，浸泡7～10天后，过滤去渣，即得。

【功效】祛邪润肤，悦色驻颜。用于体质虚弱、感受风湿、腰酸肢困、面色无华等症。

地杞血藤酒

【配方】熟地黄、枸杞子、何首乌、鸡血藤、全当归各60克，白酒2500毫升。

【制法】将前5味药共制为粗末,置容器中,加入白酒,密封,经常摇动数次,浸泡14日后,过滤去渣即成。

【功效】补肝肾,填精血。适用于腰膝酸软、面容萎黄、体倦乏力、精神不振等症。

桂枝甘草酒

【配方】干姜、桂枝各10克,甘草9克,生鸡蛋1个,黄酒500毫升。

【制法】将前3味置一沙锅中,加入黄酒500毫升,小火煎煮至减半时,离火去渣,取煎煮液置于一碗中,将生鸡蛋打破,去蛋清,取蛋黄加入煎煮液中,搅拌均匀后备用。

【功效】润肤养颜。适用于皮肤粗糙、萎黄、面色无华等。

核桃小茴香酒

【配方】核桃仁120克,杜仲60克,小茴香30克,白酒2000毫升。

【制法】将前3味药粗碎,装入布袋,置容器中,加入白酒,密封,每日振摇数次,浸泡15日后,过滤去渣即成。每次20毫升,每日服2次。

【功效】补肾壮腰。适用于腰膝酸痛、四肢无力、面色无华、体倦等症。

茯苓菊花酒

【配方】茯苓、菊花、石菖蒲、天冬、白术、黄精、生地黄各25克,人参、肉桂、牛膝各15克,白酒500毫升。

【制法】前10味捣碎,置容器中,添加白酒,每日振摇1~2次,密封浸泡7日,去渣留液。

【功效】滋阴益气补虚。适用于诸虚劳损,体弱乏力,容颜憔悴。

【附记】《经典药酒保健方选粹》。

枸杞龙眼酒

【配方】枸杞子、龙眼肉、女贞子、真生地、仙灵脾、绿豆各100克,猪油500克。

【制法】女贞子于冬至日九蒸九晒,真生地洗净晒干,仙灵脾去皮毛,绿豆洗净晒干。将上述药物装入绢袋内扎紧,备用。将瓷瓶盛烧酒10升,再放入药袋,严密封口,浸制1月即成。不吃猪油者,不用猪油,加柿饼500克即可。

【功效】温肾补肺,润泽肌肤及毛发。平时服用可使容颜少壮,毛发润泽,并治老年久嗽。

【附记】清·《随息居饮食谱》;《大众药膳》。

地黄肉桂酒

【配方】干地黄30克,肉桂、干姜、商陆根、泽泻、蜀椒各20克,50度白酒600毫升。

【制法】将前6味加工成粗末,以纱布包,置容器中,加入50度白酒600毫升,密封,每日振摇数次。浸泡30日后,过滤去渣,取其滤汁,贮瓶备用。

【功效】保健,美容,灭瘢。适用于皮肤粗糙、有瘢痕、面色无华等症。

桂圆枸杞酒

【配方】桂圆肉250克,枸杞子120克,当归、菊花各30克,白酒3500毫升。

【制法】将前4味,入布袋,置容器中,加入白酒,密封,浸泡30日后,过滤去渣,即成。

【功效】养血润肤,滋补肝肾。主治身体虚弱,皮肤粗糙,老化等。

【附记】引自《药酒汇编》。

当归枸杞酒

【配方】当归90克,枸杞子75克,制何首乌50克,大枣50枚,白酒1.5升。

【制法】前4味粗碎,置容器中,添加白酒,每日振摇1~2次,密封浸泡7~10日,去渣留液。

【功效】补益肝肾,滋养精血。适用于肝肾亏虚,精血不足,身体羸弱,面色少华,头晕眼花,须发早白,腰膝酸困,肢软乏力。

【附记】民间验方。

地黄芍药酒

【配方】柚子5个,生地黄、芍药各40克,蜂蜜50毫升,白酒4000毫升。

【制法】将前4味药共捣为粗末,置容器中,加入白酒和蜂蜜,密封,浸泡3个月后,去渣即成。每次20~40毫升,每日服1~2次。

【功效】养血驻颜。适用于皮肤色素沉着、面部痤疮等。

桃仁朱砂酒

【配方】桃仁100克，朱砂10克，50度白酒500毫升。

【制法】先将桃仁烫浸去皮尖，炒黄研末，以纱布包，置容器中，加入50度白酒500毫升，密封；隔水加热至沸后，离火，待冷后加入朱砂（先研细末）10克，搅匀后，密封浸泡10~15日后，过滤去渣，取其滤汁，贮瓶备用。

【功效】活血安神。适用于心悸怔忡、面色不华、筋脉挛急疼痛等。

雄鸡酒

【配方】黑雄鸡1只（理如食法，和五味炒香熟），白酒2000毫升。

【制法】将鸡投入酒中封口，经宿取饮。

【功效】补益增白。适用于新产妇，令人肤白。

【附记】引自《民间百病良方》。

当归白术酒

【配方】全当归、五加皮、白术各25克，川芎10克，人参、生地黄各15克，炒白芍18克，炙甘草、云茯苓各20克，红枣、核桃肉各35克，白酒1500毫升。

【制法】将前11味共研细粒，入布袋，置容器中，加入白酒浸泡，盖严，隔水加热煮1小时后，取下待冷，密封，埋入土中5天去出火毒，取出静置7天，过滤去渣，即成。

【功效】补气和血，调脾胃，悦颜色。用于气血两虚、面黄肌瘦、食欲不振、精神委靡等症。

枸杞麻仁酒

【配方】枸杞根皮、大麻仁（炒至杳熟）、乌麻仁（炒至香）、甘菊花各30克，桃仁（去皮尖）10克，生地50克，50度白酒1000毫升。

【制法】将前6味置容器中，加入50度白酒1000毫升，密封，每日振摇数次。放置14~21日后，过滤去渣，取其滤汁，贮瓶备用。

【功效】润肤养颜。适用于皮肤粗糙、面色无华等。

地黄菊花酒

【配方】生地黄、菊花、当归各30克，牛膝15克，红砂糖200克，烧酒、糯米甜酒各500毫升，食醋适量。

【制法】以食醋将红砂糖调匀，一同加入酒内，将其余药物一同装入纱布袋中，扎口，浸泡酒中，密封7日后取用。

【功效】补肝肾，益阴血。用于老年人精血亏损，容颜憔悴。

【附记】引自《经验良方全集》。

橘皮酒

【配方】橘皮50克，白酒200毫升。

【制法】前1味撕碎，置容器中，添加白酒，每日振摇1～2次，密封浸泡7～10日，去渣留液。

【功效】理气调中，燥湿化痰。适用于肌肤粗糙，皱纹深多。

【附记】民间验方。

茯苓菊花酒

【配方】白茯苓、白菊花、石菖蒲、天门冬、白术、生地黄、黄精各25克，人参、肉桂、牛膝各15克，白酒500毫升。

【制法】将前10味共制为粗末或切薄片，入布袋，置容器中，加入白酒密封，浸泡7天后即可饮用。

【功效】补虚损，壮力气，泽肌肤。用于体虚乏力、面容憔悴。

茯苓蚕沙酒

【配方】白茯苓、晚蚕沙（炒）各50克，虎胫骨（酒浸，炙黄）25克，甘草50克，槟榔50克，郁李仁（汤浸去皮）、附子（炮去皮脐）各25克，何首乌半50克，防风25克，瓜蒌25克，牛蒡子根、牛膝各25克，干菊花25克，杜仲（去皮、丝）、黄芪各25克，白附子、益智仁各50克，石菖蒲25克，天麻50克，山茱萸50克，牡蛎、牡丹皮、枸杞子各25克，蛇床子、肉苁蓉各50克，羌活、鼠黏子各25克，狗脊（去毛）50克，天雄（炮，去皮、脐、尖）、干姜（炮）、苍耳子（炒）各25克，菟丝子50克，紫菀25克，白术、桔梗、白花蛇（酒浸，去皮、骨，炙）各25克。

【制法】上药捣为粗末，用无

灰好酒3~5升,生绢袋盛药,在坛子内封闭,用蜜浸之,春夏浸二七日,秋冬浸三七日。

【功效】滋润皮肤,保持容颜,兼治眼目,能退一切风疾,常服须发乌黑,身轻骨健,精神爽朗。

【附记】明·《普济方》。

菊花麦门冬酒

【配方】甘菊花、麦门冬、枸杞子、炒白术、石菖蒲、远志、熟地、何首乌各30克,白茯苓40克,人参、肉桂各15克,白酒2500毫升。

【制法】将前11味加工成粗末,以纱布包,置容器中,加入50度白酒2500毫升,密封,每日振摇数次。浸泡14~21日后,过滤去渣,取其滤汁,贮瓶备用。

【功效】补血益精,润肤养颜。适用于精血不足、身体衰弱、容颜无华、毛发憔悴等。

二冬熟地酒

【配方】天门冬、麦门冬各120克,生、熟地黄各250克,人参、白茯苓、枸杞子各60克,砂仁21克,木香15克,沉香9克。

【制法】将药物制为粗末,装入绢袋,在瓷酒坛内,用白酒15升浸泡3日,用文武火再隔水煮半小时,以酒转黑色为宜。再浸一二日即可饮用。

【功效】益气补血,调养五脏,舒畅气机。适用于气血不足,乏力短气,面色不华,须发早白,精神不振,脾胃不和,脘满食少等症。

【附记】明·《医便》;《治疗与保健药酒》。

第七章 乌须黑发常用药酒

当归首乌酒

【配方】当归、枸杞子、生地、人参、莲子芯、桑葚子、何首乌各12克，五加皮6克，黑大豆25克，槐角子3克，没食子1对，旱莲草9克，五加皮酒1500克。

【制法】将上述各药碾碎，装纱布袋中，扎紧口，放入酒中密封浸泡1个月，每隔2～3天摇振1次。取出药袋，过滤，即成。药渣压滤后可以晒干，研细末，制成丸药如黄豆大小，备用。

【功效】养血益肾，乌须黑发。适用于肝肾不足、气血虚弱所致的腰酸乏力、头晕耳鸣、须发早白等。

女贞旱莲草酒

【配方】女贞子80克，旱莲草、黑桑葚各60克，黄酒1500毫升。

【制法】将前3味捣碎，入布袋，置容器中，加入黄酒，密封，浸泡14日后，过滤去渣，即成。

【功效】滋肝肾，清虚热，乌发益寿。适用于肝肾不足所致的须发早白，头晕目眩，腰膝酸痛，面容枯槁，耳鸣等症。

【附记】引自《滋补药酒精萃》。

女贞酒

【配方】女贞子250克，低度白酒750毫升。

【制法】将上药拍碎，置容器中，加入白酒，密封，浸泡5～7天后，过滤去渣，即成。

【功效】滋阴补肾，养肝明目。用于阴虚内热、腰膝酸软、头晕目眩、肢体乏力、肾虚腰痛、须发早白、心烦失眠、口燥咽干、面色潮红、手足心热、舌红、脉弦细数。

人参地黄酒

【配方】人参、牛膝各30克，生地黄100克，熟地黄、枸杞子、当归各60克，麦冬200克，天冬80克，何首乌120克，白酒4升。

【制法】前9味捣碎，置容器中，添加白酒，每日振摇1~2次，密封浸泡15日，去渣留液。

【功效】益气养血，滋阴填精。适用于气血亏虚，阴精不足，须发早白，形体消瘦，面色少华，精神委靡，腰膝酸软，头晕眼花，耳鸣。

【附记】《万病回春》。

首乌生地酒

【配方】何首乌90克，生地、生姜各60克，红枣、核桃肉、莲子肉、当归、枸杞子各30克，麦门冬20克，蜂蜜45克，米酒2000毫升。

【制法】前9味药切碎片，置一容器中，加入米酒2000毫升，密封，隔水加热2小时后取出。放置7日后，过滤去渣，取其滤汁，加入蜂蜜45克，混合均匀，贮瓶备用。

【功效】补益精血，乌须黑发，延年益寿。适用于须发早白、腰膝酸软、头眩耳鸣、疲倦等。

山药生姜酒

【配方】山药、生姜汁各120克，生地、首乌各500克，小红枣、核桃肉、蜂蜜、莲子肉各90克，当归、枸杞子各60克，麦门冬30克，酒曲适量，糯米5000克。

【制法】将何首乌用水煎煮；用煎何首乌的汁煮生地，至水渐干，加入生姜汁，再以文火慢煮至水尽，然后将煮熟的生地捣烂；糯米煮半熟，加酒曲酿酒，至有酒浆时，将捣烂的生地均匀调入酒糟中，3~5天后，压去糟渣，取酒液；将其他各药切碎，装入纱布袋内，放入酒中浸泡，酒器密封，隔水加热蒸煮1个半小时，取出放阴凉处，5天后即可以服用。

【功效】补肝肾，益精血，乌须发。适用于精血不足所致的腰酸腿软、须发早白、面色萎黄、大便干结等。

淮曲麦冬酒

【配方】黄米30千克，淮曲10

块,麦门冬(去芯)400克,天门冬(去芯)100克,人参(去芦)50克,生地200克,熟地100克,枸杞子100克,何首乌200克,牛膝(去芦)50克,当归100克。

【制法】上药为末,和入曲糵内封缸,待酒熟,照常榨出。

【功效】乌须黑发。

【附记】明·《万病回春》。

川芎人参酒

【配方】全当归、白术各26克,川芎10克,人参、生地黄各15克,炒白芍18克,炙甘草、茯苓各20克,五加皮25克,红枣、核桃仁各36克,白酒1500毫升。

【制法】将前11味药共研细粒,装入布袋,置容器中,加入白酒浸润,盖严,隔水加热煮1小时后取下待冷,密封,埋入土中5日以出火毒,取出静置7日,过滤去渣即成。每次温服10~15毫升,每日3次。

【功效】补气和血、调脾胃、悦颜色。适用于气血两虚、面黄肌瘦、食欲缺乏、精神委靡等症。

黑芝麻酒

【配方】黑芝麻140克,黄酒1升。

【制法】黑芝麻洗净、微炒、捣烂,置容器中,添加黄酒,每日振摇1~2次,密封浸泡7日,去渣留液。

【功效】补益肝肾,润养五脏。适用于肝肾亏损,须发早白,肠燥便秘,腰膝酸软,眩晕耳鸣,失眠健忘,视物模糊,肺阴虚弱,干咳少痰,皮肤干燥,脾胃阴虚,大便干结,产后少乳。

【附记】《家庭常用保健食谱集成》。

二冬乌发酒

【配方】天门冬、麦门冬各12克,淮生地、熟地各30克,人参、白茯苓、枸杞子、木香各10克,砂仁6克,沉香9克,50度白酒1500毫升。

【制法】将前10味加工成粗末,以纱布包,置容器中,加入50度白酒1500毫升,密封,隔水加热1个小时后取出。置7日后,过滤去渣,取其滤汁,贮瓶备用。

【功效】滋阴益气，理气和中。适用于气血不足、乏力短气、面色无华、须发早白、精神不振、脾胃不和、脘满食少等。

二黄五加酒

【配方】熟地黄、生地黄、五加皮、莲子芯、槐角子各60克，没食子6枚，白酒4000毫升。

【制法】将前6味共制为粗末，入布袋，置容器中，加入白酒密封，经常摇动数下，浸泡14天后，过滤去渣，即成。药渣晒干，加工成细末，与大麦适量炒和，炼蜜为丸，每丸重6克。

【功效】补肾固精，养血乌发，壮筋骨。用于须发早白、腰膝无力、遗精滑泄、精神委靡等症。

生地菊花酒

【配方】生地、枸杞子、滁菊花各250克，糯米2500克，酒曲200克。

【制法】将前3味加工成粗末，以纱布包，置一大容器中，加水6000毫升，用小火煎煮至减半时，离火，候温备用。再将糯米2500克水浸24小时后，沥干蒸熟，候温，置入盛有药渣的煎煮液中，又加入酒曲（先研成细末）200克，搅拌均匀，密封，置保温处（温度保持约30℃）。放置21日后，候酒熟，去酒糟，沥出，贮瓶备用。

【功效】滋肝肾，补精髓，延年益寿。适用于肝肾不足所致的头晕目眩、须发早白、腰膝酸软等。

首乌蜂蜜酒

【配方】何首乌200克，黑大豆500克，蚕豆、赤小豆、糯米各250克，蜂蜜200克。

【制法】前5味烘干、粉碎，加蜂蜜和成面团，蒸熟，密封，置阴凉干燥处，常规酿酒，酒熟后去糟留液。

【功效】补肾滋阴，益气养血。适用于须发早白。

【附记】民间验方。

人参玉竹酒

【配方】人参20克，当归、玉竹、黄精、制何首乌、枸杞子各30克，黄酒1500毫升。

【制法】将人参、当归、玉竹、黄精、制何首乌、枸杞子切片，置容器中，加入黄酒，密封，浸泡7

日后去渣即成。每次20毫升，每日服2次。

【功效】可润肤乌发，健身益寿。适用于容颜憔悴，面色不华，身体羸弱、皮肤毛发干燥，甚至须发枯槁等症。

三子地黄酒

【配方】枸杞子，莲子芯，槐角子，生地黄各200克。

【制法】上药用好酒10千克浸，春五日，夏三日，秋七日，冬十日。

【功效】乌须黑发。

【附记】明·《普济方》。

当归莲芯酒

【配方】当归、枸杞、生地黄、人参、莲芯、桑葚、制何首乌各120克，五加皮60克，黑豆（炒香）250克，槐角子、没食子各30克，旱莲90克，五加皮酒1500毫升。

【制法】将前12味切片或捣碎，入布袋，置容器中，加入五加皮酒，密封，浸泡21天后，压榨以滤取澄清液，贮瓶备用。药液晒干，共研细末，为丸，如梧桐子大，备用。

【功效】补肝肾，益气血，祛风湿，乌须发，固肾气。用于肾气不固、肝肾不足、气血虚弱所致的腰酸、头晕、遗精、须发早白、乏力等症。

槐角生地酒

【配方】槐角12克，旱莲草、生地各15克，50度白酒500毫升。

【制法】将前3味加工成细末，以纱布包，置容器中，加入50度白酒500毫升，密封浸泡21~30日后，过滤去渣，取其滤液，贮瓶备用。

【功效】凉血，祛风，黑发。适用于须发早白。

女贞糯米酒

【配方】女贞子500克，糯米3000克。

【制法】上药拌匀蒸熟，以酒曲造成酒，或改为冷浸法，即以适量女贞子加酒浸泡7日使用。

【功效】滋补肝肾，明目乌须，延年益寿。适用于肝肾阴虚，腰酸，头晕耳鸣，须发早白，视物不明等症。

白术酒

【配方】白术 15000 克。

【制法】上药去皮，捣，以东流水三石，渍三十日，取汁，露一夜，浸曲，米酿成。

【功效】驻颜色，耐寒暑，久服白发反黑，齿落更生，面有光泽，延年益寿。治一切风湿筋骨诸病，产后破伤风，中风口噤不识人。

【附记】唐·《千金翼方》、明·《普济方》、《本草纲目》。

地黄牛膝酒

【配方】熟地黄、南五加皮、怀牛膝、细曲各 200 克，糯米 2000 克。

【制法】将前 3 味置沙锅中，加水 5000 毫升，煎至 3000 毫升，待冷，倒入坛中；糯米蒸饭，待冷，细曲（先研细末）入坛中，拌匀，密封，置保温处，如常法酿酒。至 14 日后，去渣，即成。

【功效】滋肝肾，壮筋骨，乌须发，健身益寿。用于容颜无华，须发早白，筋骨软弱，两足无力。

首乌黑芝麻酒

【配方】何首乌 120 克，黑芝麻、当归各 60 克，生地黄 80 克，白酒 2.5 升。

【制法】前 4 味捣碎，置容器中，添加白酒，文火煮数百沸，候冷，每日振摇 1~2 次，密封浸泡 7 日，去渣留液。

【功效】补益肝肾，养血填精，清热凉血。适用于肝肾亏虚，精血亏少，须发早白，形体消瘦，腰膝酸痛，头晕眼花，耳鸣耳聋，遗精带下。

【附记】《家庭常用保健食谱集成》。

黄精天门冬酒

【配方】黄精 200 克，天门冬（去芯）、枸杞根各 150 克，白术 200 克，松叶 300 克。

【制法】上药切碎，以水 30 千克，煮取汁 10 千克，酒曲 500 克，炊米 10 千克，如常法酿酒，候熟压取酒汁。

【功效】强壮筋骨，补益精髓，延年补养。用于使发白再黑，齿落更生。

枸杞首乌酒

【配方】枸杞子、何首乌、蜂蜜各120克,当归、生地、天门冬各60克,党参、菟丝子、补骨脂、山茱萸各20克,淮牛膝90克,50度白酒3000毫升。

【制法】将前11味除蜂蜜外,皆加工成粗末,以纱布包,置容器中,加入50度白酒3000毫升,密封,隔水加热1个小时,取出候温,埋入土中7日以去火毒。取出后过滤去渣,取其滤汁,再加入蜂蜜,搅拌均匀,贮瓶备用。

【功效】补肝肾,益精血。适用于未老先衰、须发早白、腰膝酸软、筋骨无力、眼目昏花等。

首乌地黄酒

【配方】制首乌、熟地黄各30克,当归15克,白酒1000毫升。

【制法】上药研为粗末或切薄片,纱布袋装,扎口,白酒浸泡15日后取出药袋,压榨取液,两液混合,静置,过滤后装瓶即得。

【功效】养精血,乌须发。用于精血不足,未老先衰,须发早白。

第八章 滋阴壮阳常用药酒

麦门冬柏子仁酒

【配方】麦门冬60克，柏子仁、白茯苓、当归身、龙眼肉各30克，生地黄45克，低度白酒5000毫升。

【制法】将前6味切碎或捣碎，入布袋，置容器中，加入白酒，密封，浸泡7日后即可取用。

【功效】补血滋阴，宁心安神。适用于阴血不足，心神失养所致的心烦、心悸、睡眠不安、精神疲倦、健忘等症。

蛤蚧苁蓉酒

【配方】蛤蚧（干品）1对，鹿茸6克，人参、肉苁蓉各30克，桑螵蛸、巴戟天各20克，白酒2000毫升。

【制法】将鹿茸切成均匀薄片，人参碎成小段，蛤蚧去掉头足，碎成小块，其余各药均加工细碎，一起用细纱布袋装好，扎紧口备用；将白酒倒入小坛内，放入药袋，加盖密封，置阴凉干燥处；每日摇动数次，经14日后，即可开封取饮。每日早、晚各饮服15～20毫升。

【功效】补肾阳，壮元气，益精血，强腰膝。适用于肾阳亏虚，元气虚损所致气短喘促，形寒怕冷，腰膝冷痛，四肢不温，神疲食少，精神委靡，心悸怔忡，失眠健忘，阳痿不举，梦遗滑精，精冷稀少，夜尿频多，或小便失禁，或淋漓不尽，妇女宫寒不孕，白带量多质冷清稀，经闭不行等。

貂参鹿茸酒

【配方】貂鞭1具，人参、鹿茸片各30克，白酒1000克。

【制法】将人参切片,与貂鞭、鹿茸片一同放入酒瓶中,加入白酒,密封浸泡2个月,经常摇动。取上清酒液饮服。

【功效】补肾壮阳,养血益精。适用于肾阳亏虚、腰膝酸软、精神委靡、阳痿滑精、畏寒肢冷、小便清长等。

枸杞茯神酒

【配方】枸杞子、茯神、生地、熟地、山萸肉、牛膝、远志、五加皮、石菖蒲、地骨皮各18克,50度白酒500毫升。

【制法】将前10味加工成粗末或切薄片,以纱布包,共同置于一容器中,加入50度白酒500毫升,密封,每日振摇1~2次。放置1个月后,过滤去渣,取其滤汁,贮瓶备用。

【功效】滋补肝肾,养心安神。适用于肝肾不足、腰膝乏力、心悸、健忘、须发早白等。

山药山萸酒

【配方】怀山药、山萸肉、五味子、灵芝各15克,白酒1000毫升。

【制法】将前4味置容器中,加入白酒,密封,浸泡1个月后,过滤去渣,即成。

【功效】生津养阴,滋补肝肾。用于肺肾阴亏之虚劳痰嗽、口干少津、腰膝酸软、骨蒸潮热、盗汗遗精等症。

天门冬糯米酒

【配方】天门冬15千克,糯米11千克,酒曲5000克。

【制法】将天门冬(去芯)捣碎,以水220升,煎至减半,糯米浸,沥干,蒸饭,候温,入酒曲(压碎)和药汁拌匀,入瓮密封,保温,如常法酿酒。酒熟,压去糟,收贮备用。

【功效】清肺降火,滋肾润燥。适用于肺肾阴亏,虚劳潮热,热病伤津,燥咳无痰。

【附记】引自《本草纲目》。

楮实鹿茸酒

【配方】楮实子(微炒)50克,鹿茸(涂酥炙去毛)、制附子、川牛膝、巴戟天、石斛、大枣各30克,炮姜、肉桂各15克,白酒1000毫升。

【制法】上药共捣末，装布袋，置干净容器中，用醇酒浸泡，密封。8日后开取，弃药渣饮用。每日早、晚各空腹饮服15~20毫升。

【功效】补肾壮阳，壮筋骨，暖脾胃。适用于肾阳虚损而阳痿滑泄，脾胃虚冷，饮食不佳，面色无华等症。

枸杞根生地酒

【配方】枸杞根、生地、酒曲各500克，秋麻子仁15克，香豆豉10克，糯米2500克。

【制法】将枸杞根加水20000毫升，煎煮取汁10000毫升，再用此液煎煮麻子仁、豆豉，取汁约6000毫升，候温备用。糯米水浸24小时后，沥干，加入生地末蒸熟后，摊开，候温，置入一容器中，再加入前面煎煮液6000毫升，加入酒曲（先研成细末）500克，搅拌均匀后，密封，置于保温处（温度保持30℃左右）。放置14~21日后，候酒熟，去糟沥出，贮瓶备用。

【功效】滋阴，坚筋骨，填骨髓，消积瘀，下胸胁气，去胃中宿食，利耳目，长肌肉，利大小便。

适用于五脏邪气、消渴风湿、头风、五劳七伤、衄血、吐血、风证、伤寒瘴疠毒气、烦躁满闷、虚劳喘息、脚气肿痹等。

雄鸡桂圆酒

【配方】雄鸡睾丸4对，桂圆肉200克，巴戟天50克，白酒1000毫升。

【制法】选用从刚开啼的公鸡身上取下的睾丸，蒸熟后剖开、晾干，与桂圆肉和巴戟天一同放入白酒中，密封浸泡2~3个月即可饮用。

【功效】温补肾阳，养心安神。用于阳虚畏寒、腰膝酸软、性欲低下、头晕目眩、心烦失眠、便溏泻泄、夜尿频数等。

地黄首乌酒

【配方】生地黄400克，何首乌500克，酒曲100克，糯米2.5升。

【制法】上药煎煮取浓汁，酒曲、糯米如常法酿酒，密封之，春夏5日，秋冬7日启之，中有绿汁，此真精汁，宜先饮之。乃滤汁收贮备用。亦可将上药煎取的浓汁，对入2升白酒中,上火再煮沸30分钟,过滤,去渣取液装瓶备用。每日3次,每次10~20毫升。

【功效】补肾益精,养阴生津,清热凉血。适用于阴虚骨蒸,烦热口渴,阴津耗伤,须发早白,热性出血证;肝肾精血亏损的遗精,带下,腰膝酸疼,肌肤粗糙,体力虚弱,不能孕育。

玫瑰蔷薇酒

【配方】玫瑰花、蔷薇花、梅花、桃花、韭菜花各30克,沉香15克,核桃仁240克,白酒1500毫升。

【制法】①将以上诸药用细纱布袋装好,扎紧口留一段线,悬吊于浸酒瓶中,倒入白酒,加盖密封,置阴凉干燥处;②常摇动几次,经20~30日后即可开封取饮。每日早、晚各温饮15~20毫升。

【功效】温肾壮阳固精。适用于肾阳亏虚所致的阳痿不举,或举而不坚,精冷稀少不育,遗精早泄;女子小腹不温,宫寒不孕;小便频数,或淋漓不尽等。

枸杞栀子酒

【配方】枸杞子120克,何首乌90克,麦门冬、当归、补骨脂、淮牛膝各30克,肉苁蓉、神曲各40克,茯苓20克,栀子、红花各15克,冰糖150克,50度白酒2500毫升。

【制法】将前11味加工成粗末或切薄片,以纱布包,置于容器中,加入50度白酒2500毫升,密封,每日振摇1~2次。放置1个月后,过滤去渣,取其滤汁,再加入冰糖150克,搅拌,待其溶化后,贮瓶备用。

【功效】补肝肾,益精血。适用于腰膝酸软、头晕目眩、精神倦怠、健忘耳鸣、少寐多梦、自汗盗汗等。

生地首乌酒

【配方】生地400克,何首乌500克,黄米2500克,酒曲100克。

【制法】将前2味加水煎,取浓汁,同曲、米如常法酿酒,密封于容器中,12日后启封。中有绿汁,此真精英,宜先饮之。余滤汁收贮备用。

【功效】滋阴清热。用于阴虚内热、烦热口渴、须发早白、遗精、带下、腰膝酸软、手足心热等症。

二冬莲子酒

【配方】天门冬、麦门冬、莲子（3味去芯）、生地黄、熟地黄、淮山药、红枣（去皮核）各30克，白酒2500毫升。

【制法】将前7味捣碎，置容器中，加入白酒，密封，浸泡15日。待药汁析出，即可饮用。

【功效】滋肾养心，安神益智。适用于心脾亏虚引起的精神委靡，疲乏少力，怔忡，心悸，健忘，多梦等症。

【附记】引自《养生四要》。

鹿茸山药酒

【配方】鹿茸片10克，黄芪、山药各30克，杜仲15克，牛膝、川芎各10克，肉桂3克，米酒2500毫升。

【制法】将上述各药同放入清洁干燥的盛酒容器中，倒入35度以上米酒，加盖密封，放置阴凉处浸泡3个月以上，取酒液饮用。

【功效】壮肾阳，益气血，强筋骨，固膀胱。用于男子虚劳精衰、气血两亏、阳痿滑精、畏寒、夜尿频数、骨弱神疲，以及女子小腹冷痛、宫冷不孕、寒湿带下等。

熟地枸杞酒

【配方】大熟地90克，枸杞子60克，檀香10克，50度白酒1500毫升。

【制法】将前3味切成薄片或加工成粗末，以纱布包，置于容器中，加入50度白酒1500毫升，密封，每日振摇1～2次。放置3个月后，过滤去渣，取其滤汁，贮瓶备用。

【功效】养精血，补肝肾。适用于病后体虚、精血不足、神疲乏力、腰膝酸软、阳痿、须发早白等。

雄鸡肝酒

【配方】雄鸡肝60克，肉桂30克，白酒750毫升。

【制法】将雄鸡肝、肉桂切碎，置容器中，加入白酒，密封，经常摇动。浸泡7日后，过滤去渣即成。残渣干后研细末，随酒送服。每次15～25毫升，每晚临睡前服1次，并送服药末 3~5 克。

【功效】补肝肾，温阳止遗。适用于遗尿，遗精等症。

地黄牛蒡酒

【配方】生地黄、牛蒡根各 100 克，大豆 200 克（炒香），白酒 2500 毫升。

【制法】将前 2 味切片，与大豆一同入布袋，置容器中，加入白酒，密封，浸泡 5~7 天后，即可取用。

【功效】补肾通络。主治老年人肾水不足、风热湿邪、寒滞经络、心烦、关节筋骨疼痛，日久不已者。

禾花雀当归酒

【配方】禾花雀 12 只，当归、菟丝子、枸杞子各 15 克，桂圆肉 20 克，补骨脂 9 克，白酒 1500 毫升。

【制法】将禾花雀除去羽毛及内脏，用水冲洗净血迹，置炭火上烤干至有香味，与其余诸药、白酒共置入容器中，密封浸泡 3~6 个月即可。

【功效】滋补强壮，祛风湿，通经络。适用于年老体弱，腰膝酸痛，倦怠乏力，头昏目眩，风湿关节疼痛。

【附记】引自《广西药用动物》。

麻雀菟丝酒

【配方】麻雀 6 只，菟丝子 30 克，当归、补骨脂、枸杞子各 15 克，桂圆肉 30 克，米酒 1500 克。

【制法】将麻雀去毛和内脏，洗净，切去翼尖，沥干，备用；当归切片，与其余各药以米酒润透，上锅隔水蒸 30 分钟；取出待凉，盛酒器中，加入米酒，密封浸泡 20 天，滤取上清酒液服用。

【功效】补肾壮阳，填精益智。适用于肾气虚亏、腰膝酸软、畏寒肢冷、夜尿频数、记忆力减退、智力衰退、精液稀冷、妇女阴冷、带下等。

龟胶金樱酒

【配方】龟甲胶 50 克，金樱子、党参、女贞子、枸杞、当归、熟地黄各 30 克，白酒 2500 毫升。

【制法】将上药共研为粗末，入布袋，扎口，置容器中，加入白酒密封浸泡，15~30 日后，取液即成药酒，分装，备用。

【功效】滋补肝肾，益气养血。用于头晕耳鸣、面色㿠白、疲乏健忘、腰膝酸软、舌淡红、苔少、脉虚弱。

小茴香酒

【配方】小茴香（炒黄）30克，黄酒250毫升。

【制法】将上药研粗末，用黄酒煎沸冲泡，停一刻，去渣，即可服用。每次30～50毫升，每日服2～3次。

【功效】温中、理气、逐寒。适用于白浊（俗名偏白），精道受风寒者饮用。

人参鹿茸酒

【配方】人参30克，鹿茸20克，50度白酒500毫升。

【制法】将人参、鹿茸切成小片，置于容器中，加入50度白酒500毫升，密封，每日振摇1～2次。放置1个月后，过滤取汁，即可取用。

【功效】补气益血，活络祛湿，壮阳耐寒。适用于疲乏神倦、腰酸腿软、健忘、失眠等虚损证。

首乌当归酒

【配方】制何首乌120克，当归、芝麻各60克，生地80克，白酒1500毫升。

【制法】先将芝麻捣成细末，何首乌、当归、生地捣成粗末，一并装入白纱布袋中，扎口，置瓷坛中，倒入白酒，加盖。文火煮数百沸后离火，待冷却后密封，置阴凉干燥处。7日后开启，去药袋，过滤后即可饮用。

【功效】补肝肾，益精血，乌须发，润肠通便。适用于肝肾不足引起的阴虚血亏，头晕目眩，腰酸腿软，肠燥便秘，须发早白，妇女带下等症。

【附记】引自《药酒的制作》。

鹿角胶酒

【配方】鹿角胶80克，白酒800毫升。

【制法】将鹿角胶碎成细粒，放入小坛内，倒入适量白酒，以淹没药物为准，然后文火煮沸，边煮边往坛内续添白酒，直至白酒添尽，鹿角胶溶化完后（药酒约有500克），待降温后，收入瓶中。每日晚临睡前，空腹温饮15～20毫升。

【功效】温补精血。适用于精血不足的腰膝无力，两腿酸软，肾气不足的虚劳尿浊、滑精、虚寒性咳血，崩中带下，子宫虚冷及跌仆损伤等症。

胡麻仁地黄酒

【配方】胡麻仁100克，熟地黄120克，怀牛膝、五加皮各60克，淫羊藿45克，肉桂、防风各30克，钟乳石75克，白酒7500毫升。

【制法】先将胡麻仁置锅中，加水适量，煮至水将尽时取出捣烂，备用；再将钟乳石用甘草汤浸3日，取出后浸入牛乳中2小时，再蒸约2小时，待牛乳完全倾出后，取出用温水淘洗干净，研碎备用。其余6味加工粉碎，与胡麻仁、钟乳石同装入布袋，置容器中，加入白酒，密封，浸泡14日后，过滤去渣即成。每次空腹温服10～15毫升，每日服2次。

【功效】补肝肾，添骨髓，益气力，逐寒湿。适用于肝肾不足而致手足怕冷，腰膝冷痛等。

枸杞根地黄酒

【配方】枸杞根、生地黄、酒曲各10千克，麻子仁300克，香豉200克，糯米50千克。

【制法】将枸杞根加水煮，取汁，药渣与麻子仁、豆豉共煮，三物药汁总和6000毫升，地黄细切和米蒸熟；地黄取一半用水煮，一半及曲和酿饭。候饭如人体温，药汁和一处，拌匀，入瓮密封，经14日压取，封固，复经7日。初一度一酿，用麻子仁200克，多即令人头痛。

【功效】滋阴坚筋骨，填骨髓，消积瘀，利耳目，长肌肉，利大小便。用于五脏邪气、消渴、风湿、下胸胁气、头风、五劳七伤，去胃中积食、呕血、吐血、风症、伤寒瘴疫毒气、烦躁满闷、虚劳喘嗽、脚气肿痹等症悉主之。

五加皮仙茅酒

【配方】南五加皮、仙茅、仙灵脾各60克，白酒2000毫升。

【制法】将上述药切碎，共同装纱布袋内，扎紧口，放入白酒中密封浸泡，隔日摇动1次，经30天即可饮用。

【功效】滋补肾阳，强腰壮骨，益精举坚。适用于男子阳虚、腰膝酸软、肢体发冷、腿软无力、阳痿滑精、男子不育等。

羊肠龙眼肉酒

【配方】生羊肠（洗净晾干）1具，龙眼肉、沙苑蒺藜、生薏苡仁、仙灵脾、仙茅各120克，50度白酒10000毫升。

【制法】将前6味切碎，以纱布包，置容器中，加入50度白酒10000毫升，密封，每日振摇1～2次。放置1个月后，过滤去渣，取其滤汁，贮瓶备用。

【功效】温肾补虚，散寒利湿。适用于下焦虚寒者。

黄芪五味酒

【配方】黄芪、五味子各60克，萆薢、防风、川芎、川牛膝各45克，独活、山萸肉各30克，白酒1500毫升。

【制法】将前8味共研为粗末，入布袋，置容器中，加入白酒，密封，浸泡5～7日后，过滤去渣，即成。

【功效】益气活血，益肾助阳，祛风除湿。适用于阳气虚弱，手足逆冷，腰膝疼痛。

【附记】引自《圣济总录》。

母鸡双鞭酒

【配方】母鸡肉50克，牛鞭、狗鞭、羊肉各10克，枸杞子、菟丝子、肉苁蓉各30克，老姜、花椒、料酒、味精、食盐等调料各适量。

【制法】将牛鞭泡水中发涨，去净表皮，顺尿道对剖成两半，用清水洗净，再用冷水漂30分钟，备用；将狗鞭用油炒酥，再用温水浸泡发涨，刷洗干净；将羊肉洗净，放进沸水中汆去血水，捞起入冷水中漂洗，待用。将牛鞭、狗鞭和羊肉放进沙锅，加水烧开，打去浮沫；放入花椒、生姜、料酒和母鸡肉，烧沸后，改用文火煨炖至八成熟时，用干净消毒纱布，滤去汤中的花椒和生姜，再置火上；此时将枸杞子、菟丝子、肉苁蓉以纱布袋装好，放入汤内，继续煨炖，至牛鞭、狗鞭炖烂为止。将二鞭捞出，切成细条，盛碗中，加入味精、食盐、猪油等各自喜爱的调料，冲入新熬的汤中即成。每日早、晚喝1～2勺，对白酒冲服，切忌过量。

【功效】兴阳起痿，益精补髓。适用于肾虚精亏，阳痿不举，滑精早泄，性欲减退。

巴戟天牛膝酒

【配方】巴戟天150克，牛膝75克，枸杞根70克，麦冬100克，干地黄100克，防风45克，白酒1000毫升。

【制法】将中药共研粗末，装入纱布袋中，扎口，置于酒中。浸泡15日，过滤，去渣备用。

【功效】强肝益肾，补虚兴阳。主治虚劳羸瘦，阳痿不举，五劳七伤，诸般百病；并可开胃下食下气。

丹砂人参酒

【配方】丹砂（细研后，用水飞过，另包）20克，人参、白茯苓各30克，蜀椒（去目并闭口者，炒出汗）120克，白酒1000毫升。

【制法】上药除丹砂外，其余共捣为粗末，与丹砂同置容器中，加入白酒密封，浸泡5~7日后，过滤去渣，即成。

【功效】温补脾肾。适用于脾肾阳虚，下元虚冷，耳目昏花，面容苍白。

【附记】引自《百病中医药酒疗法》。

仙茅淫羊藿酒

【配方】仙茅、淫羊藿、五加皮各120克，龙眼肉100克，50度白酒4000毫升。

【制法】将前3味切碎，以纱布包，与龙眼肉同置容器中，加入50度白酒4000毫升，密封，每日振摇1~2次。放置1个月后，过滤去渣，取其滤汁，贮瓶备用。

【功效】补肾阳，益精血，祛风湿，壮筋骨。适用于阳痿而兼腰膝酸软、精液清冷、小便清长、手足不温，或见食少、睡眠不好等。

双地首乌酒

【配方】熟地、生地、制首乌、枸杞、沙苑子、鹿角胶各90克，当归、胡桃肉、桂圆肉各75克，肉苁蓉、白芍、人参、牛膝、白术、玉竹、龟甲胶、白菊花、五加皮各60克，黄芪、锁阳、杜仲、地骨皮、丹皮、知母各45克，黄柏、肉桂各30克，白酒5000毫升。

【制法】将前26味共为细末，

入布袋，置容器中，冲入热白酒，密封，浸泡15天后即可取用。

【功效】滋阴泻火，益气助阳。用于阴虚阳弱、气血不足、筋骨痿弱者服用，可改善由此引起的潮热（自觉午后发热）、形瘦、食少、腰酸腿软等症。体质偏于阴阳两弱者适宜饮用。有养生保健之功。

淫羊藿当归酒

【配方】淫羊藿500克，当归、五加皮、茯苓、地骨皮、苍术各120克，熟地黄、杜仲、生地黄、天冬、红花、牛膝各60克，肉苁蓉、制附子、甘草、花椒各30克，丁香、木香各15克，糯米180克，小麦粉2000克，白酒20000毫升，蔗糖2400克。

【制法】先将丁香、木香共研为细末，过筛；余16味药粉碎为粗粉，再将糯米和小麦粉混匀，加水蒸熟。即将白酒与上述药末及蒸熟的糯米、小麦粉共置缸内，拌匀，静置6个月以上，加热炖至酒沸，密封，静置10日，取上清液，冲入蔗糖，溶解后，过滤即成。每次15～30毫升，每日服2次。

【功效】滋阴补阳，培元固本，调养气血。适用于肾阳不足，气血虚损引起的精神倦怠，阳痿，精冷，腰膝酸软，食欲缺乏及病后体弱者。

鹿血酒

【配方】新鲜鹿血100毫升，白酒500克。

【制法】将鹿血注入酒瓶中，加入白酒，充分搅拌均匀，封口，置于冰箱冷藏24小时，取上清酒液饮用。

【功效】补肾填精。用于肾阳虚、精血亏之阳痿、腰膝酸软、畏寒腹痛、虚寒带下、崩漏等。

鹿茸山药酒

【配方】鹿茸10克，淮山药30克，50度白酒500毫升。

【制法】将鹿茸切成小薄片，与山药同置容器中，加入50度白酒500毫升，密封，每日振摇1～2次。放置1个月后，过滤去渣，取其滤汁，贮瓶备用。

【功效】补肾壮阳。适用于男子虚劳精衰、精血两亏、阳痿不举、腰膝酸痛、畏寒无力、骨弱神疲、遗尿、滑精、眩晕、耳聋、小儿发育不良、妇女宫冷不孕、崩漏带下等虚寒症状。

豆蔻肉桂酒

【配方】红豆蔻(去壳)、肉豆蔻(面裹煨,用粗纸包,压去油)、白豆蔻(去壳)、高良姜、甜肉桂各30克,公丁香15克,毂淮5克,白糖霜120克,鸡子清2枚,干烧酒500毫升。

【制法】先将前7味各研净细末,混匀备用;再将白糖霜加水1碗,入铜锅内煎化,再入鸡子清,煎10余沸,入干烧酒,离火,将药末入锅内拌匀,以火点着烧酒片刻,即盖锅,火灭,用纱罗滤去渣,入瓷瓶内,用冷水冰去火气即成。

【功效】温中散寒,理气止痛。适用于脾胃虚寒,气滞脘满,进食不化,呕吐恶心,腹泻腹痛。

【附记】引自《冯氏锦囊秘录》。

黄芪萆薢酒

【配方】黄芪、五味子各60克,萆薢、防风、川芎、川牛膝各45克,独活、山萸肉各30克,白酒1500毫升。

【制法】将前8味共研为粗末或切片,入纱布袋,置容器中,加入白酒密封,浸泡5~7天后,即可取之饮用。

【功效】益气活血,益肾助阳,祛风除湿。用于阳气虚弱、手足逆冷,腰膝疼痛。

巴戟天菊花酒

【配方】巴戟天(去芯)、菊花各60克,熟地黄45克,川椒、枸杞子各30克,制附子20克,白酒1500毫升。

【制法】将前6味药加工捣碎,置容器中,加入白酒,密封,浸泡5~7日后,过滤去渣即成。每日早、晚各空腹温服15~30毫升。

【功效】补肾壮阳,悦色明目。适用于肾阳久虚,早泄,阳痿,腰膝酸软等症。

仙灵脾木瓜酒

【配方】仙灵脾15克,川木瓜12克,甘草9克,白酒500毫升。

【制法】将前3味切片,置容器中,加入白酒,密封,浸泡7日后,过滤去渣,即成。

【功效】益肝肾,壮阳。适用于阳气不振,性功能减退。

【附记】引自《河南省秘验单方集锦》。

淫羊藿酒

【配方】淫羊藿500克，50度白酒4000毫升。

【制法】将淫羊藿切碎，以纱布包，置容器中，加入50度白酒4000毫升，密封，每日振摇1~2次。放置15~20日后，过滤去渣，取其滤汁，贮瓶备用。

【功效】助肾阳，强筋骨。适用于腰膝酸冷无力、阳痿等。

参枣酒

【配方】生晒参30克，红枣100克，蜂蜜200克，白酒1000毫升。

【制法】生晒参切成薄片，红枣洗净，晾干剖开去核，将二药置干净容器内，白酒浸泡，密闭容器。14日后开启，滤去药渣后，再经滤液内加蜂蜜，调和均匀，装瓶密闭备用。过滤后的药渣可放入原容器内，加少许白酒继续浸泡待用。

【功效】补中益气，养血安神。用于精神倦怠，面色萎黄，食欲缺乏，心悸气短，遇事善忘，失眠多梦，舌淡脉弱。

茯苓核桃酒

【配方】茯苓100克，红枣肉50克，核桃仁40克，黄芪（蜜炙）、人参、当归、川芎、炒白芍、生地黄、熟地黄、小茴香、枸杞子、覆盆子、陈皮、沉香、肉桂、砂仁、甘草各5克，五味子、乳香、没药各3克，蜂蜜600毫升，糯米酒1000毫升，白酒2000毫升。

【制法】先将蜂蜜入锅内熬滚，入乳香、没药搅匀，微火熬滚后倒入容器中，再将前21味药共研为粗末，与糯米酒、白酒一同加入容器中，密封，隔水蒸煮40分钟，取出埋入土中3日去火毒，取出过滤去渣即成。每次30毫升，每日服3次。

【功效】补元调经，填髓补精，壮筋骨，明耳目，悦颜色。适用于气血不足，头晕耳鸣，视物昏花，腰膝酸软，面色无华，精少不育，妇女月经不调，不孕等症。

核桃杜仲酒

【配方】核桃仁30克，小茴香5克，杜仲、补骨脂各15克，白酒500毫升。

【制法】将前4味切碎，置容器中，加入白酒，密封，浸泡15日后，过滤去渣，即成。

【功效】温阳补肾，固精。适用于肾阳虚弱，腰膝酸软，阳痿滑精，小便频数等。

【附记】引自《药酒汇编》。

鹿茸虫草酒

【配方】鹿茸20克，冬虫夏草90克，50度白酒1500毫升。

【制法】将鹿茸切成小片，同冬虫夏草一同置于容器中，加入50度白酒1500毫升，密封，每日振摇1~2次。放置30日后，过滤去渣，即可取用。

【功效】温肾壮阳，益精养血。适用于肾阳虚衰、精血亏损所致的腰膝酸软无力、畏寒肢冷、男子阳痿不育等。

二红酒

【配方】红参、红花、鹿茸各10克，炙黄芪、桑寄生、女贞子、金樱子、锁阳、淫羊藿各15克，玉竹、薏苡仁各30克，炙甘草6克，白酒1500毫升。

【制法】上药共研为粗末或切片，纱布袋装，扎口，置容器中，白酒浸泡14日后即可食用。

【功效】益气养血，补肾助阳，强筋壮骨。用于气血两亏，阳虚畏寒，腰膝酸软，阳痿早泄，肩背四肢关节疼痛等症。

海马人参酒

【配方】海马1具，人参15克，山药50克，酒适量。

【制法】海马洗净，用酒浸后切片，加入人参、山药，浸泡在白酒中，1个月后可服。每次2匙，每日2次。

【功效】壮肾阳，益精血。适用于肾阳亏损，精血不足之症。

雪莲虫草酒

【配方】雪莲花100克，冬虫夏草50克，白酒1000毫升。

【制法】将雪莲花切碎，与冬虫夏草、白酒共置入容器中，密封浸泡15日后即可服用。

【功效】补虚壮阳。适用于性欲减退或阳痿，表现为阴茎萎弱不起，临房不举或举而不坚。

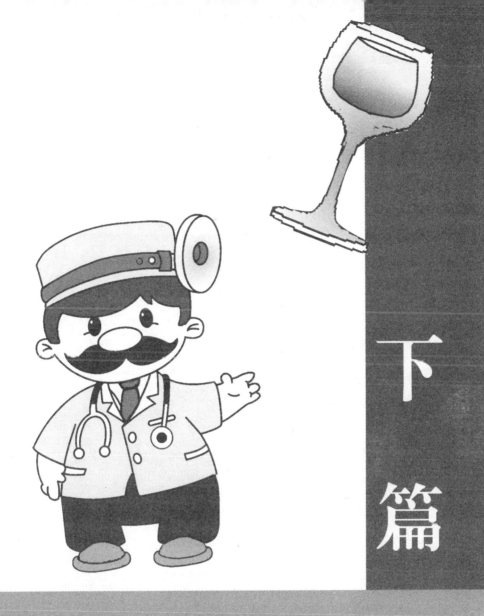

下篇

疗疾祛病常用药酒

第一章 治疗内科病常用药酒

治疗感冒常用药酒

黄芪太子参酒

【配方】炙黄芪30克，太子参、白术各15克，紫苏、防风各12克，炙甘草10克，红枣20克，黄酒1000毫升。

【制法】将上述各药捣碎，装纱布袋中，扎紧袋口，放置于酒瓶内，倒入黄酒，密封浸渍30天，即可。

【功效】益气疏风固表。用于卫表不固，体虚容易感冒。

黄芪防风酒

【配方】黄芪、白术、防风各30克，60度白酒500毫升。

【制法】将上3味药碎为粗末，用医用纱布包好，置容器中，加入60度白酒500毫升，密封。放置15日后，滤出贮瓶备用。

【功效】益气固表。适用于感冒的预防，对身体素虚、易罹患感冒的人尤为适宜。

参姜酒

【配方】人参、生姜各80克，蜂蜜100克，米酒1800毫升。

【制法】前2味切片，置容器中，添加米酒，每日振摇1~2次，密封浸泡7~10日，去渣留液，入蜂蜜溶解。

【功效】补气健脾,解表散寒。适用于气虚感冒。

【附记】《浙江中医杂志》。

防风糯米酒

【配方】糯米950克,曲145克,防风240克,苍耳子250克。

【制法】上药加水蒸,与米、曲共拌,盛于瓷器中,1周即成。

【功效】疏散风寒。适用于外感风寒表证。

葱姜酒

【配方】葱白头、生姜各30克,食盐6克,白酒1盅。

【制法】将上三味共捣如糊状,再把酒加入调匀,然后用纱布包之。

【功效】防治感冒。

【附记】《新中医》1976,(1):15

枸杞红花酒

【配方】枸杞子、茄根各12克,杜仲9克,红花、陈皮、羌活各3克,防风、秦艽、当归、白术、川牛膝、蚕砂、苍耳子、鳖甲、地绵草各6克。

【制法】将以上15味,除红花、枸杞子、蚕砂外,其余杜仲等12味粉碎成粗粉与红花、枸杞子、蚕砂混匀,用白酒作溶剂,先用白酒适量浸渍48小时后,缓缓渗漉,收集渗漉液,加入蔗糖,搅拌使其溶解,静置,滤过,即得。口服,每次15～30毫升,每日1～2次。

【功效】养血祛风。适用于感受风湿,血脉不利,四肢酸麻,筋骨疼痛。

黄芪党参酒

【配方】黄芪30克,党参20克,当归、白术、防风、桂枝各10克,米酒200毫升。

【制法】上药与米酒一起加入消毒后的输液瓶中密闭,最后放入锅中加热至100℃后置凉待用。

【功效】益气固卫。用于改善机体免疫力,防治感冒。

豆豉荆芥酒

【配方】豆豉250克,荆芥10克,米酒750克。

【制法】将上述两味药物,同酒煎5～7沸,去渣,收贮备用。

【功效】外感风寒,发热无汗。

白芷羌活酒

【配方】白芷、羌活、荆芥各12克,北细辛、蔓荆子各6克,藿香叶、延胡索、川芎、防风、牡丹皮、白僵蚕各10克,风化硝、二郎戟各15克,白烧酒1000毫升。

【制法】先将上药加工使碎并盛入容器内,再加入烧酒,密封,浸泡3日后启封,过滤去渣,即可使用。

【功效】活血祛风,扶正驱邪。适用于流行性感冒,兼治伤风、风寒感冒。

【附记】引自《中国当代中医名人志》。

桑叶菊花酒

【配方】桑叶、菊花、连翘、杏仁各30克,芦根35克,桔梗20克,薄荷、甘草各10克。

【制法】上八味药捣细,用江米酒1升浸于瓶中,封口,经五宿开放。

【功效】风温病初起,病位在上焦,发热不重,微恶风寒,咳嗽鼻塞,口微渴。

【附记】《药酒验方选》。

麻黄葛根酒

【配方】麻黄75千克,葛根、荆芥穗、桂枝各22.5千克,黄芩、杏仁各30千克,羌活、防风、川芎、当归、白芷、桔梗各15千克,薄荷、石菖蒲各7500克,白酒300升。

【制法】先将荆芥穗提油后,油尽后收取药液(麻黄可用麻黄膏代之,每500克麻黄膏合3500克麻黄,所以全料麻黄膏为10.75千克,杏仁用杏仁饼代之),再将麻黄膏用少量水溶解成稀膏,两种稀膏连同其他主药,用7倍量的白酒回流2次,第1次4倍量回流3小时,第2次3倍量回流2小时,留取第1次回流药液为回流总白酒量1/10,其余部分包括第2次浸的白酒液,回流白酒并减压浓缩至40千克左右,加入等量白酒与前留取液合并,调节总量与药材量相等,冷冻沉淀2~3天,以2层包布过滤,再冷冻2~3天,以4层包布过滤,滤液在灌装前加入精油搅匀,测浓度后分装。每瓶内装15毫升。

【功效】疏风解热。用于内热

感冒引起头痛、身热、骨节酸痛、鼻塞流涕口苦咽干等症。

赤木肉桂酒

【配方】赤木、肉桂23克，防风31克，粉萆薢16克，花椒、桔梗、大黄各18克，制川乌6克，赤小豆1.5克。

【制法】将以上9味，粉碎成粗粉，用白酒浸渍15天，搅拌，滤过。滤液静置24小时，取上清液，加入蔗糖制得的单糖浆及白酒适量摇匀，静置、滤过即得。口服，每次20~40毫升，每日2次。如有微量沉淀，服前振摇。

【功效】温经，疏风，散寒，解毒。适用于预防感冒，风寒。冬春交替之季饮用更有益处。

荔枝肉酒

【配方】荔枝肉30克，米酒1升。

【制法】荔枝肉粗碎，置容器中，添加米酒，武火煮沸，待温。

【功效】健脾益气，养血柔肝。适用于气虚感冒，神疲乏力，气短懒言，头痛头晕，鼻塞流涕；脾气不足，泄泻，食欲不振，子宫脱垂。

【附记】《续名医类案》。

花椒侧柏叶酒

【配方】花椒50粒，侧柏叶15克，白酒500毫升。

【制法】将花椒、侧柏叶共捣碎，放入酒瓶内，倒入白酒（45度），密封浸泡，经常摇动，半个月后即可服用。

【功效】辛温疏表，解热止痛。用于防治四时瘟疫、感冒发热、头痛。

羌活黑豆酒

【配方】羌活、防风各40克，黑豆80克，白酒500毫升。

【制法】将以上3味药和白酒装入容器中，密封40日即成。备用。

【功效】驱风定痛。适用于体虚感冒，排汗障碍，身痛。

【附记】引自《药物与方剂》。

治疗咳嗽常用药酒

龟肉玉液酒

【配方】生龟3枚，曲酿秫4升。

【制法】生龟3枚，去肠，以水5升，煮取3升，浸曲酿秫4升。

【功效】润肺止咳。用于咳嗽日久，千方不效者，及四肢拘挛，或久瘫不收。

蜜膏酒

【配方】蜂蜜、饴糖各250克，生姜汁、生百部汁各125克，枣肉（捣泥）、杏仁（捣泥）各75克，橘皮末60克。

【制法】将杏仁泥、生百部汁加水1000毫升，煎至500毫升（去渣），入蜜、姜汁、饴糖、枣泥、橘皮末等，文火熬取1000毫升。

【功效】疏风散寒，止咳平喘。适用于肺气虚寒，风寒所伤，语声嘶塞，咳唾及寒邪郁热等症。

灵芝酒

【配方】灵芝草、乙醇各适量。

【制法】上药用95%乙醇于60℃浸泡48小时后，过滤。滤液用低温蒸馏法回收乙醇，配制成10%酊剂，备用。

【功效】滋补强壮。适用于慢性气管炎。适用于肺阴虚型咳嗽。

【附记】引自《山东医药》。

化橘红酒

【配方】化橘红30克，白酒500克。

【制法】将橘红洗净，晾干，切成1厘米左右宽的块，装入纱布袋内，扎紧袋口，放进盛酒的瓶中，密封浸泡7天即可。

【功效】化痰止咳。适用于治疗慢性支气管炎、哮喘等。

映山红酒

【配方】映山红15克，白酒

500毫升。

【制法】夏季采集映山红，阴干后切碎，与白酒一起置入容器中，密封浸泡5日即成，备用。

【功效】祛痰止咳。用于支气管炎、痰浊咳嗽、咳喘。

陈皮酒

【配方】陈皮30克，白酒300毫升。

【制法】陈皮晾干、撕碎，置容器中，添加白酒，每日振摇1～2次，密封浸泡3～5日，去渣留液。

【功效】健脾理气，燥湿化痰，止咳。适用于慢性支气管炎、咳嗽气急，痰多清稀色白。

【附记】民间验方。

紫苏酒

【配方】紫苏子60克，黄酒2500毫升。

【制法】将紫苏子放入锅中用文火微炒，装入布袋盛之，放入小坛内倒入黄酒浸泡，加盖密封。7天后开封，弃去药袋即成。

【功效】止咳平喘，降气消痰。适用于痰涎壅盛，肺气上逆作喘等症。热性咳喘不宜服用。

丹参防风酒

【配方】丹参、干地黄各150克，川芎、石斛、牛膝、黄芪、白术、肉苁蓉各120克，防风、独活、炮附子、秦艽、桂心、干姜各90克，钟乳石1.8克，白酒15～20千克。

【制法】将上药切薄片或粗粒，置容器中，入白酒密封，浸泡7日，过滤去渣备用。

【功效】扶正驱邪。主治九种气嗽欲死（阳虚咳嗽）。

【附记】引自《普济方》。

芝麻蜂蜜酒

【配方】猪油、芝麻油、蜂蜜、茶叶末各120克，黄酒150毫升。

【制法】将上述各味混合浸于黄酒中，上火煮沸5分钟；取下候冷凝固，备用。

【功效】温肺润燥止咳。用于寒痰咳嗽或久咳、燥咳。

紫苏大枣酒

【配方】紫苏茎叶（切）100克，大枣50克，白酒1500毫升。

【制法】上二味，用酒1500毫

升；煮取500毫升；装瓶备用。

口服，每次服30～50毫升，日服2次。

【功效】降逆下气。用于肺气上逆。

【附记】水煮亦得，一方加橘皮25克，《肘后方》无枣用橘皮。

灵芝人参酒

【配方】灵芝120克，人参、肉桂各60克，白术、茯苓、当归、白芍各100克，熟地黄、黄芪各150克，五味子、远志、陈皮、甘草各30克。

【制法】将以上13味，粉碎成粗粉，用10倍量60%的白酒于50～60℃浸渍逆流循环提取7天，滤过，即得。口服，每次50～100毫升。

【功效】补气养血，安神止喘。适用于气血两亏，面色苍白或萎黄，气短咳喘有痰，四肢倦怠，食欲不振，心悸怔忡，头晕目眩，病后虚弱。

核桃仁酒

【配方】核桃仁50克，白酒500毫升。

【制法】将核桃仁挑选干净，

除去皮及杂质，捣粗碎，放入酒坛中，将白酒倒入，拌匀，盖上盖，封严，每2日搅拌1次，浸泡15天过滤即成。

【功效】补肾养血，止喘纳气。适用于肾虚喘嗽，腰痛脚软，阳痿遗精，大便燥结等症。

海蜇荸荠酒

【配方】海蜇500克，荸荠100枚，芒硝15克，白酒1000克。

【制法】将海蜇切碎，荸荠削皮，与芒硝一同浸入白酒中，密封浸泡10天后，可以食用。

【功效】泻热化痰，软坚散结。用于治疗痰热咳嗽。

雪梨琼浆

【配方】雪梨500克，白酒1000毫升。

【制法】先将雪梨洗净，去皮核，切小块，放入酒坛内，加入白酒，密封。每隔2日搅拌1次，浸泡7日后即成。

【功效】生津润燥，清热化痰。适用于咳嗽，烦渴，痰热惊狂，噎嗝，便秘等症。

【附记】民间验方。

葶苈子酒

【配方】 葶苈子100克，白酒500毫升。

【制法】 前1味捣碎，置容器中，添加白酒，每日振摇1～9次，密封浸泡3日，去渣留液。

【功效】 逐饮泻水，泻肺定喘。适用于咳嗽气喘，痰多，胸胁痞满，遍身水肿，小便不利。

【附记】《圣济总录》。

治疗哮喘常用药酒

小叶杜鹃酒

【配方】 小叶杜鹃（迎红杜鹃）（干品）100克，白酒500毫升。

【制法】 将上药洗净，切细，入布袋。置容器中，加入白酒，密封，浸泡7日，过滤去渣即成。

【功效】 解表化痰，止咳平喘。用于慢性气管炎、哮喘等。

龙葵红花酒

【配方】 龙葵子450克，千日红花200克，白酒3000毫升。

【制法】 取龙葵子、千日红花各加60%白酒1500克，分开浸泡约1个月，压渣过滤，取以上两种药液合并等量的10%～15%单糖浆，装瓶备用。

此药酒治支气管哮喘100例，平均止喘有效率达95%，无特殊副作用及毒性反应。

蝙蝠酒

【配方】 夜蝙蝠1只，黄酒、白酒各适量。

【制法】 先将夜蝙蝠，放火边烤干，轧成细末，再用酒（黄酒2份，白酒1份）适量调匀即成。

【功效】 止咳平喘。适用于先咳嗽，后胸闷气喘，喉中有声而鸣，如闻有特异气味，咳嗽尤甚者。

【附记】 引自《医学文选·祖传秘方验方集》。

参蛤酒

【配方】人参9克，蛤蚧1对，50度白酒1000毫升。

【制法】将前2味焙干捣碎，以医用纱布包好，置容器中，加入50度白酒1000毫升，密封浸泡7日后即可取用，待用至还剩1/3量后，再添足白酒即可。

【功效】补肺肾，定喘咳。适用于肺肾两虚之哮喘，症状表现有气短声低、喉中常有轻度哮鸣声、形寒肢冷、腰酸腿软、头晕、耳鸣等。

天天果红花酒

【配方】天天果400克，千日红花200克，白酒2000克。

【制法】将上述两种药物以60度白酒各1000克分别浸30天，去渣，滤取酒液，将两种浸液合并，加冰糖250克，搅拌，装瓶密封储藏。

【功效】祛寒止喘。用于寒喘型支气管哮喘。在易发季节来临之前服用本酒，有预防和减轻发作等作用。

双仁人参酒

【配方】核桃仁90克，杏仁60克，人参30克，黄酒1500毫升。

【制法】先将前3味药加工捣碎，入布袋，置容器中，加入黄酒，密封浸泡，每日振摇数下，21天后过滤去渣即成。

【功效】补肾纳气，止咳平喘。适用于咳喘日久不止者。

蜀椒酒

【配方】蜀椒150克，60度白酒800毫升。

【制法】将蜀椒以医用纱布包好，置一容器中，加入60度白酒800毫升，密封。放置14日后，滤出即成。

【功效】温肺定喘。适用于形寒怕冷、气短而喘的寒性喘证。

鹌鹑酒

【配方】鹌鹑1只，红糖20克，黄酒30毫升。

【制法】将鹌鹑杀后不去毛，焙烧存性，研成末，装瓶备用。将红糖以温开水溶化，加入鹌鹑粉15克，再对入黄酒，加热后服用。

【功效】补虚益肺，止咳平喘。用于支气管哮喘属于气虚者。

牛膝五味酒

【配方】牛膝30克，五味子15克，补骨脂50克，胡桃仁100克，熟地黄、山茱萸各24克，山药40克，白酒1升。

【制法】前7味粗碎，置容器中，添加白酒，每日振摇1~2次，密封浸泡30日，去渣留液。

【功效】补肾纳气，降逆平喘。适用于虚喘，呼吸急促，气道阻塞，提不能升，咽不能降，呼吸不相接续。

【附记】民间验方。

瓜蒌酒

【配方】瓜蒌12克，薤白9克，白酒30毫升。

【制法】将上述两味药加入白酒和适量水，以文火煎煮，去渣饮服。

【功效】宽胸理气，祛痰散结。适用于喘咳气短、胸闷不舒。

治疗胃病常用药酒

二黄莱菔酒

【配方】黄精（制）1250克，黄芪1000克，人参（去芦）500克，高良姜500克，苍术（炒）、莱菔子（炒）、五味子、白术（炒）各200克，陈皮750克，肉桂、淫羊藿各100克，鹿角胶85克，丁香65克，白糖19克，红花65克，50度白酒25升。

【制法】将上药切成薄片共入坛内封固一月余，取出装瓶备用。

【功效】补气养血，暖胃散寒。用于气血两亏，神疲乏力，胃寒作痛，食欲不振等症。

甘草大黄酒

【配方】干姜、甘草、大黄各30克，人参、制附子各20克，50度白酒500毫升。

【制法】将前5味捣碎为粗末或切成薄片,以纱布包,置一容器中,加入50度白酒500毫升,密封。放置7日后,过滤去渣即成。或将容器隔水煮沸后,放置3日,滤出去渣即可。

【功效】温中散寒,止痛通便。适用于脾胃虚寒(症见喜热饮热食、喜温喜按等)所致脘腹冷痛、大便干结等。

陈皮山楂酒

【配方】陈皮50克,山楂100克,白酒500毫升。

【制法】陈皮撕碎浸入白酒,7天后滤去药渣即成。

【功效】行气健脾,燥湿降逆,止呕开胃。用于消化不良,食少胃满,脘腹胀痛等症。

玫瑰花精酒

【配方】代代花100克,玫瑰花50克,玫瑰精少许,原高粱酒5000克,冰糖500克。

【制法】上药共入坛内封固1月余,取出装瓶。

【功效】此酒芳香扑鼻,舒肝郁而止腹痛,醒脾胃而进饮食,理滞气,宽中宫,兼治各种风痛。

【附记】《成药全书》。

半夏黄芩酒

【配方】制半夏、黄芩各30克,人参、黄芪、炙甘草各20克,黄连5克,大枣70克,白酒750毫升。

【制法】前7味捣碎,置容器中,添加白酒,每日振摇1~2次,密封浸泡5日,加冷白开水500毫升和匀,去渣留液。

【功效】和胃降逆,开痞散结。适用于胃气不和,寒热互结,心下痞硬,呕恶上逆,不思饮食,肠鸣下利,体倦乏力。

【附记】由《伤寒论》人参制半夏汤改为酒剂。

香蒂酒

【配方】丁香5粒,柿蒂5个,白酒100毫升。

【制法】将丁香、柿蒂洗净,放入杯中,加入白酒,加盖,隔水蒸10分钟,去药饮酒。

【功效】温中散寒止呃。用于治疗胃寒疼痛呃逆等。

川椒酒

【配方】川椒(炒,以纱布包)

30克，50度白酒500毫升。

【制法】将川椒置容器中，加入50度白酒500毫升，密封。放置7日，过滤去渣即可取用。

【功效】温胃散寒，止痛。适用于胃脘冷痛。

佛手五加皮酒

【配方】佛手120克，五加皮30克，木香6克，广皮、山栀各15克，高良姜、砂仁、肉桂各9克，公丁香6克，当归18克，木瓜、青皮各12克，冰糖1500克，白酒10升。

【制法】将上述药物装入生绢袋内，浸于10升白酒中，用文火加热30分钟后过滤，加冰糖1500克溶化，以瓷坛或玻璃瓶存贮。

【功效】舒肝和胃，行气止痛。用于肝郁气滞，脾胃不和，胸胁满闷心烦，气逆欲呕，食欲不振，胃脘胀痛等症。

生姜白蜜酒

【配方】生姜汁100克，白蜜1匙，清酒倍生姜汁。

【制法】以上三味调匀。

【功效】祛寒湿中之力不及、润肠。若少觉不下食，服此酒。

【附记】明·《普济方》。

地榆青木香酒

【配方】地榆、青木香各64克，白酒1升。

【制法】前2味切碎，置容器中，添加白酒，每日振摇1~2次，密封浸泡30日，去渣留液。

【功效】行气消胀缓痛。适用于慢性胃炎，脘腹胀满疼痛，食欲不振。

【附记】《中药制剂汇编》。

胡椒酒

【配方】胡椒粉1克，白酒1盅。

【制法】将白酒烫热，送服胡椒粉。

【功效】理气散寒止痛。用于虚寒性胃痛，以及妇女寒滞痛经。

曼陀罗草乌酒

【配方】曼陀罗72克，草乌7.2克，辣椒10克，樟脑40克。

【制法】将以上4味，分别用75%乙醇为溶剂进行渗漉，混匀，加焦糖适量，静置，滤过，加75%

乙醇调整总量即得。5毫升，用冷开水调服。

【功效】温中散寒止痛。适用于脘腹冷痛，寒痹刺痛，跌打伤痛。

白屈菜橙皮酒

【配方】白屈菜20克，橙皮10克，50%乙醇适量。

【制法】将前两味切碎，置容器中，加入乙醇，密封，浸泡3天，过滤（药渣用纱布挤压），添加50%乙醇，制成100毫升，澄清即得。

【功效】理气止痛。适用于慢性胃炎及胃肠道痉挛引起的疼痛。

生鸡蛋酒

【配方】生鸡蛋1枚，黄酒50毫升。

【制法】将生鸡蛋打碎，与黄酒混合搅拌。

【功效】滋阴，养血，止痛。用于妇女妊娠胃痛。

姜酒

【配方】姜20克，酒100毫升。

【制法】以姜浸酒。或用姜汁和曲，造酒如常。也可将姜切丝，用酒煮沸8分钟，即成。

【功效】温中止痛。用于治心腹冷痛，中恶疰忤（即疰忤中恶，症状是发热持续，精神错乱），偏风。

青核桃酒

【配方】青核桃3000克，白酒5升。

【制法】取青核桃3000克捣碎加白酒5升浸泡二十日，待酒变黑褐色为止，过滤取渣，浸液备用。

【功效】收敛，消炎，止痛，用于急慢性胃痛。

【附记】《中药制剂汇编》。

人参红枣酒

【配方】人参100克，陈皮、生姜、红枣各20克，白酒1000毫升。

【制法】将人参切片，与其他药物一同浸于白酒中，密封瓶口，3个月后取上清酒液服用。

【功效】补气健脾和胃。适用于体虚胃脘隐痛不适、胃下垂等。

治疗腹痛常用药酒

阿魏硼砂酒

【配方】阿魏、硼砂各30克，好白干酒360毫升。

【制法】将前两味共研细末，纳入猪膀胱内，再将白干酒注入，然后将膀胱口扎紧，待用。

【功效】温通逐水，顺气消胀。单腹胀。

丁香山楂酒

【配方】丁香2粒，山楂6克，黄酒50毫升。

【制法】丁香、山楂使碎，同置容器中，添加黄酒，隔水文火蒸10分钟，去渣留液。

【功效】温中止痛。主治慢性肠炎、感寒腹痛、腹胀、吐泻。

【附记】《药酒汇编》。

肉桂丁香酒

【配方】肉桂、公丁香各15克，北细辛、砂仁、豆蔻、罂粟壳各10克，樟脑125克，60度白酒500毫升。

【制法】将前7味碎为粗末，以纱布包，置容器中，加入60度白酒500毫升，密封。放置7日后，过滤去渣，瓷瓶收贮备用。或灌装在5毫升玻璃瓶中，蜡封口备用。

【功效】醒神开窍，行气止痛。适用于暑月贪凉饮冷、过食瓜果生冷以致腹痛、呕吐、泄泻、头痛、恶寒、肢冷等。

丁香酒

【配方】丁香3粒，黄酒50毫升。

【制法】将黄酒50毫升放在瓷杯中，再加丁香3粒，把瓷杯放在有水的蒸锅中加热蒸炖10分钟即成。

【功效】温中散寒，用于治疗感寒性腹痛、腹胀、吐泻等症。

茱萸豆豉酒

【配方】吴茱萸 100 克，生姜 150 克，豆豉 50 克，白酒 500 毫升。

【制法】将前 3 味捣碎，置容器中，加入白酒，密封，浸泡 7 日后，过滤去渣，备用。或将上药与白酒同煮至半，去渣备用。

【功效】温阳散寒，疏肝理气。适用于寒性腹痛。

【附记】引自《外台秘要》。

虎杖根桃仁酒

【配方】虎杖根 60 克，桃仁 9 克，黄酒 500 毫升。

【制法】前 2 味捣烂，置容器中，添加黄酒，每日振摇 1～2 次，密封浸泡 3 日，去渣留液。

【功效】破瘀通经，利湿祛风。适用于猝发腹痛瘕结，痛不可忍。

【附记】《药酒汇编》。

沉香郁金酒

【配方】沉香、郁金、木香各 15 克，当归 50 克，砂仁、陈皮、花椒各 100 克，杏仁 200 克，鲜生姜 400 克，白面 40 千克，糯米面 10 千克，酒曲适量。

【制法】将上药共研末，和白面、糯米作曲，如常法酿酒。

【功效】温中散寒，理气止痛。用于心腹胀痛冷痛。

丁香厚朴酒

【配方】丁香 3 克，厚朴、陈皮各 6 克，黄酒 100 克。

【制法】将上述药物同黄酒共置于沙锅中，用文火煎煮数沸，滤去药渣即成。

【功效】散寒，止痛。适用于受寒腹痛、腹胀、吐泻等症。

马蹄香酒

【配方】马蹄香（又名杜衡）200 克，白酒 3000 毫升。

【制法】将上药研成细末，入白酒熬制稀糊状膏，备用。

【功效】理气开胃，散风逐寒，消痰行水，活血平喘。适用于噎食嗝气。

【附记】引自《本草纲目》。

治疗呕吐常用药酒

伏龙肝姜酒

【配方】伏龙肝（灶心土）15克，生姜10克，新竹筷（碎）1对，红糖15克，苦酒50毫升，白酒50毫升。

【制法】先将生姜、竹筷用水1碗煮沸15分钟，再入红糖、苦酒和烧酒，煮沸，再将伏龙肝煅红投入药中。过滤去渣，取药液澄清备用。

【功效】温中散寒，和胃止呕。用于突然受冻感寒、头痛、恶寒、呕吐腹痛、妊娠恶阻之呕吐腹痛、食不下等。

麻子酒

【配方】麻子1000克。

【制法】麻子熬令香，熟捣，取酒三升，熟研，滤取一升。

【功效】止恶心。

【附记】唐·《千金要方》。

砂仁酒

【配方】砂仁50克，黄酒500克。

【制法】将砂仁略炒，捣研成粗末，用绢布袋盛，浸于酒中，密封瓶口，5天后即可服用。

【功效】行气和中，开胃消食。适用于湿滞中焦、胸腹胀满、食欲不振、消化不良、恶心呕吐、胃脘胀痛、腹泻等。

干姜酒

【配方】干姜30克，黄酒500毫升。

【制法】将干姜捣碎，置沙锅内，加入黄酒，煮沸至300毫升，过滤去渣备用。

【功效】温中逐寒，回阳通脉。适用于心腹冷痛，吐泻，肢冷脉微；寒饮喘咳；风寒湿痹；阳虚呕吐，或吐衄，便血；老人冷气心痛，举动不得。

【附记】引自《药酒汇编》。

高良姜藿香酒

【配方】高良姜70克，藿香50克，黄酒500毫升。

【制法】高良姜用火炙出焦香味，打碎，与藿香混匀，置容器中，添加黄酒，文火煮3~4沸，去渣留液。

【功效】暖胃散寒，芳香化浊，理气止痛。适用于胃寒呕吐，脘腹冷痛，霍乱吐痢。

【附记】民间验方。

白术茯苓酒

【配方】白术、茯苓、菊花各60克，忍冬叶40克，白酒1500克。

【制法】将白术、茯苓捣碎，菊花、忍冬叶切细，将其共装纱布袋内，扎紧袋口，置于酒中，密封浸泡7日。开封后，再加入冷开水1000毫升。摇匀即可。

【功效】补脾和胃，益智宁心，祛风湿。用于脾虚湿盛、脘腹胀闷不适、心悸、腰脚沉重等症。

青梅酒

【配方】青梅500克，白酒500毫升。

【制法】青梅若干，放置瓶中，用高粱烧酒浸泡。以浸没青梅，高出3.5~7厘米为度，密封1个月后即可饮用。

【功效】发表辟秽，解痉止痛。用于夏季痧气，腹痛吐泻。

四香豆蔻酒

【配方】广木香、丁香、大茴香、牙皂、肉豆蔻、广橘皮、石菖蒲、荜茇各5克，生大黄15克，川厚朴、苍术各8克，藿香6克，细辛、吴茱萸各4克，肉桂、高良姜、白豆蔻各3克，白酒800毫升。

【制法】将上17味药研粗末，与白酒共置入容器中，密封浸泡20日后，去渣，加樟脑10克，薄荷冰1.5克拌匀即成。

【功效】提神醒脑。适用于胸腹胀闷不适，恶心欲吐，晕船晕车，水土不服，腹痛腹泻等。

【附记】引自《临床验方集》。

西洋姜酒

【配方】红豆蔻（去壳），煨肉豆蔻（面裹煨，用粗纸包压去油），白豆蔻（去壳），高良姜（切片，焙），甜肉桂（去粗皮），公丁香（各研净细末，戥准五分）。

【制法】先用上白糖霜120克，水1碗，入铜锅内煎化，再入鸡子清2个，煎十余沸，加入0.5升干烧酒，离火置稳便处，将药末入锅内打匀，以火点着烧酒片刻，即盖锅，火灭，用纱罗滤去渣，入瓷瓶内，用冷水冰去火气。

【功效】脾胃虚寒，气滞脘满，进食不化，呕吐恶心，腹泻作痛等。

【附记】清·《冯氏锦囊秘录》。

薄荷酒

【配方】薄荷50克，薄荷油50毫升，90%乙醇适量。

【制法】薄荷置容器中，添加乙醇，密封浸泡1~3日，去渣留液，入薄荷油混匀，加乙醇至1升。

【功效】祛风健胃。适用于嗳气，呃逆，恶心呕吐，腹胀。

【附记】《中药制剂汇编》。

治疗泻痢常用药酒

生姜白芍酒

【配方】生姜30克，炒白芍15克，黄酒70毫升。

【制法】将前2味切碎，入沙锅，用黄酒煮沸1分钟，去渣，候温取用。

【功效】温通气血。适用于下痢不止，腹痛转筋难忍等症。

【附记】引自《民间百病良方》。

黄连阿胶酒

【配方】黄连六两，阿胶，鼠尾草，当归，干姜各三两。

【制法】上五味药，以酒七升，煮取三升，去滓。

【功效】下利腹痛，肠滑不止。

大蒜酒

【配方】大蒜1个（去衣捣烂），红糖10克，白酒50毫升。

【制法】将上3味同煎至沸，

去渣备用。

【功效】祛风散寒，解毒止泻。用于感受风邪、发病突然。证见恶风、自汗。头痛发热、泄泻如水。

地瓜藤酒

【配方】地瓜藤500克，烧酒1升。

【制法】前1味捣碎，置容器中，添加烧酒，每日振摇1～2次，密封浸泡7日，去渣留液。

【功效】行气清热，活血除湿。适用于慢性肠炎，泄泻，痔疮，消化不良，痢疾，黄疸，白带过多。

【附记】《中国民间百病良方》。

党参酒

【配方】老条党参1支，白酒500毫升。

【制法】党参选用粗大连须者，约50克，将其拍出裂缝，放入酒瓶中，加酒浸泡，封口7天后取用。酒尽再添，味薄后可取参服食之。

【功效】补气健脾，用于脾虚泄泻、四肢无力、食欲不佳；肺气虚弱、气短咳嗽、声音低微；血虚面色萎黄、头晕心慌、口渴等。

曲末酒

【配方】曲末5000克。

【制法】用好曲末5000克，微熬令香，温清醇酒令热，和曲末1000克。

【功效】治慢性痢疾。

【附记】明·《普济方》。

参姜酒

【配方】人参、生姜各20克，炙甘草、红枣各30克，白茯苓、炒白术各40克，黄酒1000毫升。

【制法】将前6味捣碎或切成薄片，置容器中，加入黄酒，密封、浸泡3～5天后，过滤去渣即成。

【功效】益气，健脾，养胃，止泻。用于脾胃虚弱，中气不足所致的食少便溏，面色苍黄、语言低微、四肢无力等症。

干姜甘草酒

【配方】干姜、甘草、大黄各30克，人参、制附子各20克，黄酒1升。

【制法】前5味捣碎，置容器中，添加黄酒，每日振摇1～2次，密封浸泡5日，去渣留液。

【功效】温中散寒，通便。适用于慢性结肠炎，胃溃疡，脾胃虚寒，脘腹冷痛，泄泻，腹部胀满，食欲不振。

治疗黄疸常用药酒

黑矾红糖酒

【配方】黑矾、红糖各90克，白酒（或黄酒）600毫升。

【制法】前二味入酒内搅匀。

【功效】温化痰湿。用于虚黄，多见于钩虫病（黄胖病）。

栀陈酒

【配方】栀子，菌陈各一束。

【制法】上药用无灰酒二大碗、蒸至八分。

【功效】治黄疸，有利于清热利胆。

【附记】明·《普济方》。

丝瓜根酒

【配方】丝瓜根5条，黄酒500毫升。

【制法】将丝瓜根洗净，晾干，捣烂，置沙锅中，入黄酒煎煮减半，去渣，候温备用。或捣烂取汁，冲入黄酒中候温即成。

【功效】清热利湿。适用于黄疸，眼睛、周身黄如染色。

【附记】引自《验方新编》。

麻黄酒

【配方】麻黄（去节）150克。

【制法】上药用醇酒五升，煮取二升。

【功效】治伤寒瘀血不解，郁发于表，发为黄疸。

【附记】唐·《外台秘要》。

秦艽酒

【配方】秦艽50克，黄酒300毫升。

【制法】将上药捣碎，置容器中，加入黄酒，密封，浸泡7天后，过滤去渣即成。

【功效】祛风湿，退黄疸。用

于凡黄有数种，伤酒发黄，误食鼠屎亦作黄；因劳有黄，多痰涕，多有赤脉，面憔悴，或面赤恶心者是也。

青蒿酒

【配方】青蒿 2500 克，糯米、酒曲各适量。

【制法】将青蒿洗净切碎，水煎取浓汁，糯米做饭，与酒曲一同按常法酿酒。酒熟即成。

【功效】清热凉血，解暑，退虚热。适用于骨蒸潮热，无汗，夜热早凉，鼻出血，夏日感冒，黄疸，胸痞呕恶，小便不利等症。

【附记】引自《药酒汇编》。

治疗头痛眩晕常用药酒

大豆茯苓酒

【配方】大豆 250 克，云茯苓、蚕砂各 126 克，黄酒 1500 毫升。

【制法】先将云茯苓、蚕砂捣碎，置容器中，加入黄酒；另炒大豆，令声断，急投入酒中，密封，浸泡 7 天后，过滤去渣，即成。

【功效】祛烦止痛。用于头痛烦热、肌酸体重、身痒、背强口噤及妇女产后中风湿。

芎芷酒

【配方】川芎、白芷各 60 克，糯米甜酒 600 毫升。

【制法】前 2 味粗碎，置容器中，添加糯米甜酒，隔水文火蒸 20～30 分钟，去渣留液。

【功效】散风止痛。适用于肝风偏头痛，或感冒头痛。

【附记】民间验方。

薯蓣白术酒

【配方】薯蓣、白术、五味子（碎）、丹参各 400 克，防风 500 克，山茱萸（碎）2000 克，人参 100 克，生姜（屑）300 克。

【制法】上 8 味药切细，以绢

袋盛。酒25升浸5日。

【功效】主治头晕不能食，补益气力。适用于脾肾虚寒、消化不良、厌食、虚证眩晕等。

【附记】唐·《外台秘要》、明·《普济方》。

茯苓当归酒

【配方】茯苓80克，当归、白芍、桔梗、苍术、白芷、厚朴、陈皮、枳壳、麻黄、半夏、桂枝、甘草各60克，川芎、干姜各30克。

【制法】将以上15味，粉碎成粗粉，用白酒作溶剂，浸渍10～15天后，缓缓渗漉，收集漉液。取蔗糖制成糖浆，待温，加入上述漉液中，静置，滤过，即得。口服，每次15～30克，每日2次。

【功效】散寒解表，祛风燥湿，消积止痛。适用于头痛身痛、风寒湿痹、腰膝冷痛等。

枸杞龙眼养心酒

【配方】枸杞子、龙眼肉各60克，50度白酒500毫升。

【制法】将前2味切为碎片，以纱布包，置容器中，加入50度白酒500毫升，密封，经常摇动。放置7日后，过滤去渣即成。

【功效】补肝肾，益精血，养心脾。适用于头晕目眩、目昏多泪、腰酸肢倦、健忘、失眠、食欲不振、神志不安等。

双桂白糖酒

【配方】桂圆肉250克，桂花60克，白糖120克，白酒2500毫升。

【制法】将上药置容器中，加入白酒和白糖，密封，浸泡30天后，过滤去渣，即成。

【功效】安神定志，宁心悦颜。用于心悸头痛、神经衰弱等症。

苍耳子细辛酒

【配方】苍耳子（炒香）50克，细辛10克，白酒500毫升。

【制法】将前2味捣碎或切成薄片，置容器中，加入白酒，密封，浸泡5～7日后，过滤去渣，即成。

【功效】祛风散寒、通窍止痛。用于风寒头痛、急慢性鼻炎、鼻窦炎所致的头痛、鼻塞流清涕等症。

【附记】《本草拾遗》苍耳子酒，即本方去细辛，余同上。

蔓荆子川芎酒

【配方】蔓荆子 120 克，川芎 40 克，菊花、防风、薄荷各 60 克，黄酒 1000 毫升。

【制法】将前 5 味捣碎，置容器中，加入黄酒，密封，浸泡 7 日后，过滤去渣，即成。

【功效】疏利头目，祛风止痛。适用于风热性头痛、头昏及偏头痛。

【附记】引自《民间百病良方》。

猪脑酒

【配方】新鲜猪脑 2 只，生姜汁 1 小杯，黄酒 100 毫升。

【制法】将猪脑洗净，放入瓷罐内，加姜汁、黄酒，隔水蒸熟。

【功效】填精补脑。用于治疗头痛绵绵，时痛时止。

三叶酸桑葚酒

【配方】三叶酸、黑桑葚各 250 克。

【制法】上药将三叶酸切细，与黑桑葚同入净器中，用醇酒 1.5 升浸之，封口，经七宿后开封。

【功效】头晕目眩，口干舌燥，

燥热咳嗽，小便不利，水肿。

【附记】《药酒验方选》。

桂豉栀子酒

【配方】桂枝 6 克，淡豆豉 30 克，生姜 18 克，栀子 14 枚，黄酒 70 毫升。

【制法】前 4 味粗碎，置容器中，添加黄酒，文火煮至味出，去渣留液，待温。

【功效】温阳救逆。适用于突然昏厥，四肢逆冷不温。

【附记】民间验方。

当归母菊花酒

【配方】当归、甘菊花各 30 克，桂圆肉 180 克，枸杞 60 克，白酒 1500 毫升，米酒 500 毫升。

【制法】将前 4 味捣碎或切成薄片，入布袋，置容器中，加入白酒和米酒，密封，浸泡 21 天后，过滤去渣，即成。

【功效】补虚益损，养血安神。用于头晕目眩、心悸不安、血虚乏力。

独活茱萸酒

【配方】独活、山茱萸、天门

冬（去芯）、黄芪、甘菊花、防风、天雄（炮）、侧子（炮）、防己、白术、茯苓、牛膝各200克，枸杞150克，丹参200克，生姜300克，磁石500克，贯众150克，生地黄（切）400克。

【制法】上十八味切，用绢袋盛，渍七日。

【功效】头昏，气满背痛。适用于头足清热者。

【附记】唐·《外台秘要》。

地黄沉香酒

【配方】熟地黄125克，沉香2.5克，枸杞子60克，高粱酒1750毫升。

【制法】将前3味捣碎，置容器中，加入白酒，密封，浸泡10日后，过滤去渣，即成。

【功效】补肝肾，益精血。适用于眩晕，腰膝酸痛，耳聋耳鸣，面色不华，失眠多梦等症。

【附记】引自《药酒汇编》。

白菊花枸杞酒

【配方】白菊花、枸杞子各60克，绍兴黄酒1000克，蜂蜜适量。

【制法】将上述两药加入绍兴黄酒，密封浸泡10~20天，去渣过滤，加适量蜂蜜即可。

【功效】清肝明目止眩。用于治疗久患头风头痛、眩晕等。

菊蒲酒

【配方】九月菊、鲜石菖蒲、鲜木瓜各18克，桑寄生30克，小茴香6克，白酒1500毫升。

【制法】将上药加工轧碎，用布袋盛贮扎紧口，放入净坛内，倒入白酒浸渍，加盖密封，经7天后取出药袋，澄清药液即成。每晨饮15~20毫升。

【功效】清心、平肝、补肾。适用于眩晕耳鸣，消化不良，行动无力等症。

【附记】引自《慈禧光绪医方选议》。

人参二子酒

【配方】人参9克，枸杞子、五味子各30克，白酒500毫升。

【制法】前3味捣碎，置容器中，添加白酒，每日振摇1~2次，密封浸泡7日，去渣留液。

【功效】补肾益气。适用于气血不足，肾精亏虚，心虚胆怯，心悸，失眠，神经衰弱。

【附记】民间验方。

山药茱萸酒

【配方】山药100克，山茱萸30克，五味子、人参各10克，白酒1250毫升。

【制法】将前4味切碎，置容器中，加入白酒，密封，浸泡15日后，过滤去渣，即成。

【功效】益精髓，健脾胃。适用于体质虚弱，头晕目眩，心悸怔忡，失眠多梦，遗精，早泄，盗汗等症。

【附记】引自《药酒汇编》。

治疗失眠常用药酒

猪板油枸杞酒

【配方】猪板油500克，枸杞子、桂圆肉、女贞子、仙灵脾、生地黄、绿豆各120克，白酒4000克。

【制法】将猪板油洗净，切成大块，投入装有白酒的酒坛中；其余各药用干净纱布袋装，扎紧袋口，亦投入酒坛，密封酒坛，令勿泄气，浸泡1个月以上，取酒饮服。

【功效】温肺补肾，壮腰膝，润肌肤，养容颜。可用于气血亏虚的失眠健忘、头晕心悸、腰膝酸软、体乏，以及老年久咳、体衰等。

核桃泥酒

【配方】核桃仁五个，白糖50克。

【制法】上药放在蒜罐或瓷碗中，用擀面杖捣碎成泥，再放入锅中加黄酒30毫升，用小火煎10分钟，每日食用。

【功效】失眠、头痛。

【附记】《中国食疗学》。

黄精百合酒

【配方】枸杞子250克，熟地黄、

黄精各50克，百合、远志各25克。

【制法】将以上5味，粉碎成粗粉，装入布袋与白酒同置容器内，加盖隔水加热至沸腾时，倾入缸中密封，浸泡30～40天，每日搅拌，取出布袋再将布袋压榨，榨出液与浸液合并，加入蔗糖搅拌溶解，静置数天，滤过，即得。口服，每次10～15毫升，每日2次。

【功效】滋肾益肝。适用于肝肾不足，失眠，虚劳羸瘦，腰膝酸软等。

人参三七酒

【配方】人参2克，三七、川芎各6克，当归、黄芪各20克，五加皮、白术各12克，甘草4克，五味子、茯苓各8克，白酒1000毫升。

【制法】将前10味捣碎或切成薄片，置容器中，加入白酒，密封，浸泡15天后，过滤去渣，即成。

【功效】补益气血，养心安神。用于劳倦过度、久病虚弱、失眠多梦、食欲不振、倦怠乏力等症。

黄精首乌酒

【配方】黄精50克，何首乌、枸杞子、酸枣仁各25克，白酒500毫升。

【制法】将前4味捣碎，置容器中，加入白酒，密封，浸泡60日后，过滤去渣，即成。

【功效】补肝肾，健脾胃，养阴血，理虚损。适用于头晕失眠，食欲缺乏，腰膝酸痛，体衰乏力等症。

【附记】引自《药酒汇编》。

桑葚龙眼酒

【配方】桑葚、龙眼肉各20克，莲子肉15克，50度白酒500毫升。

【制法】将前3味药置容器中，加入50度白酒500毫升，密封。放置10日后，过滤去渣，即可取用。

【功效】滋阴，养血，安神。适用于心悸失眠、体弱少力、耳聋目眩等。

仙酒

【配方】龙眼1000克。

【制法】头酽好烧酒1坛，去壳龙眼放入酒中浸，日久则颜色娇红，滋味香美。

【功效】补心血，壮元阳，悦

颜色，助精神。疗怔忡、惊悸、不寐等症。

【附记】明·《万病回春》。

龙骨远志酒

【配方】酥龟板、生龙骨、远志、菖蒲各60克，黄酒适量。

【制法】将上述药物加工成散剂，装瓶备用；用时每次取药散9克，以黄酒适量调匀即成。

【功效】滋阴养心安神，用于治疗健忘、心神不宁等。

地黄枣仁酒

【配方】地黄100克，酸枣仁、五味子、麦冬、天冬、柏子仁、当归25克，丹参、石菖蒲、党参、茯苓、玄参、桔梗、甘草、远志各12.5克。

【制法】将以上15味，桔梗用80%乙醇加热回流提取2次，每次2小时，柏子仁用70%乙醇、茯苓用60%乙醇作溶剂，进行渗漉，渗漉液合并，回收乙醇，浓缩至适量；石菖蒲馏取芳香水约38毫升；药渣与党参、丹参、生地、玄参、远志、甘草加水煎煮2次，每次2小时，合并煎液，滤过，滤液浓缩至适量；加乙醇使含乙醇量为50%，静置，滤取上清液，回收乙醇，浓缩至适量；麦冬、天冬加水煎煮2次，每次2小时，合并煎液，滤过，滤液浓缩至适量；当归、五味子、酸枣仁用50%乙醇作溶剂，进行渗漉，收集漉液与上述各浓缩液及芳香水合并，静置，滤过，加单糖浆、乙醇及水搅匀，静置，滤过，即得。口服，每次15毫升，每日2次。

【功效】滋阴养血，补心安神。适用于心阴不足，心悸健忘，失眠多梦，大便干燥。

鸡睾丸桂圆酒

【配方】鸡睾丸2副，桂圆肉100克，白酒500毫升。

【制法】先将鸡睾丸蒸热后剖开，晾干。与桂圆肉同置容器中，加入白酒，密封，浸泡90天后，过滤去渣，即成。残渣另食用。

【功效】温补肾阳，养心安神。用于阳虚畏寒、腰膝酸软、肢体冷痛、失眠等症。

人参远志酒

【配方】人参16克，当归10克，远志6克，龙眼肉8克，酸枣仁4克，

50度白酒600毫升，冰糖20克。

【制法】将前5味加工成粗末，以纱布包，置容器中，加入50度白酒600毫升和冰糖，密封。放置14日后，过滤去渣，贮瓶备用。

【功效】补气血，安心神。适用于倦怠乏力、食欲不振、失眠健忘、虚烦头晕等。

合欢皮酒

【配方】合欢皮100克，黄酒500毫升。

【制法】前1味粗碎，置容器中，添加黄酒，每日振摇1~2次，密封浸泡14日，去渣留液。

【功效】安神健脑，消肿止痛。适用于失眠，头痛，咳嗽，眩晕，神经衰弱，跌打损伤，伤口痛。

【附记】《中国民间百病良方》。

丹参枣仁酒

【配方】丹参、酸枣仁各50克，五味子30克，白酒1000毫升。

【制法】将前3味捣碎，置容器中，加入白酒，密封，浸泡7日后，过滤去渣，即成。

【功效】养血安神。适用于失眠，多梦，心悸等症。

【附记】笔者经验方。

茯神人参酒

【配方】茯神90克，人参45克，陈皮、生姜、当归各30克，炙甘草、青皮各20克，炒枣仁120克，白酒4000克。

【制法】将上述药物粗加工成碎颗粒，用绢布袋盛，扎紧袋口，放入干净酒坛中，倒入白酒，加盖密封浸泡；隔日摇动，14天后开封，去掉药袋，过滤后贮瓶备用。

【功效】养血安神，理气健脾。适用于心气虚、失眠、饮食减少等。

远志熟地酒

【配方】远志、熟地黄、菟丝子、五味子各18克，石菖蒲、川芎各12克，地骨皮24克。

【制法】上药用白酒600毫升浸泡1星期，过滤，装入玻璃瓶内，密盖，勿令泄气。

【功效】用于年轻人健忘症。

【附记】（浙江中医杂志）1979，(7)：252

红枣当归酒

【配方】红枣60克，当归6克，

川郁金、石菖蒲、五加皮、陈皮、麦门冬、牛膝各3克，红花1.5克，白酒700毫升。

【制法】将前9味切碎，入布袋，置容器中，加入白酒，密封，隔水煮2小时，取出待冷后，埋入地下5日，以去火毒。过滤去渣，即成。

【功效】补脾胃，益气血，安心神。适用于体质虚弱，劳倦过度，形体消瘦，健忘失眠，食欲缺乏等症。

【附记】引自《药酒汇编》。

熟地地骨皮酒

【配方】熟地、地骨皮各30克，远志、菟丝子、五味子、石菖蒲各15克，川芎10克，米酒1500克。

【制法】将上述各药拣去杂质，冲洗干净，晾干；用米酒适量润透各药，隔水蒸30分钟，取出待凉，装入酒器中，加入米酒，密封浸泡2周，过滤取渣，备用。

【功效】补益心肾，安神益智。适用于身体虚弱、记忆力减退、经常头痛头晕、睡眠不宁、精神不振、心悸不安等。

天麻钩藤酒

【配方】天麻、钩藤各15克，羌活、防风各10克，黑豆（炒）30克，黄酒（或米酒）200毫升。

【制法】将前5味研为粗末，置容器中，加入黄酒，密封，置火上烧沸即止。过滤去渣，候温，备用。

【功效】熄风止痉。适用于面瘫，并治中风口噤，四肢强直，角弓反张，肌肤麻木不仁。

【附记】引自《民间百病良方》。

枸杞熟地酒

【配方】枸杞子250克，熟地、黄精（蒸）各50克，百合、制远志各25克，50度白酒5000毫升，白糖500克。

【制法】将前5味研成粗末，入布袋置容器中，加入50度白酒5000毫升，加盖隔水蒸至沸腾，倾入另一容器中，密封。放置30~40日后取出药袋，再将布袋压榨取汁入容器，加入白糖，搅拌，放置数日，过滤去渣，贮瓶备用。

【功效】滋补肝肾，养血益精，

宁心安神，健脾益肺。适用于精血不足、肝肾阴虚之失眠多梦、心悸、眩晕、健忘、体倦神疲、头昏耳鸣、贫血等。

人参果酒

【配方】人参果50克，白酒500毫升。

【制法】将人参果入白酒中浸泡10～15日后，即可服用。

【功效】神经衰弱，头昏，失眠，肾虚所致的须发早白，不思饮食，烦躁不渴，月经不调。

【附记】《陕甘宁青中草药选》。

治疗冠心病常用药酒

大蒜葡萄酒

【配方】紫皮大蒜18片，红葡萄酒150毫升。

【制法】将大蒜捣碎，置容器中，添加葡萄酒，每日振摇1～2次，密封浸泡15日，去渣留液。

【功效】通阳散结。适用于冠心病。

【附记】民间验方。

灵芝丹参酒

【配方】灵芝30克，丹参、三七各5克，白酒500毫升。

【制法】将前3味切碎，置容器中，加入白酒，密封，每日振摇数下，浸泡15日后，过滤去渣即成。

【功效】益精神，治虚弱，活血止痛。适用于冠心病，神经衰弱等。

【附记】引自《药酒汇编》。

三七丹参酒

【配方】三七粉、栀子各10克，丹参15克，栝蒌、豆豉各30克，冰糖200克，60度白酒500毫升。

【制法】将前5味药碎为粗末，用医用纱布包好，置容器中，加入

60度白酒500毫升和冰糖200克，密封，每日振摇数次。放置7日后，过滤去渣即得。

【功效】活血化瘀，开胸散结，清热除烦，祛痹止痛。适用于冠心病的预防及治疗。

天麻首乌酒

【配方】天麻72克，制首乌36克，丹参48克，黄芪12克，杜仲、仙灵脾各18克，白酒2000毫升。

【制法】将上述各药切碎，装入纱布袋内，扎口，置酒中，密封浸泡，每日摇动1次，20天即可服用。每天2次，每次20毫升。

【功效】补养肝肾，活血祛风，清利头目。用于治疗冠心病、高血压、高脂血症、偏头痛、头晕耳鸣、脑动脉硬化等。

山楂延胡索酒

【配方】山楂、延胡索、丹参各30克，白酒1000毫升。

【制法】将上药切成小片，与白酒一起置入容器中，密封浸泡15日以上即可饮用。

【功效】活血化瘀。冠心病、高脂血症。

【附记】引自《药酒汇编》。

丹参活血酒

【配方】丹参50克，白酒500毫升。

【制法】丹参洗净，切成薄片，放入纱布袋中，扎紧袋口；将纱布袋放入装有白酒的瓶中密封浸泡15~30天，即成。每天2次，每次1小盅（10~20毫升）。

【功效】活血祛瘀，宁心安神。用于冠心病、心绞痛、妇女月经不调、血栓闭塞性脉管炎等症。

瓜葛檀香酒

【配方】瓜蒌皮、葛根各25克，檀香、红花各15克，桃仁、延胡索各20克，丹参30克，白酒1升。

【制法】前7味研末，置容器中，添加白酒，每日振摇1~2次，密封浸泡30日，去渣留液。

【功效】祛痰逐瘀，通络止痛。适用于痰瘀闭阻型冠心病及胸闷心痛，体胖痰多，身重困倦等。

【附记】《中华临床药膳食疗学》。

治疗阳痿常用药酒

淫羊藿当归酒

【配方】淫羊藿150克,当归120克,列当(亦可以肉苁蓉代之)、仙茅各60克,雄黄、黄柏、知母各30克,白酒3500毫升。

【制法】将上药切碎,同白酒装入瓶内封固,桑柴文武火悬瓶煮6小时,再埋地内3昼夜(去火毒),取出。待7天后将药捞出,晒干为末,稻米面打为糊丸如梧桐子大,待用。

【功效】生精血,益肾水,进饮食,助阳补阴,健身强体。适用于男子阳痿,遗精,滑精,白浊,小便淋漓不尽,以及诸虚,百损,五劳七伤,诸风杂证等。还治妇女赤白带下,月经不调,腹冷脐痛,不孕症等。

狗肾枸杞酒

【配方】黄狗肾1具,枸杞子30克,蛇床子20克,蜈蚣3条,白酒(或黄酒)1000克。

【制法】将上述各药放入干净酒器内,倒入白酒,密封浸泡10天,即可。饮用时取上清酒液服用。

【功效】壮肾阳。用于男子阳痿。

党参熟地酒

【配方】党参、熟地、枸杞子各15克,沙苑、蒺藜、淫羊藿、母丁香各10克,远志肉、沉香各4克,荔枝肉7个,白酒1000毫升。

【制法】将前9味捣碎,入布袋,置容器中,加入白酒,密封,浸泡3日后放热水中煮15分钟,再放冷水中去火毒,过3周后,过滤去渣,即成。

【功效】益肾健脾,壮阳宁心。适用于阳痿不举。

【附记】引自《验方新编》。

公鸡殖仙茅酒

【配方】米酒(50度)2500

克,鲜公鸡殖200克,淫羊藿、夜交藤、仙茅、路路通、桂圆肉各100克。

【制法】上药共置于瓶内加酒浸泡,密封,30日后可用。鲜公鸡殖不宜用水洗或放置时间过长,忌日晒,令杀公鸡者剖出鸡殖后即投入酒内。

【功效】补肾壮阳益精,治阳痿、早泄、精子数不足的男性不育症等。

【附记】《新中医》1984,(9):39

参茸红糖酒

【配方】人参(红参)20克,鹿茸10克,红糖150克,白酒1000毫升。

【制法】上药研为粗末,纱布袋装,扎口,白酒浸泡。7日后取出药袋,压榨取液。并将药液与药酒混合,静置,过滤,即得。

【功效】补气助阳,益肾填精。用于肾精亏损,气血不足,阳痿以及更年期综合征。

韭菜子酒

【配方】韭菜子50克,白酒500毫升。

【制法】将韭菜子研捣成粗末,装入酒瓶中,倒进白酒,加盖密封浸泡7~10天,每天摇动数下;静置,取上清酒液饮用。

【功效】补肾助阳,固精。适用于阳痿、早泄、腰膝酸软等症。

菟丝子天冬酒

【配方】菟丝子、肉苁蓉各120克,天冬、麦冬、生地黄、熟地黄、山药、牛膝、杜仲(姜汁炒)、巴戟天(去芯)、枸杞子、山茱萸、人参、白茯苓、五味子、木香、柏子仁各60克,覆盆子、车前子、地骨皮各45克,石菖蒲、川椒、远志肉、泽泻各30克,白酒3000毫升。

【制法】以上24味,共捣为粗末,用白夏布包贮,置于净器中,用白酒浸泡7~12天,即可饮用。可随饮随加酒,直到味薄乃止。

【功效】补肾添精;安神定志。适用于肾虚精亏,中年阳痿,老人视物昏花,神志恍惚,腰膝酸软。

黄芪桂心酒

【配方】黄芪、桂心、制附子、山萸肉、石楠、白茯苓各30克,草蘚、防风、杜仲各45克，牛膝、石斛、肉苁蓉（炙）各60克，白酒1750毫升。

【制法】将前12味研为粗末，入布袋，置容器中，加入白酒，密封，浸泡3～5日后，过滤去渣，即成。

【功效】温阳补肾。适用于肾阳虚损，气怯神疲，腰膝冷痛，阳痿，滑精。

【附记】引自《太平圣惠方》。

牛膝丹参酒

【配方】牛膝、秦艽、川芎、防风、肉桂、独活、丹参、云茯苓各30克，杜仲、制附子、石斛、干姜、麦门冬、地骨皮各25克，五加皮40克，薏苡仁15克，大麻仁10克，50度白酒1500毫升。

【制法】将前17味加工成粗末，以纱布包，置容器中，加入50度白酒1500毫升，密封。放置10日后，过滤去渣，贮瓶备用。

【功效】温肾壮阳，健脾和胃，祛风除湿，温经通络。适用于腰膝酸痛，阳痿滑泄，腿脚虚肿，关节疼痛，四肢不温，腹部冷痛等。

鹿茸续断酒

【配方】鹿茸2克，续断（酒炙）19.5克，狗鞭（酒炙）96克，黄精200克，枸杞100克，松子仁50克，柏子仁（去油）65克，蜂蜜250克，白酒3000毫升。

【制法】将前7味药粉碎或切成薄片，以白酒适量浸泡7天，然后用渗液法收集流液；另取蜂蜜，炼至嫩蜜，待温，对入渗液中，搅匀，静置，添加白酒至2500毫升，贮存备用。

【功效】补益肾阳，强壮筋骨，养心安神，益气定喘。用于面色㿠白、腰酸肢冷、阳痿、遗精、心悸不宁、健忘不寐以及咳喘日久，气短无力、动则喘甚、汗出肢冷等症。

地黄当归酒

【配方】熟地黄120克，全当归150克，川芎、杜仲、白茯苓各45克，甘草、金樱子、淫羊藿各30克，金石斛90克，白酒1250毫升。

【制法】将前9味粗碎，入布袋，置容器中，加入白酒，密封，浸泡7～14日后，过滤去渣，即成。

【功效】滋阴壮阳，活血通络。

适用于肾虚阳痿、腰膝酸软、形体消瘦、面色苍老、饮食欠佳。

【附记】引自《药酒验方选》。

虫草雪莲酒

【配方】冬虫夏草50克,雪莲花30克,白酒1000毫升。

【制法】将冬虫夏草、雪莲花与白酒共同浸泡15天即成。

【功效】补肾益精。用于治疗阳痿、遗精。

羊肾沙苑酒

【配方】生羊肾1对,沙苑子(隔纸微炒)、龙眼肉、淫羊藿、仙茅、薏苡仁各60克,60度白酒5000毫升。

【制法】将羊肾洗净切碎,后5味药加工成粗末以纱布包,同置容器中,加入60度白酒5000毫升,密封。放置10日后,过滤去渣,贮瓶备用。

【功效】补肾壮阳。适用于阳虚体弱、筋骨不健、阳痿、宫冷不孕、腰膝酸冷、婚后无嗣等。

灵脾熟地酒

【配方】仙灵脾250克,熟地150克。

【制法】上药全碎细,以纱布包贮,置于净器内,用醇酒1250克浸之,密封勿泄气,春夏三日,秋冬五日,方可开取。

【功效】肾虚阳痿、宫冷不孕、腰膝无力,筋骨疼痛。

【附记】《药酒验方选》。

金樱党参酒

【配方】金樱子500克,党参、淫羊藿、川续断各50克,白酒2500克。

【制法】将上述各药切碎,用纱布袋盛,扎紧袋口,放白酒中浸泡15天,隔天摇动酒瓶1~2次。取上清酒液饮服。

【功效】补肾壮阳、收涩止遗。用于治疗遗精、早泄,以及小便频数等。

天门冬生地酒

【配方】天门冬、生地、熟地、怀山药、牛膝、杜仲(姜汁炒)、巴戟天、枸杞子、山萸肉、人参、白茯苓、五味子、木香、柏子仁各60克,菟丝子、肉苁蓉各120克,地骨皮、覆盆子、车前子各45克,石菖蒲、川椒、远志肉、泽泻各30

克，白酒3000毫升。

【制法】将前23味捣碎，入布袋，置容器中，加入白酒，密封，浸泡7~12日后，过滤去渣，即成。

【功效】补肾添精，安神定志。适用于肾虚精亏，中年阳痿。

【附记】引自《药酒验方选》。

二肾男宝酒

【配方】狗肾1只，驴肾1只，海马1只，人参20克，仙茅20克，鹿茸5克，白酒1000毫升。

【制法】狗肾、驴肾用酒浸透后切片，其余药材粉碎成粗粉，均装入纱布袋里，扎口，白酒浸泡。14日后取出药袋，压榨取液。并将药液与药酒混合，静置，过滤后即得。

【功效】壮阳补肾。用于肾阳不足，阳痿早泄。

草苁蓉酒

【配方】草苁蓉1000克，好酒10升。

【制法】将药物浸于白酒中，1日后即可使用。

【功效】补肾强筋，用治肾虚腰痛、阳痿、遗精、不孕等症。

【附记】清·《良朋汇集》；《治疗与保健药酒》。

菟丝子明虾酒

【配方】菟丝子、明虾各120克，核桃仁、棉子仁、炒巴戟天、骨碎补、枸杞子、杜仲、川续断、牛膝、朱砂各60克，白酒10升。

【制法】将前10味加工使碎，朱砂研细末，共入布袋，置容器中，加入白酒，置文火上煮沸（先用武火后用文火），约90分钟后取下待冷，加盖密封，浸泡5日后，过滤去渣，贮瓶备用。

【功效】补肝肾，壮阳，强筋骨，通血脉。主治阳痿，遗精，耳鸣，尿频，目眩及腰背酸痛，足膝萎软，关节不利，筋骨疼痛，行动困难，食欲缺乏，心神不宁，多梦易惊等症。

【附记】引自《药酒汇编》。

蛤蚧海马酒

【配方】蛤蚧1对，海马、鹿茸各10克，赤参15克，枸杞子50克，淫羊藿、五味子各30克。

【制法】将上药洗净后，放于

2.5升白酒中，浸泡7日后即可饮用。

【功效】补肾壮阳。治疗阳痿。

【附记】《吉林中医药》1991，（1）：17。

治疗淋病常用药酒

二黄熟地酒

【配方】黄芪、黄精、熟地、党参、杜仲、枸杞子各8克，川芎3克，红枣10克，何首乌、菟丝子各5克，当归4克，白酒500毫升。

【制法】将前11味共为粗末，入布袋，置容器中，加入白酒，密封，浸泡14日后，过滤去渣，即成。

【功效】补气助阳，健脾益肾。适用于疲乏无力，小便淋漓，腰膝背痛，动则气促等。

【附记】引自《药酒汇编》。

皂角破故纸酒

【配方】皂角刺、破故纸各等份。

【制法】上药切为细末，以无灰酒调下。

【功效】治小便淋沥、短赤、疼痛。

干胶酒

【配方】干胶100克（炙），白酒2000毫升。

【制法】上1味捣末与酒和。

【功效】补益精血，利尿通淋。用于治疗劳淋。

茄子叶酒

【配方】茄子叶20~30克，黄酒100毫升。

【制法】将上药洗净，熏干研末，备用。

【功效】清热活血，消肿止痛。适用于血淋疼痛。

【附记】引自《药酒汇编》。

慈竹心酒

【配方】慈竹心6~9克，白酒80毫升。

【制法】将上药洗净捣碎，放沙锅内，加入白酒，以文火煎至减半，去渣，即成。

【功效】清热解毒。用于淋浊症初起。

新鲜马奶酒

【配方】新鲜马奶。

【制法】将新挤的新鲜马奶盛于沙巴（用大牲畜皮制的酿袋）中，用奶杆加以搅拌，使其发酵至微带酸味，且具酒香时即可饮用。若天气炎热，发酵过度或保存不善，易变质。

【功效】治便秘，腹泻，肺结核，气喘，肺炎。

【附记】《中国民间疗法》2000，(6)：27

螺蛳酒

【配方】螺蛳250克，白酒300毫升。

【制法】将上药洗净，连壳放入沙锅内炒热，以白酒淬之，然后用文火煎至100毫升。取食螺肉，仍以此药酒送服。

【功效】清热解毒，祛风利湿。适用于五淋，白浊等。

【附记】引自《民间百病良方》。

红花陈皮酒

【配方】红花、陈皮、枳壳、木瓜、延胡索、当归、甘草、路路通各30克，杜仲、夏枯草、益母草、海金沙、续断、田三七各50克，香附、赤小豆、丹参各75克。

【制法】上药共置玻璃瓶中加白酒（50~60度）5000毫升，浸泡7~15日，滤渣备用。

【功效】化湿清热、活血利水。

【附记】《安徽中医学院学报》1996，(5)：25

鸡眼草酒

【配方】鸡眼草30克，米酒500毫升。

【制法】将上药洗净，切碎，放入沙锅中，加水适量和米酒500毫升，煎沸后，改用文火煎取500毫升。去渣，即成。

【功效】清热解毒，健脾利湿。适用于热淋等。

治疗症瘕瘿瘤常用药酒

海藻昆布酒

【配方】海藻、昆布、龙胆草、黄瓜根、半夏、炒麦面各15克，黄酒适量。

【制法】将上述药加工成细末，备用。每次取药末9克，用黄酒150毫升调匀，分为3份备用。

【功效】清热，消痰，散结。适用于瘿瘤、咽喉肿塞。

黄药子酒

【配方】黄药子500克，白酒2500毫升。

【制法】将上药置容器中，加入白酒，密封，浸泡7日后即成；或用火烧1小时，惟烧至酒气香味出，瓶头有津即止火。不待经宿，候酒冷，即可。过滤去渣，贮瓶备用。

【功效】散结消瘿，清热解毒。适用于痰热互结所致的瘿瘤，如甲状腺瘤、淋巴结肿大等。

【附记】引自《本草纲目》。

海带酒

【配方】海带150克，米酒1500毫升。

【制法】将海带洗净、沥干，切成长方形薄片，取50克置于锅内用文火加热，炒至呈茶色。将干燥未炒的海带和炒过的海带一同装入纱布袋内，放进盛有米酒的瓶中，加盖密封浸泡，每隔2天摇动1次，约50天后即可饮用。

【功效】消瘿瘤，降血脂。用于治疗缺碘性甲状腺肿大、甲状腺功能亢进，并有降低血胆固醇，治疗高血压等作用。

天蓼木酒

【配方】天蓼木（去皮细判）1斤。

【制法】上药用生绢袋盛，以好酒三斛浸之，春夏七日，秋冬十四日。

【功效】去风冷瘕癖，瘕结积聚，风劳虚冷。

【附记】晋·《肘后备急方》、唐·《太平圣惠方》。

桂心牡丹皮酒

【配方】桂心、牡丹皮、赤芍、牛膝、干漆、土瓜根、牡蛎各120克，吴茱萸100克，大黄90克，黄芩、干姜各60克，蛀虫200枚，蛋虫、蛴螬、水蛭各70枚，乱发灰（血余炭）、细辛各30克，僵蚕50枚，大麻仁、灶突墨各300克，干地黄180克，虎杖根、鳖甲各150克，奄闾子200克，白酒8000毫升。

【制法】将前24味共为粗末，入布袋，置容器中，加入白酒，密封，浸泡7~10天后，过滤去渣，即成。

【功效】活血化瘀，温经燥湿，通经化结。用于月经不通形成癥瘕。

蒴藋酒

【配方】蒴藋根一小束。

【制法】洗净沥去水，细切，用醇酒浸之。

【功效】治癥瘕，头痛，通身黄肿。

【附记】唐·《外台秘要》。

治疗风湿常用药酒

丁公藤白芷酒

【配方】丁公藤19.2千克，五加皮、小茴香、防己、羌活、独活各1200克，麻黄3200克，青蒿子、桂枝、白芷、威灵仙各1600克，当归尾、川芎、建栀各1000克，白酒（50度）192千克。

【制法】①温浸法：在浸泡期间，加热1~5次，但须以成品的色泽为质量标准而确定，通常是加热二三次。加热方法，是以水浴为热源，浸液通过管道间接加温；②冷浸法：密闭、静置浸泡，时间以夏秋季短，春冬长，一般在45~60日之间。开缸时，检验质量，如不符标准还须续浸。

【功效】祛风通络、散寒止痛，治疗风寒湿痹，四肢麻木，筋骨疫痛。

【附记】《中成药研究》1979，(4)：39

二乌桑枝酒

【配方】制川乌、制草乌、桑枝、桂枝、忍冬藤、红花、乌梅、威灵仙、甘草各12克，中度白酒500毫升。

【制法】将上述药物放入中度白酒中浸泡7日即可服用。

【功效】温经散寒止痛、活血祛瘀通络。主治风湿性关节炎。

五蛇祛风酒

【配方】蝮蛇、乌梢蛇各4条，眼镜蛇、蕲蛇各1条，赤链蛇50克，白酒5升。

【制法】五蛇蒸熟，置容器中，添加白酒，每日振摇1～2次，密封浸泡45日，酒至半时再添酒至足数，去渣留液。

【功效】祛风攻毒，通络止痛，强身健体。适用于风湿性及类风湿性关节炎。

【附记】《虫类药的应用》。

草乌当归酒

【配方】制草乌20克，当归、白芍、黑豆各70克，忍冬90克。

【制法】上五味，将黑豆炒半熟，入1.5升酒中，再将另四味药碎细入酒中，经5日后开取。

【功效】手足风湿性疼痛，并治妇女鸡爪风。

【附记】《药酒验方选》。

三藤寄生酒

【配方】络石藤、海风藤、鸡血藤、桑寄生各45克，木瓜30克，五加皮15克，白酒1500毫升。

【制法】将上药切薄片，装入绢袋，扎紧袋口，放入酒坛内，再倒入白酒，加盖密封，置阴凉处。21天后开封，弃去药袋，澄清即成。

【功效】祛湿舒筋通络。适用于风湿性关节炎及关节疼痛等症。

三蛇风湿酒

【配方】蝮蛇、眼镜蛇、赤链蛇各0.5克，当归、生地各120克，土茯苓、威灵仙各90克，防风、防己、红花各60克，木瓜30克，高粱酒2.5升。

【制法】蝮蛇、眼镜蛇、赤链蛇均需用活蛇，分别浸酒1升，3周后滤取酒液，等量混合成为"三蛇酒"，余药用60度高粱酒1.5升浸泡3周，然后取用滤液。药渣再加水煎煮，再过滤取药汁去渣。将药酒、药汁、三蛇酒三者等量混合即成长宁风湿酒。

【功效】祛风湿，通经络，除痹止痛。用于类风湿性关节炎及其他性质的关节炎。

蕲蛇红花酒

【配方】蕲蛇50克，红花20克，天麻、防风、当归各10克，羌活、秦艽、五加皮各15克，蔗糖200克，白酒2升。

【制法】蕲蛇粉碎，余7味共粉碎，与蕲蛇粉混匀，用白酒作溶剂，密封浸泡2日，以每分钟1~3毫升的速度缓缓渗漉，收集渗液，加蔗糖溶解，去渣留液。

【功效】祛风除湿，舒筋活血。适用于风湿性关节炎，类风湿性关节炎，关节疼痛。

【附记】《中药制剂汇编》。

枫荷血藤酒

【配方】半枫荷100克，香血藤、薯莨各50克，海金沙叶、钩藤、透骨香、箭杆风、肿节风、黑骨藤、四块瓦各30克，追风伞、淫羊藿各20克。

【制法】将以上12味，粉碎成粗粉，用80%乙醇作溶剂，浸渍48小时后，渗漉，收集渗漉液，再加入约5倍量的蒸馏水，渗漉并收集渗漉液，合并2次渗漉液，浓缩，静置24小时，滤过，滤液调整乙醇含量为28%~37%并至规定量，灌装，即得。外用，将本品倒入浴盆中加温水稀释150倍（38℃），浸泡患处，每日1~3次，每次30分钟；亦可外擦患处。

【功效】祛风除湿，舒筋活血，通络止痛。适用于寒湿阻络引起的手足麻木，关节肿痛，腰腿疼痛等。

白术当归酒

【配方】白术、当归各150克，杜仲、牛膝、防风各90克，苍术、川芎、羌活、红花各60克，威灵仙30克。

【制法】将上述药物统统切片，以绢袋盛好，置于酒坛中封固，用无灰酒10千克浸5~7日，再隔水加热煮透。

【功效】凡风湿关节疼痛，活动不便。或肢体麻木，腰膝痠软无力者，常可服之。

【附记】清·《林氏活人录汇编》；《治疗与保健药酒》。

豨莶草川乌酒

【配方】豨莶草150克，制川乌、制附子、炙甘草各15克，露蜂房、穿山甲、乌梢蛇、全蝎、土鳖虫、桂枝、桑寄生各45克，红花、青风藤各30克，络石藤、石楠藤各60克，牛膝15克，蜈蚣9克，蔗糖1900克，白酒7000毫升。

【制法】将前17味捣为粗末，入布袋，置容器中，加入白酒，密封，每天搅拌1次，浸泡30~40天后，取出布袋压榨，合并，滤过。滤液加蔗糖（或白糖），搅拌溶解，静置15天，滤过，即成。

【功效】祛风散寒，除湿通络。用于风湿性关节炎（风寒湿痹，关节疼痛）。

豹骨天麻酒

【配方】豹骨、天麻、陈皮、桂枝、五加皮、秦艽、怀牛膝、木瓜、白术、杜仲、当归、川芎、熟地黄、红釉、防风、桑枝、党参、白茄根、黄芪、甘松、红花、菟丝子等。

【制法】将以上22味，豹骨加白酒适量浸渍15天，其余天麻等21味粉碎成粗粉，再与浸渍豹骨混匀，用白酒作溶剂，浸渍7天后，缓缓渗漉，收集漉液；另取蔗糖制成糖浆，待温，加入上述漉液中，搅匀，静置，滤过，即得。口服，每次25~50毫升，每日2~3次。

【功效】滋补健身，强壮筋骨，舒筋活络，追风祛湿。适用于风寒湿痹，手足麻木，筋骨疼痛，腰膝无力。

牛膝白石英酒

【配方】牛膝、石斛、制附子各90克，白石英、磁石各120克，萆薢、丹参、防风、山萸肉、黄芪、羌活、羚羊角、酸枣仁各30克，生地、肉桂、云茯苓各60克，杜仲45克。

【制法】上17味，共碎为细末，白布袋盛，悬于瓷瓶中，用酒3.5升浸之，经10日开取。

【功效】风湿痹痛，筋脉挛急，腰脚软弱无力，视听不明。

【附记】《药酒验方选》。

木瓜牛膝酒

【配方】木瓜35克，牛膝25克，白酒600毫升。

【制法】将木瓜、牛膝同放入白酒中，加盖密封，浸泡15天后即可饮用。

【功效】舒筋活络，祛风除湿。适用于关节僵硬，活动不便，身骨酸痛等。

治疗中风常用药酒

乌骨鸡酒

【配方】乌骨鸡1只，黄酒1000克。

【制法】乌骨鸡去毛和内脏、洗净，放入锅内；将500克黄酒倒入盛鸡的锅中，以大火烧开后，转入小火熬煮至鸡肉断血，停火。待鸡冷却后将剩余的酒一起倒入，加盖浸泡1～2天即可。

【功效】补肾填精，熄风活血通络。用于肾虚阻络的中风偏瘫、腰腿不利等。

鹿茸人参酒

【配方】鹿茸10克，人参15克，杜仲30克，牛膝20克，石斛20克，白酒1500毫升，白糖适量。

【制法】将诸药择净，放入酒瓶中，加入白酒及白糖，密封浸泡，每日摇动数次，连续1周即可饮用，每次30～50毫升，每日2次。

【功效】补肾壮阳，填精益气。适用于中风后遗症患侧肢体畏寒怕冷，水肿，步行不稳等。

二地枸杞酒

【配方】生地、熟地、枸杞子、木通、牛膝、川芎、薏苡仁、当归各30克，金银花、松节各60克，五加皮、苍术各15克，川乌、草乌、甘草、黄柏各8克，60度白酒2000毫升。

【制法】将前16味切薄片或加工成粗末，用医用纱布包成小包，置容器中，加入60度白酒2000毫升，密封。放置14日后，过滤去渣贮瓶备用。

【功效】扶正祛邪，活血通络。适用于半身不遂、日夜骨痛等。

九藤祛风酒

【配方】青藤，钩藤，红藤，丁公藤，桑络藤，菟丝藤，天仙藤，阴地蕨（名地茶，取根）各四两，忍冬藤，五味子藤（俗名红内消）各二两。

【制法】上药细切，以无灰老酒一大斗，用瓷罐一个盛酒，其用真绵包裹，放酒中浸之，密封罐口，不可泄气，春秋七日，冬十日，夏五日。

【功效】治远年痛风，及中风左瘫右痪，筋脉拘急，日夜作痛，叫呼不已等症。

【附记】明·《医学正传》。

玉竹木瓜酒

【配方】玉竹、栀子、木瓜、当归、羌活、独活、陈皮、香加皮、川芎、秦艽、川牛膝、红花、寄生、千年健、豹骨汁等。

【制法】将以上15味，除玉竹、豹骨汁外，栀子等13味碎断，与白酒、白糖、玉竹、豹骨汁同置罐内，加盖隔水加热炖至沸腾时倾入缸中，密封。浸泡30天后滤取酒液，残渣压榨后，药渣回收白酒，榨出液及回收酒液与滤取酒液合并，滤过，灌装，即得。口服，每次10~15毫升，每日2次。

【功效】驱风去湿，通经活络。适用于筋脉拘急，骨节疼痛，四肢麻木。

黑豆丹参酒

【配方】黑豆250克，丹参、桂枝、制川乌各150克，50度白酒3000毫升。

【制法】将黑豆炒熟趁热投入酒中，余3味加工成粗末，以纱布包，同放入盛酒容器中，密封。放置10日后，过滤去渣，贮瓶备用。

【功效】活血祛瘀，利湿除痹，温经通络。适用于中风后半身不遂。

黄芪乌梢蛇酒

【配方】炙黄芪、乌梢蛇各50克，白芍12克，当归20克，桂枝、桑枝各15克，白酒1500克。

【制法】先将各药切碎，装纱布袋内，放于酒中，加盖密封，隔水蒸煮1小时，再放置阴凉处浸泡15天，即可。

【功效】益气活血，祛风散寒，通络止痛。适用于中风偏瘫、风湿性关节炎、进行性肌萎缩、肢体麻木等。

当归佛手酒

【配方】当归、佛手、红花、陈皮、龙眼肉、肉豆蔻、川芎、白芷、肉桂、砂仁、栀子、地枫皮、姜黄、高良姜、丁香、千年健、檀香、甘草等。

【制法】将以上18味，粉碎成粗粉，装入袋内于60度白酒中浸泡30天，每日抽提药袋一次。将药袋取出压榨，压榨液与浸液合并。另取冰糖，加水适量熬成糖液，与浸液搅匀，置坛内密封3个月，滤过，即得。口服，每次20~30毫升，每日2~3次。

【功效】祛风活血，温中和胃。适用于肢体麻木。筋骨疼痛，胃寒胀满。

独活白附酒

【配方】独活50克，黑豆200克，白附子10克，米酒1000克。

【制法】先将上述3味药加工成粗颗粒，用干净纱布袋装，扎紧袋口，放入盛有米酒的瓷器内，加盖，以文火煮数沸，待冷后密封静置3天，取去药袋，即成。

【功效】祛风通络。用于中风口眼歪斜（面神经瘫痪）。

牛膝茄根酒

【配方】牛膝（去苗）、茄子根各400克，防风（去芦头）、鼠黏子（微炒）各150克，萆薢、枸杞子、羌活、海桐皮、苍耳子（捣碎）、附子（炮裂，去皮脐）、五加皮、虎胫骨（涂酥，炙微黄）各100克，牛蒡子200克，大麻子（捣碎）、晚蚕砂、黑豆（炒熟，捣碎）各150克，秦艽（去苗）50克。

【制法】上药细切，以生绢袋盛，用好酒三斗密封瓮头，浸七日，其酒随饮随添，味淡即换药。

【功效】治风及偏枯，腰膝疼痛。

【附记】宋·《太平圣惠方》。

百草霜土元酒

【配方】百草霜（烧柴草烟囱上口者佳）6克，活土元（如5分硬币以上之大者）3个，耳屎1克，人乳10毫升，黄酒120毫升。

【制法】将上5味置盏内搅匀，即成。

【功效】活血化瘀，温经通络。适用于中风不语，左瘫右痪，半身不遂等脑血栓、脑出血病。

【附记】引自《中国当代中医名人志》。

二皮二藤酒

【配方】五加皮、陈皮各50克，青风藤、当归、川芎、海风藤、木瓜、檀香、威灵仙各13克，白芷、白术各19克，红花、牛膝、菊花各25克，党参、姜黄各75克，独活、川乌、草乌各6克，玉竹200克，豆蔻、肉豆蔻各9克，丁香、砂仁、木香、肉桂各6克。

【制法】将以上26味，粉碎成粗粉，取白酒渗漉，收集渗漉液；另取蔗糖制备成糖浆，加入渗漉液中，混匀，静置，滤过，即得。口服，每次15～30毫升，每日3次。

【功效】舒筋活血，除湿祛风。适用于风湿痹痛，手足痉挛，四肢麻木，腰膝酸痛。

白花蛇羌活酒

【配方】白花蛇1条，羌活、当归、天麻、秦艽、五加皮、防风各60克，米酒3000克。

【制法】将白花蛇用酒洗润透，去头、内脏，取肉、骨120克，切成段；其余各药加工成粗颗粒，共用绢布袋盛，扎紧袋口。将药袋放入盛有米酒的干净瓷器中，加盖，隔水煮12小时，取出酒坛，放置于阴凉处（埋土中或放地窖中最佳）拔去火毒。经7天后开封取去药袋，过滤，贮藏于干净瓶中备用。制酒后的药渣可晾干研末，做成丸药，如黄豆粒大小。

【功效】祛风湿，和血脉。用于治疗中风伤湿、半身不遂、口眼歪斜、肌肉顽麻，亦可用于风湿痹证、骨节疼痛，以及疥癣恶疮等症。

天蓼木桑根酒

【配方】天蓼木（细锉，以水100升，煎至50升，用此水造酒须50升，熟后浸后药）十片，桑根白皮、地骨皮、石斛（去根）、远志（去芯）、牛膝（去苗）、菟丝子各250克，生地黄、防风（去芦头）各25克，槐子、白蒺藜（微炒，去刺）各500克，乌蛇（酒浸，炙令黄）1条，乌鸡粪（炒）500克。

【制法】上药切细，以生绢袋盛，入天蓼木酒中，密封闭，冬月三七日，春夏二七日。

【功效】治中风，偏枯不遂，失言不语。

【附记】宋·《太平圣惠方》。

桂枝云茯苓酒

【配方】桂枝、云茯苓各40克，川芎、独活、炙甘草、牛膝、山药、制附子、杜仲、陆英根、炮姜、踯躅花各30克，防风、白术各35克，茵芋20克，白酒2500毫升。

【制法】将前15味捣碎，置容器中，加入白酒，密封，浸泡7日后，过滤去渣，即成。

【功效】补脾肾，祛风湿，温经通络，利窍。适用于四肢抽搐，肌肉疼痛，体虚乏力，关节不利，口噤、口眼歪斜，言语不清。

【附记】引自《太平圣惠方》。

天冬秦艽酒

【配方】天冬50克，麦冬、生地、熟地、川芎、牛膝、秦艽、桂枝各25克，蜂蜜、赤砂糖、陈醋各500克，五加皮250克，白酒1000毫升。

【制法】将各药物拣净，一同装入干净纱布袋中，扎紧袋口。取大口瓷瓶一只，将蜂蜜、陈醋、赤砂糖和白酒一起装入瓷瓶内，搅拌均匀；然后将药袋放入瓷瓶内，以豆腐皮封好瓶口。将盛酒的瓷瓶放入大锅内，瓶口压实，隔水蒸3个小时；取出待凉后，置地窖或阴凉处（亦可埋入地下）7～10天，即可。

【功效】滋补肝肾，养血熄风，

强筋壮骨。适用于中老年人肝肾阴虚所引起的肢体麻木、筋骨疼痛、下肢软弱无力等。

白附全蝎酒

【配方】白附子、僵蚕、全蝎各30克。

【制法】上3味药碎细,用醇酒250毫升,浸入瓶中经3宿后开取。

【功效】中风,口眼㖞斜,口目瞤动。

【附记】《药酒验方选》。

白花蛇全蝎酒

【配方】白花蛇1条,全蝎3克,当归15克,防风、赤芍、升麻各10克,白芷、天麻、独活、甘草各5克,糯米1500克,酒曲适量。

【制法】将白花蛇去头、尾,以温水浸软,剔骨,取蛇肉;以糯米依法酿酒,榨取酒液;将上述各药用绢布袋装,扎紧口,与蛇肉同放入酿好的米酒中,密封浸泡,浸泡时间为春季5天、夏季3天、秋季7天、冬季10天;将浸好的酒器置锅中隔水煮1～2小时,取下候凉,即可。

【功效】祛风,活血,通络。用于口眼㖞斜、筋脉挛急、肌肉顽麻、语言謇涩、手足腰腿缓软、行步不利,或皮肤瘙痒等。

熟地茯神酒

【配方】大熟地、茯神、龙眼肉各60克,全当归、潞党参、炙绵芪、米仁、甘枸各15克,炒白芍、炒冬术、千年健、海风藤、羌活、独活、虎胫骨、钻地风、五加皮、杜仲、忍冬藤、川续断、牛膝各9克,淡附片、瑶桂心、炙桂枝、虎头蕉、明天麻、川芎、炙甘草各6克,广木香、红花各4.5克。

【制法】上药用陈绍酒浸于瓷瓶,瓷盘作盖,棉纸封口,重汤炖三炷香。

【功效】治一切风痛,半身不遂等症。

【附记】《珍本医书集成》。

治疗糖尿病常用药酒

二地糯米酒

【配方】地骨皮、生地黄、甘菊花各50克，糯米1500克，酒曲适量。

【制法】将前3味加水煎煮，取浓汁，糯米浸泡，沥干，蒸熟，待冷，入药汁，酒曲（压细）拌匀，置容器中，密封，保温，令发酵酿酒。去渣，即成。

【功效】滋阴补血，清热明目，延年益寿。用于消渴、身体虚弱、视物不明等。

凤眼草酒

【配方】凤眼草100克，黄酒1升。

【制法】前1味研末，置容器中，添加黄酒，每日振摇1～2次，密封浸泡10日，去渣留液。

【功效】清热燥湿，祛风凉血。适用于糖尿病，肠风便血，湿热白带过多。

石斛参地酒

【配方】川石斛、天花粉各30克，麦冬24克，生地黄、元参各50克，生山药、黄芪各60克，苍术、葛根各20克，盐知母、盐黄柏各15克，低度白酒1500毫升。

【制法】将前11味捣碎，置容器中，加入白酒，密封，浸泡5～7日，过滤去渣，即成。

【功效】滋阴清热，生津润燥。适用于糖尿病。

蚕蛹米酒

【配方】蚕蛹30克，米酒200毫升。

【制法】蚕蛹烘干，置容器中，加水400毫升及米酒200毫升，文火煮取200毫升，去渣留液。

【功效】退烦热，和脾胃，长肌肉。适用于消渴热盛，心神烦乱。

【附记】《中药大辞典》。

二黄二参酒

【配方】生黄芪、生地黄、元参、丹参各 30 克，葛根、苍术各 15 克，天花粉、山萸肉各 20 克，低度白酒 600 毫升。

【制法】将前 8 味捣碎，置容器中，加入白酒，密封，浸泡 7 日后，过滤去渣，即成。

【功效】益气，养阴，活血。适用于糖尿病（气阴内虚型）。

【附记】笔者经验方。

菟丝子酒

【配方】菟丝子、山萸肉各 50 克，芡实 30 克，低度白酒 500 毫升。

【制法】将前 3 味捣碎或切成薄片，置容器中，加入白酒，密封，浸泡 5～10 天后，过滤去渣，即成。

【功效】补肾，养肝，固精。用于腰膝酸痛、遗精、消渴、尿有余流等。

治疗痿病常用药酒

海桐皮牛膝酒

【配方】海桐皮、牛膝、五加皮、独活、防风、杜仲（炒）、枳壳各 60 克，生地黄 75 克，白术、薏苡仁各 30 克，白酒 1500 毫升。

【制法】将前 10 味细碎，入布袋，置容器中，加入白酒，密封，浸泡 7～14 日后，过滤去渣，即成。

【功效】祛风除湿，补肾壮骨。适用于湿痹。手足萎软，筋脉挛急，肢节痛无力，不能行走。

【附记】引自《普济方》。

黄芪独活酒

【配方】当归 36 克，黄芪、独活、防风、细辛、牛膝、川芎、甘草、制附子、蜀椒各 45 克，制川乌、山茱萸、干葛根、秦艽、肉桂、生大黄各 30 克，白术、干姜各 15 克，白酒 2000 毫升。

【制法】以上 18 味，洗净后研

为细末装入3层纱布袋中,置于净器中,用好酒浸之,封口,春夏5天,秋冬7天后,去药袋,过滤装瓶备用。

【功效】补气血,通经络,祛风寒,化痰饮。适用于四肢不遂,周身肿痛,胸中痰满,饮食恶冷,寒疝腹痛,久坐湿地腰痛,卒起则头眩耳聋目花,恍惚健忘。

鹿筋虎骨酒

【配方】鹿筋100克,虎骨、枸杞子、桂圆肉、蜂蜜各50克,怀牛膝、当归各25克,白酒适量。

【制法】先将虎骨、鹿筋用开水煮片刻,洗净,煎熬成膏;再将枸杞子、桂圆肉、怀牛膝、当归等煎熬成膏;诸膏混合,加入蜂蜜,略熬成膏,以每15克膏加100克白酒的比例,用50度优质白酒搅拌浸泡。

【功效】补肝肾,益气血,祛风寒,强筋骨。用于肝肾不足、风寒内侵引起的腰膝酸软、举步无力、筋骨关节乏力疼痛等。

杜仲仙灵脾酒

【配方】杜仲50克,仙灵脾20克,独活、淮牛膝、制附子各25克,50度白酒1000毫升。

【制法】将前5味捣成粗末,入布袋,置容器中,加入50度白酒1000毫升,密封,每日振摇数下。放置14日后,过滤去渣即成。

【功效】温补肝肾,强化筋骨,祛风除湿。适用于足膝无力、筋骨痿软、脘腹冷痛,以及周身骨节疼痛等。

菝葜糯米酒

【配方】菝葜2500克,细曲250克,白糯米5000克。

【制法】将菝葜捣碎,以水7500毫升煮取3500毫升,去渣澄清;再将细曲捣碎,将前药汁浸细曲3日浮起;将糯米净淘控干炊饭,候熟倾出,温度适中时,入前药汁2500克,并曲末拌匀,瓮中盛之。春夏7天,秋冬10余天,药酒成,压去糟渣,收贮备用。

【功效】祛风利湿,消肿止痛。适用于腿脚虚弱无力,肿胀酸痛。

当归酒

【配方】当归500克,酒曲适量。

【制法】将当归加水 2500 克，煎煮至 1500 克，出锅待冷；酒曲压成细末，入药汁内，搅拌均匀，装坛，密封，置温暖处令发酵，10 天后即可服用。

【功效】养血柔筋。用于筋骨痿软、疼痛，以及女子月经不调等。

黄芪乌头酒

【配方】黄芪、乌头、附子、干姜、秦艽、蜀椒、川芎、独活、白术、牛膝、肉苁蓉、细辛、甘草各 90 克，葛根、当归、石菖蒲各 75 克，山茱萸、桂心、钟乳、柏子仁、天雄、石斛、防风各 60 克，大黄、石楠各 30 克，白酒 4000 毫升。

【制法】将前 25 味细切，置容器中，加入白酒，密封，浸泡 7～10 日后，过滤去渣，即成。

【功效】祛风湿，补肝肾，和血脉，壮筋骨。适用于风虚脚痛，萎弱气闷，不能收摄。

【附记】引自《备急千金要方》。

治疗消化不良常用药酒

青梅煮黄酒

【配方】青梅 50 克，黄酒 120 毫升。

【制法】将青梅洗净，放入瓷碗中，加黄酒，隔水蒸 20～30 分钟即可。每日 1～2 次，每次 20 毫升。

【功效】和胃消积，行气止泻。适用于消化不良、腹泻溏稀等。

山楂半夏液

【配方】山楂 300 克，六神曲、半夏、茯苓各 100 克，陈皮、连翘、莱菔子、麦芽各 50 克。

【制法】将以上 8 味，六神曲、半夏、茯苓粉太多成粗粉，用 20% 乙醇作溶剂，浸渍 24 小时后进行渗液；陈皮、连翘蒸馏提取挥发油，药渣与山楂、莱菔子、麦芽加水煎煮2次，合并煎液，滤过，滤液与渗漉液合并，浓缩至适量，加入蔗糖、苯甲酸钠及上述陈皮等挥发油，加水搅匀，即得。口服，每次10～30毫升，每日3次。

【功效】消食、导滞、和胃。适用于食积停滞，脘腹胀满，嗳腐吞酸，不欲饮食。

山楂消食酒

【配方】干山楂片500克，60度白酒500毫升。

【制法】将山楂洗净去核切薄片，置容器中，加入白酒，密封，浸泡7日，每日振摇1次，1周后过滤去渣，备用。

【功效】活血化瘀，消食去积。用于消化不良及劳动过度、身痛疲倦和妇女痛经、高脂血症等。

肉桂酒

【配方】肉桂适量。

【制法】取肉桂粗粉200克，置渗漉器中，用70%乙醇分次浸渍（每次浸渍48小时以上），缓缓放出浸渍液至约950毫升，加入70%乙醇使成1000毫升，混匀，静置澄清，即得。口服，每次1～3毫升，每日3次。

【功效】驱风健身。适用于寒凝气滞所致的胃脘痛，消化不良。

甘草菊花酒

【配方】甘草、菊花、甘松、官桂、白芷、藿香、三奈、青皮、薄荷、檀香、丁香、大茴香各120克，细辛、红曲、木香各18克，干姜12克，小茴香15克。

【制法】用多年陈烧酒4.5升，将上药用绢袋盛好，浸入酒中，密封，10日后可用。

【功效】醒脾健胃、散寒止痛、芳香辟秽、发表祛暑。可治疗脾胃气滞、虚寒脘满、消化不良等症，并可用于寒凝气滞的小肠疝气及暑月感受风寒等症。

【附记】《清太医院配方》、《治疗与保健药酒》。

菖蒲瓜菊酒

【配方】鲜石菖蒲、鲜木瓜、九月菊各20克，桑寄生30克，小茴香10克，烧酒1500毫升。

【制法】先将前5味切成薄片或捣碎，入布袋，悬于容器中，加入烧酒，密封，浸泡7日后，过滤去渣备用。口服，每日早晨温饮10毫升。

【功效】清心、柔肝、补肾、助消化。适用于阳虚恶风，消化不良，眩晕乏力等症。

【附记】《药酒汇编》。

二术酒

【配方】白术、苍术各105克，白酒400毫升。

【制法】前2味切片，置容器中，加清水400毫升，文火煮取300毫升，候冷，添加白酒，每日振摇1～2次，密封浸泡7日，去渣留液。

【功效】健脾养胃，消胀止泻。

【附记】《临床验方集》。

豆蔻丁香酒

【配方】红豆蔻（去壳）6克，煨肉豆蔻（面裹煨，用粗纸包压去油）5克，白豆蔻（去壳）8克，高良姜（切片，焙）10克，甜肉桂（去粗皮）5克，公丁香3克，白糖霜120克，白酒500毫升。

【制法】先用白糖霜，水1碗，入铜锅内煎化，再入鸡蛋清2个，煎十余沸，加入干烧酒，离火置稳便处，将药末入锅内打匀，以火点着烧酒片刻，即盖锅，火灭，用纱布滤去渣，入瓷瓶内，用冷水冰去火气。

【功效】醒脾行气，散寒止痛。用于脾胃虚寒，气滞脘满，进食不化，呕吐恶心，腹泻作痛等。

三香红曲酒

【配方】木香9克，丁香、檀香各6克，砂仁15克，红曲30克，白酒500毫升，蜂蜜适量。

【制法】将前5味共研细末，炼蜜为丸。每丸用白酒500毫升，密封，浸泡3～5日即得。

【功效】开胃消食，顺气消胀，快膈宽胸。

【附记】《清太医院配方》。

红曲砂仁酒

【配方】当归、广皮、青皮各15克，红曲、砂仁各30克，丁香、白蔻、山栀、枳壳、厚朴各6克，藿香9克，木香3克，冰糖1000克，白酒15升。

【制法】将上述药物切成薄片后装入布袋内，入于白酒中，用文火煮30分钟后加入冰糖，取出放凉。

【功效】醒脾开胃、化滞祛湿，

疏肝理气。用于脾胃失和、肝气郁滞。无明显症状者服之亦有醒脾开胃，增加食欲的作用。

大黄酊剂

【配方】大黄适量。

【制法】取大黄粉碎成粗粉，用60%乙醇作溶剂，浸渍24小时后，渗漉即得。口服，每次1~4毫升，每日3次。

【功效】健胃消食，为健胃药。适用于胃脘疼痛，消化不良，食欲不振等。

果楂消食酒

【配方】草果10克，山楂5克，白酒250毫升。

【制法】前2味粗碎，置容器中，添加白酒，每日振摇1~2次，密封浸泡7~10日，去渣留液。

【功效】温中燥湿，化积消食。

【附记】《中国民间百病良方》。

三白山药酒

【配方】白茯苓、白术、天花粉、山药、芡实、牛膝、薏苡仁各15克，白豆蔻9克。

【制法】以上药物用白酒5000毫升浸泡数日后使用。为了调味，可加入适量白蜜。

【功效】健脾祛湿开胃，凡脾虚食少，食后腹满，小便不利，大便溏者，均可服用此药物。

【附记】清·《良朋汇集》；《治疗与保健药酒》。

陈皮山楂开胃酒

【配方】陈皮50克，山楂酒1000毫升，白酒500毫升。

【制法】先将陈皮撕碎，置容器中，加入白酒，密封，浸泡7日后，过滤去渣，冲入山楂酒，混匀即成。

【功效】行气健脾，燥湿降逆，止呕开胃。

【附记】《药酒汇编》。

刺梨消食酒

【配方】刺梨500克，糯米酒1000毫升。

【制法】先将刺梨洗净，晾干，捣烂后装入洁净的纱布中，取汁置容器中，冲入糯米酒，搅匀即成。

【功效】健胃消食，滋补身体。用于消化不良、食滞饱胀及病后体虚等症。

治疗支气管炎常用药酒

猪胰大枣酒

【配方】猪胰脏 3 具，大枣（红枣）100 枚，60 度白酒 1500 毫升。

【制法】先将上药洗净，猪胰切碎，共置容器中，用 60 度白酒煮 30 分钟，去渣即成。或用 60 度白酒密封浸泡 3～7 日，去渣即成。

【功效】补脾和胃，益气生津，补土生金。适用于日久咳嗽。

满山红酒

【配方】满山红叶 30 克，40% 酒精 200 毫升。

【制法】满山红叶研粗粉，用酒精浸泡 7 日，过滤，取上清液，每次口服 10 毫升，每日 3 次。

【功效】益气生津。适用于气管炎。

丹参地黄酒

【配方】丹参、干地黄各 150 克，川芎、石斛、牛膝、黄芪、白术、肉苁蓉各 120 克，防风、独活、炮附子、秦艽、桂心、干姜各 90 克，钟乳石 1.8 克，70 度白酒 15～20 千克。

【制法】将上药切薄片或碎为粗末，以纱布包，置容器中，加入 70 度白酒 15～20 千克，密封。放置 7 日后，过滤去渣备用。亦可按比例减量配制。

【功效】扶正祛邪。适用于阳虚咳嗽，症状有平素形休怕冷、喜热饮、咳嗽、吐痰最多、色白、质清稀等。

【附记】忌食桃、李、生葱、猪肉、冷水和香菜（芫荽）等。

红葵单糖酒

【配方】天天果（龙葵子）4500 克，千日红花 2000 克，60 度白酒 30000 毫升，单糖浆 500 克。

【制法】上两种药分别置于酒中浸泡。各入白酒一半置容器中，密封浸泡1个月后压碎过滤,再取上两种浸酒的澄清液合并在一起,加入10%～15%的单糖浆,搅匀,分装瓶中,密封即成。

【功效】止咳平喘。用于寒性喘息性支气管炎、支气管哮喘。

牛胎盘杏仁酒

【配方】牛胎盘1个,甜杏仁5克,苦杏仁10克,生姜3片,红枣3个,白酒适量。

【制法】牛胎盘洗净,浸泡几个小时,再用开水氽透,切成块。油锅烧热,下胎盘块翻炒,烹适量白酒、姜汁,加双杏仁、姜片、红枣及适量清水,倒入沙锅,煲至熟烂。

【功效】扶正祛邪。适用于支气管炎。

杜鹃酒

【配方】小叶杜鹃100克(干品),白酒500毫升。

【制法】上药洗净,切细,入布袋,置容器中,加入白糖,密封,浸泡7日,过滤去渣即成。

【功效】益气生津。适用于支气管炎。

桑白皮茱萸酒

【配方】桑白皮250克,吴茱萸根皮150克,黄酒1500毫升。

【制法】将上药细切,入沙锅中,加入黄酒,煎至500毫升。过滤去渣,备用。

【功效】理气止痛。适用于支气管炎。

【附记】引自《药酒汇编》。

双仁麻术酒

【配方】桃仁、杏仁(炀去外皮)、芝麻(炒熟)各500克,苍术200克,白茯苓、艾叶(揉去筋)、薄荷、小茴香各15克,荆芥50克,60度白酒5000毫升。

【制法】上药除白酒外,共研细末,炼蜜和作一块,置入一大容器中,加入60度白酒5000毫升,煮至团散为止。密封浸泡7日后,过滤去渣。

【功效】平喘润燥。适用于支气管炎。

蛤蚧人参酒

【配方】蛤蚧1对,人参30克,甘蔗汁100毫升,黄酒1500毫升。

【制法】先将甘蔗切成小段榨汁备用。再将蛤蚧去头足粗碎，人参粗碎，共入纱布袋，置容器中，加入黄酒和甘蔗汁，密封，置阴凉处，浸泡14日后去药袋即成。

【功效】定喘助阳。适用于支气管炎。

葶苈子防己酒

【配方】葶苈子60克，防己20克，黄酒500毫升。

【制法】葶苈子、防己捣碎或切成薄片，入布袋，置容器中，加入黄酒，密封，浸泡1~3日，过滤去渣即成。

【功效】下气平喘。适用于支气管炎。

芝麻核桃仁酒

【配方】黑芝麻、核桃仁各25克，白酒500毫升。

【制法】黑芝麻、核桃仁洗净捣碎，置容器中，加入白酒，密封，置阴凉处，浸泡15日后，过滤去渣即成。

【功效】纳气平喘。适用于支气管炎。

【附记】引自《药酒汇编》。

鲜薤白瓜蒌酒

【配方】瓜蒌25克，鲜薤白200克，白酒500毫升。

【制法】前2味药洗净捣碎，置容器中，加入白酒，密封，浸泡14日后，过滤去渣即成。

【功效】通阴散结。适用于支气管炎。

【附记】引自《金匮要略》。

蛤蚧酒

【配方】蛤蚧1对，黄酒5000毫升。

【制法】选蛤蚧1对，用酒浸泡3~6个月以上服用。可多次浸泡，时间愈长愈佳。

【功效】定喘止咳。适用于支气管炎。

【附记】引自《本草经疏》。

紫苏酒

【配方】紫苏子60克，黄酒2500毫升。

【制法】上药微炒，入布袋，置容器中，加入黄酒，密封浸泡7天，弃药袋即成。

【功效】止咳平喘，降气消痰。

适用于支气管炎。

红枣杏仁酒

【配方】胡桃肉120克，红枣120克，杏仁30克，白蜂蜜100克，酥油60克，烧酒1升。

【制法】胡桃、红枣捣碎，杏仁泡去皮尖，煮4~5沸，晒干研末备用。再将蜂蜜、酥油溶入酒内，随将前3味药入酒内，浸泡7日后，过滤去渣备用。

【功效】止咳喘。适用于支气管炎。

治疗肠炎常用药酒

党参酒

【配方】党参40克，60度白酒500毫升。

【制法】党参切成薄片，置一容器中，加入60度白酒500毫升，密封。放置14日后，过滤去渣，贮瓶备用。

【功效】祛风散寒。适用于肠炎。

茱萸丁香酒

【配方】小茴香75克，吴茱萸、干姜、公丁香各50克，肉桂、生硫黄各30克，荜茇、山栀子各20克，胡椒5克，白酒适量。

【制法】前9味共研细末，每次取30克药末，用白酒调成糊状，敷于脐部，后用消毒纱巾覆盖，再用胶布固定。

【功效】祛风散寒。适用于肠炎。

大蒜红糖酒

【配方】大蒜（去衣捣烂）1个，红糖10克，烧酒50毫升。

【制法】以上3味同煎至沸，去渣备用。

【功效】祛风散寒。适用于肠炎。

核桃梨根酒

【配方】鲜核桃250克,刺梨根130克,白酒1000毫升。

【制法】前2味加工粗碎,置容器中,加入白酒,密封,浸泡25日后,过滤去渣备用。

【功效】消炎止痛。适用于肠炎。

【附记】引自《药酒汇编》。

丁香山楂酒

【配方】丁香2粒,山楂6克,黄酒50毫升。

【制法】上药捣碎放入瓷杯中,再注入黄酒,瓷杯放入锅内,隔水10分钟,去渣备用。

【功效】温中止痛。适用于肠炎。

四香救急水

【配方】广木香、丁香、大茴香、牙皂、肉豆蔻、广橘皮、石菖蒲、荜茇各5克,生大黄15克,川厚朴、苍术各8克,藿香6克,细辛、吴茱萸4克,肉桂、高良姜、白豆蔻各3克,白酒800毫升。

【制法】以上17味药研粗末,与白酒共置入容器中,密封浸泡20日后,去渣,加樟脑10克,薄荷冰1.5克,拌匀即成。

【功效】提神醒脑,祛寒补虚。适用于肠炎。

姜酒

【配方】干姜30克,黄酒500毫升。

【制法】干姜捣碎或切成薄片,置沙锅中,加入黄酒,煮沸至300毫升,过滤去渣备用。

【功效】消炎理气。适用于肠炎。

地瓜藤根酒

【配方】地瓜藤根500克,50度白酒1000毫升。

【制法】地瓜藤根切碎,以纱布包,置容器中,加入50度白酒1000毫升,密封。放置7日后,过滤去渣即成。

【功效】行气清热。适用于肠炎。

参术红枣酒

【配方】人参、生姜各20克,炙甘草、红枣各30克,白茯苓、炒白术各40克，50度白酒1000毫升。

【制法】前6味捣碎，以纱布包，置容器中，加入白酒，密封。放置7日后，过滤去渣即成。

【功效】益气养胃。适用于肠炎。

荔枝肉酒

【配方】荔枝肉（带核）500克，50度白酒1000毫升。

【制法】上药置容器中，加入50度白酒1000毫升，密封放于阴凉处。放置7日后，过滤去渣，取滤汁贮瓶备用。

【功效】益气健脾，养血益肝。适用于肠炎。

二白牛膝酒

【配方】白茯苓、白术、开花粉、淮山药、芡实、薏苡仁各15克，白豆蔻9克，60度白酒5000毫升。

【制法】前5味捣碎，密封，隔日摇动1次。放置14日后，过滤去渣即成。

【功效】健脾燥湿。适用于肠炎。

治疗贫血常用药酒

芪参百岁酒

【配方】黄芪、党参、白术、茯苓、红枣、当归、川芎、生地黄、熟地黄、山萸肉、麦门冬、枸杞、五味子、蜂王浆、防风、羌活、陈皮各200克，肉桂50克，白糖1000克，白酒10升。

【制法】以上各药捣碎或切成薄片，入布袋，置容器中，加入白酒，密封，浸泡7日后，过滤去渣，即成。药渣再添酒浸。

【功效】补益元气，滋养阴血，补心强神、面色㿠白、精神委靡、少气懒言、声低气怯、眩晕耳鸣、记忆力减退、不耐思索、脉沉无力。适用于贫血。

下篇 疗疾祛病常用药酒

参苓寿康酒

【配方】人参 30 克，茯苓 20 克，白术（炒）36 克，黄芪（蜜炙）、灵芝、黄精（制）各 60 克，制首乌 100 克，五味子 15 克，60 度白酒 1500 毫升。

【制法】将上药除白酒外，皆碎为粗末，以医用纱布包好，置于一容器中，加入 60 度白酒 1500 毫升，密封，放置 10 日后，过滤取滤液备用。

【功效】大补气血，健脾益肾，养心安神，抗老延寿。适用于年老体弱，气血不足，贫血等。

金樱首乌酒

【配方】首乌 40 克，大枣 40 克，黄桂 40 克，金樱子肉 100 克，黄豆（炒）100 克，白酒 600 毫升。

【制法】以上药物切片与白酒一起置入容器中，密封浸泡 30 日以上，滤过即成。

【功效】补肝肾，行气活血。适用于贫血。

虫草黑枣强身酒

【配方】冬虫夏草 30 克，黑枣 30 克，白酒 500 毫升。

【制法】以上 2 味捣（切）碎或切成薄片，入布袋，置容器中，加入白酒，密封，浸泡 3 日后，过滤去渣，即成。药渣再添酒浸，置容器中，加入白酒，密封，浸泡 60 日后，过滤去渣，即成。

【功效】补虚益精，强身健体。适用于贫血。

龙眼首乌鸡血藤酒

【配方】龙眼肉、何首乌、鸡血藤各 125 克，60 度白酒 1500 毫升。

【制法】前 2 味切小块，鸡血藤制成粗末以纱布包，共置容器中，加入 60 度白酒 1500 毫升，密封。放置 10 日后，过滤去渣，贮瓶备用。

【功效】补髓填精，养心宁神。适用于贫血。

当归活血酒

【配方】当归 60 克，白酒 700 毫升。

【制法】将当归切成薄片，置容器中，加入白酒，密封，置阴凉处，每日摇数下，浸泡 7 日后，过

159

滤去渣,静置澄明,即可饮用。

【功效】补血、活血,调经,止痛。适用于贫血。

首乌白术补血酒

【配方】鸡血藤、当归各248克,黑老虎、制何首乌各116克,五指毛桃30克,骨碎补165克,炒白术33克,炙甘草17克,50度白酒4300毫升。

【制法】鸡血藤、黑老虎、骨碎补、五指毛桃蒸2分钟时候,与其余4味混匀,置容器中,加入白酒,密封,浸泡35～45天后,过滤去渣,即成。

【功效】补气血、通经络。适用于贫血。

桂圆首乌酒

【配方】桂圆肉125克,制何首乌125克,鸡血藤125克,白酒1500毫升。

【制法】先将前2味切成小块,桂圆捣碎,同置容器中,加入白酒,密封,浸泡10天后,过滤去渣,即成。

【功效】补髓填精,养心宁神。适用于贫血。

女贞菟丝子酒

【配方】女贞子、菟丝子、金樱子、肉苁蓉、黄精(制)各29.4克,熟地黄73.5克,当归147克,锁阳、淫羊藿、远志各58.8克,炙甘草14.7克,制附子44.1克,黄芪88.2克,蚕蛾5.9克,鸡睾丸23.5克,白酒4300毫升。

【制法】鸡睾丸、蚕蛾置容器中,加入白酒3300毫升,密封,浸泡70日后取上清液;其余13味捣碎,置容器中,加入白酒1000毫升,密封浸泡45～50日后,取上清液。再将两种酒液合并,混匀,滤过即得。

【功效】提神补气,壮腰固肾。适用于贫血。

参芍玉液酒

【配方】人参8克,熟地黄、玉竹、桑葚、麦冬、白芍、枸杞各24克,白术、黄芪、茯苓、丹参各18克,陈皮、红花、川芎、甘草各12克,党参20克,玫瑰花4克,白酒5000毫升,蔗糖1800克。

【制法】前17味加工成细粉,混匀,按渗滤去,用白酒作溶剂,浸渍48小时,渗滤取汁。蔗糖加水适量,煮沸溶解与渗滤液合并,混匀,加冷开水至10升,静置,滤过,分装备用。

【功效】补益气血,柔肝通络。适用于贫血。

治疗便秘常用药酒

枸杞生地酒

【配方】枸杞子、生地各500克,火麻仁300克,50度白酒3500毫升。

【制法】将前3味捣碎,以医用纱布包好,置容器中,加入50度白酒3500毫升,密封。放置7日后,过滤去渣,贮瓶备用。

【功效】滋阴润燥。适用于头晕口干,大便干燥等。

大黄陈皮酒

【配方】大黄、草豆蔻、陈皮各适量。

【制法】取以上3味,用60%乙醇作溶剂浸渍24小时后进行渗漉,静置,待澄清,滤过,即得。口服,每次2~5毫升,每日3次。

【功效】健胃消食,为健胃药。

适用于便秘。

朴硝大黄酒

【配方】朴硝10克(或芒硝代之),大黄30克,白酒100毫升。

【制法】以上2药捣碎,用白酒100毫升,煮取50克,去渣备用。将上药酒1次顿服。

【功效】开结消食,通便。适用于便秘。

三黄酒

【配方】黄芩、黄柏、大黄各30克,川厚朴15克,甘草10克,低度白酒500毫升,白糖150克。

【制法】前5味切成薄片,置容器中,加入白酒,密封,浸泡7天后,过滤去渣,加入白糖,溶化即成。每次空腹服20~30毫升,日服2次。

【功效】清热泻火,理气通便。适用于热结便秘。

桃花白芷酒

【配方】阴干桃花250克,白芷30克,50度粮食酒1升。

【制法】上药加酒密封1月,每5日摇动1次。

【功效】通便。适用于便秘。

芝麻地黄枸杞酒

【配方】黑芝麻(炒)、生地黄各300克,枸杞子500克,火麻仁150克,糯米1500克,酒曲120克。

【制法】将前4味加工使碎,置沙锅中,加水3000毫升,煮至2000毫升,取汁候冷,糯米蒸熟,候冷后置容器中,加入药汁和酒曲(先研末)拌匀,密封,置保温处酿酒14日,酒熟启封,压上糟渣,即成。

【功效】滋肝肾,补精髓,养血益气,调五脏。适用于大便秘结。

【附记】引自《临床验方集》。

羊脂二汁酒

【配方】地黄汁70毫升,生姜汁50毫升,羊脂150克,白蜜75克,糯米酒1000毫升。

【制法】糯米酒倒入坛中,置文火上煮沸,边煮边除下羊脂,化尽后再加入地黄汁、生姜汁,搅匀,煮数十沸后离火待冷。再将白蜜炼熟后倒入酒内搅匀,密封,置阴凉处,浸泡3日后开封即成。

【功效】补脾益气,调中开胃。适用于便秘。

芝麻丹参酒

【配方】黑芝麻(炒)12克,杜仲12克,淮牛膝12克,丹参6克,白石英6克,白酒500毫升。

【制法】将前5味捣碎或切成薄片,除芝麻外,余药入布袋,置容器中,加入白酒和芝麻,搅拌均匀,密封,浸泡14天后,过滤去渣,即成。

【功效】补肝肾,益精血,祛风湿。用于大便秘结。

大黄附子酒

【配方】大黄、附子各30克,50度白酒300毫升。

【制法】前2味切薄片,置容器中,加入50度白酒300毫升,密封。放置7日后,过滤去渣即成。每次空腹温服20毫升,每日服2~3次。

【功效】温中通便。适用于便秘。

双耳糖酒

【配方】白木耳、黑木耳各20克，冰糖40克，糯米酒1500毫升。

【制法】前2味用温水泡发，沥干切丝。另将糯米酒置容器中，用文火煮沸，再加入双耳丝，煮约30分钟后，取下候冷，密封，浸泡24小时后，过滤去渣，加入冰糖，溶后即成。

【功效】滋阴生津。适用于便秘。

芝麻枸杞米酒

【配方】黑芝麻（炒）300克，生地黄300克，枸杞子500克，火麻仁150克，酒曲120克。

【制法】前4味加工捣碎或切成薄片，置沙锅中，加水3升，煮至2升，取汁候冷。糯米蒸熟，候冷后置容器中，加入药汁和酒曲（先研末）拌匀，密封，置保温处酿酒14天，酒熟启封，压去糟渣，即成药酒，备用。

【功效】滋肝肾、补精髓。适用于便秘。

蜂蜜酒

【配方】蜂蜜500克，红曲50克。

【制法】蜂蜜加水1000毫升，再加入红曲（研末），混匀装入干净的瓶中，用牛皮纸封口，发酵1个半月，经过滤后便可饮用。口服每次20毫升，每日2次。

【功效】滑肠通便。适用于便秘。

【附记】引自《家庭秘制药酒药茶》。

松子仁酒

【配方】松子仁70克，黄酒500毫升。

【制法】松子仁炒香，捣烂成泥，备用；再将黄酒倒入小坛内，放入松子仁泥，然后置文火上煮鱼眼沸点，取下待冷，加盖密封，置阴凉处。3昼夜后开封，用细纱布滤去渣，贮入净瓶中备用。每日3次，每次用开水送服20～30毫升。

【功效】补气血，润五脏。适用于便秘。

土黄流浸膏

【配方】土黄适量。

【制法】取土黄粗粉用60%乙醇作溶剂，浸渍24小时后，缓慢渗漉，收集初漉液，溶液至稠膏状，加入初漉液，混匀，用60%乙醇稀释，每日1～3毫升。

【功效】健胃消食，通肠排便。适用于便秘。

韭菜汁酒

【配方】韭菜汁1杯，白酒、开水各半杯。

【制法】以上3物混匀，文火煎沸，候冷。

【功效】润肠通便。适用于便秘。

治疗肺脓疡常用药酒

苇茎鱼腥酒

【配方】苇茎30克，鱼腥草60克，金银花20克，冬瓜仁24克，桔梗12克，甘草9克，桃仁10克，黄酒5000毫升。

【制法】先将上药切碎，加清水2000毫升，用文火煎煮至半，再入黄酒煮沸，离火，置容器中，密封，浸泡3天后，过滤去渣即成。

【功效】清肺泄热，解毒排脓。适宜于肺痈。

连翘银花酒

【配方】连翘18克，金银花、鲜芦根各30克，冬瓜仁15克，瓜蒌仁12克，杏仁、桑叶各10克，薄荷、桔梗各6克，生甘草9克，黄酒4000毫升。

【制法】先将上药切碎，加水适量煎饼至浓汁后，再加黄酒煮沸，离火，置容器中，密封，浸泡3日后，过滤去渣，即成。

【功效】辛凉宣肺，清热解毒。适用于肺痈。

金荞麦酒

【配方】金荞麦250克，黄酒1.25升。

【制法】前1味切碎，置容器

中，添加黄酒，密封，文火蒸煮至1升，去渣留液。

【功效】解毒排脓。适用于肺脓疡。

薏苡仁芡实酒

【配方】薏苡仁、芡实各25克，白酒500毫升。

【制法】前2味洗净，去杂后，置容器中，加入白酒，密封，浸泡，经常摇动，15天后，过滤去渣，即可取用。

【功效】健脾利湿，除痹缓急。适用于肺脓疡。

治疗白细胞减少症常用药酒

当归白术参地酒

【配方】全当归、白术各26克，炒白芍18克，人参、生地黄各15克，云茯苓、炙甘草各20克，五加皮25克，肥红枣、胡桃肉各35克，川芎10克，白酒1500毫升。

【制法】将诸药洗净后研成粗末，装进布袋中，将口系紧，浸泡在白酒坛中，封口后，在火上煮沸，药冷却后，埋入净土中，5天后取出来，再过3～7天后开启，去掉药渣包将酒装入瓶中备用，每次10～30毫升，每日服3次，饭前将酒温热服用。

【功效】滋补气血，调理脾胃，和悦颜色。适用于白细胞减少症。

香参生白酒

【配方】木香、红参各6克，生黄芪30克，鸡血藤45克，制首乌15克，白酒1000毫升。

【制法】上药粉碎成粗粉或切成薄片，纱布袋装，扎口，置容器中，白酒浸泡14日后取出药袋，压榨取液，将榨得的药液与药酒混合，静置，过滤后即得。备用。

【功效】补气血，扶正，升高白细胞。适用于白细胞减少症。

参花地黄酒

【配方】人参、红花、紫草、当归、熟地黄、肉桂、川草乌、白芷、甘草、辛夷、山奈、陈皮、栀子、薄荷、细辛、佛手、木瓜、砂仁、川牛膝、肉豆蔻、枸杞子、高良姜、丁香、青皮、木香、檀香、豆蔻、红曲、大枣各适量，60度白酒适量。

【制法】以上29味，除大枣外，人参、红花等28味混匀，粉碎或粗粉，装袋，用60度白酒浸泡30天，每天抽提药袋。另取大枣微炒后加水煎煮4~5小时，经过取滤液备用，将冰糖适量加水熬制成糖液。以上三液混匀，搅拌均匀，与药共置炖酒器中，水浴加热5~6小时，放凉，滤过，分装，即得。口服，每次30~50毫升，每日3次。

【功效】补气养血，健脾和胃。适用于白细胞减少症。

治疗肾炎常用药酒

枸杞养血酒

【配方】枸杞子、龙眼肉各60克，白酒适量。

【制法】将上述中药粉碎，用白酒浸渍，静置，滤过，装瓶，即得。口服，每次15~30毫升，每日2次。

【功效】益智养血。适用于肾炎。

马齿苋酒

【配方】马齿苋1500克，黄酒1250毫升。

【制法】马齿苋捣烂，置容器中，加入黄酒，密封，浸泡14小时后，过滤去渣，即成。

【功效】温肾补虚。适用于肾炎。

参茸益肾酒

【配方】人参、鹿茸、雄蚕蛾、海狗肾、淫羊藿、肉苁蓉、巴戟天、菟丝子、莲须、枸杞子、熟地黄、黄芪、龟板、黄柏、杜仲、五味子、牡蛎、牛膝、茯苓各适量。

【制法】将以上各药粉碎成粗粉，用白酒适量浸渍，滤过，即得。口服，每次20毫升，每日1~2次。

【功效】益肾助阳。适用于肾炎。

百部二子益肾酒

【配方】百部100克，菟丝子150克，车前子90克，杜仲50克，白茅根15克，白酒700毫升。

【制法】将前5味切薄片，置容器中，加入白酒，密封，浸泡7天后，过滤去渣，即成。

【功效】补肾壮腰，杀虫利水。适用于肾炎。

五子酒

【配方】枸杞子、五味子、覆盆子、菟丝子、车前子各适量。

【制法】将以上5味，加水煎煮2次，合并煎液，滤过，滤液浓缩，加入95%乙醇至含乙醇为70%~75%，搅匀，静置，吸取上清液浓缩，加入适量蒸馏水，混匀，静置，滤过，滤液加入单糖浆、苯甲酸钠混匀，调整容量，测定相对密度，静置，吸取上清液，灌装，即得。口服，每次10毫升，每日1~2次。

【功效】填精补髓，益肾扶阳。适用于肾炎。

治疗心悸常用药酒

麦冬枸杞补心酒

【配方】麦冬30克，枸杞子仁、白茯苓、当归身、龙眼肉各15克，生地34克，甜酒2500毫升。

【制法】将前6味捣碎，入布袋，置容器中，加入甜酒，密封，浸泡7日后即可饮用。

【功效】补血养心，安神定志。适用于心悸。

【附记】引自《奇方类编》。

熟地茯苓酒

【配方】大熟地90克，白茯

苓、山药、甘枸杞、建莲肉、当归各60克，薏苡仁、酸枣仁、续断、麦冬各30克，大茴香15克，丁香6克，桂圆肉250克，白酒10升。

【制法】将白茯苓、山药、薏苡仁、建莲肉制为细末，其余的药物制成饮片，一起装入细绢袋内，以白酒浸入适宜的容器内，封固，隔水加热至药材浸透，取出静置数日后即成。

【功效】益心养神。适用于心悸。

二参五味酒

【配方】生晒参45克，人参100克，五味子200克，白酒5000毫升。

【制法】将五味子研碎，生晒参切片，混匀，按渗漉法，用白酒浸72小时，以每分钟3～5毫升的速度漉油，用白酒将渗油液调至4500毫升，分装10瓶，每瓶放入鲜人参1支（先洗刷干净），密封，浸泡，备用。

【功效】补气滋阴强心。适用于心悸。

桑葚龙眼酒

【配方】桑葚子、龙眼肉各120克，烧酒5000毫升。

【制法】前2味捣碎，置容器中，加入白酒，密封，浸泡10日后即可取用。

【功效】安神，补益脾气。适用于心悸。

【附记】引自《良朋汇集》。

柏子仁补气酒

【配方】破故纸、熟地、生地、天冬、麦冬、人参、当归、川芎、白芍、云苓、柏子仁、砂仁、石菖蒲、远志各30克，木香15克，白酒2000毫升。

【制法】前15味捣碎，入布袋，置容器中，注入白酒，放火上煮沸，密封，浸泡5日后，过滤，去渣，收贮备用。

【功效】补益气血，安神定志。适用于心悸。

地黄续断酒

【配方】地黄、续断各60克，黄芪、牛膝各50克，龙眼肉、当归30克，制首乌、党参、茯苓、杜仲、大枣各 40 克,红花、甘草各 10 克,红糖 800 克,白酒 8000 毫升。

【制法】前 14 味捣碎,置容器中,加入白酒 4500 毫升,密封,浸泡 14 日,过滤去渣。残渣再加入白酒 3500 毫升,密封,浸泡 14 日。过滤去渣,两次溶液混合,加入白糖,搅匀,静置沉淀后取上清液,贮瓶备用。

【功效】补气养血,健脾安神。适用于心悸。

缬草酒

【配方】缬草 50 克,白酒 250 毫升。

【制法】浸泡 48 小时后服用。

【功效】安神定志。适用于心悸。

茯苓柏子仁酒

【配方】茯苓、柏子仁(去油)、归身、麦门冬各 30 克,生地黄 45 克,酸枣仁 15 克,龙眼肉 60 克,白酒 3000 毫升。

【制法】前 7 味药装于纱布袋内,与白酒一起置入容器中,密封浸泡 15 日以上。密封浸泡期间可加温 2~3 次,以利有效成分析出。

【功效】养心安神。适用于心悸。

丹参五味酒

【配方】丹参、五味子、栀子仁各 20 克,龙眼肉、党参各 30 克,白酒 1500 毫升。

【制法】将 5 味加工使碎,入布袋,置容器中,加入白酒,密封,浸泡 14 日后,过滤去渣,即成。

【功效】补气血,滋肺肾。适用于心悸。

黄芪枸杞五味酒

【配方】黄芪、枸杞子各 20 克,人参(可用生晒参)、酸枣仁、灵芝各 10 克,鹿茸、五味子各 5 克,蜂蜜 200 克,白酒 1000 毫升。

【制法】上药共研为细末,纱布袋装,扎口,置于容器中,加入白酒浸泡,密封容器。14 日后启封,取出药袋,压榨取液。先将压榨所得药液与药酒合并,再加蜂蜜调匀,过滤后装瓶备用。

【功效】补气养血,益精安神。适用于心悸。

【附记】引自《民间百病良方》。

二参黄芪酒

【配方】鲜人参（每支 7～10 克），生晒参 30 克，黄芪 250 克，白酒适量。

【制法】烧酒一坛，去壳龙眼放入酒中浸，日久则颜色娇红，滋味鲜美。

【功效】补心血，壮元阳。

银花牛膝酒

【配方】银花、牛膝、杜仲、五加皮各 90 克，枸杞、桂圆肉、生地、当归身各 120 克，红花、甘草各 30 克，大枣 500 克，白糖、蜂蜜各 1000 克，低度白酒 7500 毫升。

【制法】前 11 味（除白糖外）加工捣碎或切成薄片，入布袋，置容器中加入白酒和白糖、蜂蜜，密封，隔水加热后，取出候凉，浸泡数日后即可饮用。

【功效】补肝肾，益精血。适宜于心悸。

龙眼安神酒

【配方】龙眼肉 250 克，60 度白酒 1500 毫升。

【制法】龙眼肉置容器中，加入 60 度白酒 1500 毫升，密封。放置 30 日后，过滤去渣，取其滤液备用。

【功效】益心脾，安心神。适用于心悸。

治疗早泄常用药酒

巴戟天熟地酒

【配方】巴戟天（去芯）60 克，杭菊花 60 克，熟地黄 45 克，川椒 30 克，枸杞 30 克，制附子 20 克，白酒 1500 毫升。

【制法】将前 6 味捣碎或切成薄片，置容器中，加入白酒，密封，浸泡 5～7 天后，过滤去渣，即成。

【功效】补肾壮阳,悦色明目。适用于早泄。

锁阳肉苁蓉酒

【配方】锁阳、肉苁蓉各60克,龙骨肾30克,桑螵蛸40克,茯苓20克,白酒2500毫升。

【制法】前5味研成细末,装入布袋,置容器中,加入白酒,密封,隔日摇动数下,浸泡5~7天后,过滤去渣,即成。

【功效】补肾温阳,固精。适用于早泄。

【附记】引自《药酒汇编》。

蛤蚧菟丝龙骨酒

【配方】蛤蚧1对,菟丝子、仙灵脾各30克,龙骨、金樱子各20克,沉香3克,60度白酒2000毫升。

【制法】先将蛤蚧去掉头足,碎为粗末,其余5味加工成粗末,与蛤蚧末一同用医用纱布包好,置容器中,加入60度白酒2000毫升,密封,每日振摇数下,放置20日后,过滤去渣,贮瓶备用。

【功效】补肾,壮阳,固精。适用于早泄。

杜仲白芍酒

【配方】杜仲、白芍、五加皮、狗脊、熟地黄、桂枝、党参、骨碎补、白术、金樱子、女贞子、鸡血藤、淫羊藿、川牛膝、茯苓、当归、菟丝子各适量。

【制法】将以上17味,粉碎成粗粉,用白酒,浸渍10~15天后,加蔗糖搅匀,静置,密封,即得。

【功效】温补肝肾,补益气血。适用于早泄。

韭子益智酒

【配方】韭子60克,益智仁15克,白酒500毫升。

【制法】前2味捣碎,置容器中,加入白酒,密封,每日摇动数下,浸泡7天,过滤去渣,即成。

【功效】补肾助阳,收敛固涩。适宜于早泄。

锁阳仙茅酒

【配方】锁阳、仙茅、当归、干虾仁各100克,海马、鹿茸30克,人参40克,韭菜子300克,阳起石、淫羊藿、玉竹各140克,狗鞭60克，狗脊40克。

【制法】将以上13味，玉竹、仙茅、阳起石、淫羊藿、锁阳五味加水煎煮2次，第一次2小时，第二次1小时，合并煎液，静置24小时，滤过，滤液浓缩，与其余干虾等8味共置容器内，加白酒浸泡3次，第一次加白酒4000克，第二、第三次各加3000克，每次密闭浸泡30天，滤过，合并滤液，混匀，即得。口服，每次15～30毫升，每日2～3次。

【功效】补肾壮阳，生精益髓。适用于早泄。

蛤鞭沉香酒

【配方】蛤蚧1对，狗鞭1具，沉香4克，巴戟天30克，肉苁蓉30克，山茱萸120克，蜂蜜100克，白酒2500毫升。

【制法】先将蛤蚧去掉头足，粗碎，狗鞭酥炙，粗碎；余4味研为粗末或切成薄片，与蛤蚧、狗鞭同入布袋，置容器中，加入白酒，密封，每日振摇数下，浸泡21天后，过滤去渣，加入蜂蜜混匀，即成。

【功效】补肾壮阳。适用于早泄。

沙苑龙骨酒

【配方】沙苑子90克，莲芯、龙骨各30克，芡实20克，白酒500毫升。

【制法】将4味捣碎，入布袋，置容器中，加入白酒，密封，每日振摇数下，浸泡14天后，过滤去渣，即成。

【功效】补肾养肝，固精。适用于早泄。

蚕蛾益精酒

【配方】活雄蚕蛾20只，白酒适量。

【制法】取雄蚕蛾，在热锅上焙干，研细末，备用。

【功效】益阳助性，益精血。适用于早泄。

治疗高脂血症常用药酒

当归玉竹长寿酒

【配方】当归、何首乌（制）、党参各20克，玉竹、白芍各30克，白酒1000毫升。

【制法】上药共研为粗粉，纱布袋装，扎口，白酒浸泡，7日后取出药袋，压榨取液，并将药液与药酒混合，静置后过滤，即得。

【功效】益气血，健脾胃。适用于高脂血症。

首乌金樱黄精酒

【配方】制首乌、金樱子、黄精各15克，黑豆（炒）30克，白酒1000毫升。

【制法】以上药研成粗末，纱布袋装，扎口，白酒浸泡，14日后取出药袋，压榨取液，并将榨得的药液与白酒混合，静置，密封，即得。

【功效】养血补肾，乌须发。适用于高脂血症。

山楂泽泻酒

【配方】山楂片、泽泻、丹参、香菇各30克，50度白酒500毫升，蜂蜜150克。

【制法】前4味切成薄片，置容器中，加入50度白酒，密封，放置14日后，过滤去渣，加蜂蜜溶解即成。

【功效】健脾益胃，活血消脂。适用于高脂血症。

治疗遗精常用药酒

当归枸杞酒

【配方】当归、枸杞子、破故纸各9克，白酒1000毫升。

【制法】将前3味捣碎，入布袋，置容器中，加入白酒，密封，隔水加热30分钟，取出，静置24小时，次日即可开封取用。

【功效】补血养肝，壮阳明目。适用于遗精。

【附记】引自《同寿录》。

枸杞龙眼女贞酒

【配方】枸杞子、龙眼肉、女贞子、仙灵脾各150克，生地、绿豆各120克，猪油400克，50度白酒5000毫升。

【制法】将前6味加工成粗末，用医用纱布包好，置容器中，加入50度白酒5000毫升，再将猪油在铁锅中炼过，乘热倒入酒中，搅匀，密封置于阴凉干燥处。放置20日后，过滤去渣，贮瓶备用。

【功效】益气血，强筋骨。适用于遗精。

首乌当归芝麻酒

【配方】何首乌24克，当归12克，生地黄16克，黑芝麻仁12克，白酒500毫升。

【制法】将前4味捣碎，入布袋，置容器中，加入白酒，隔水以文火煮数沸，取出待冷后，密封，浸泡7日后，过滤去渣，即成。

【功效】补肝肾，养精血。适用于遗精。

【附记】引自《药酒汇编》。

莲芯生地酒

【配方】莲芯90克，生地90克，熟地90克，槐角90克，五加皮90克，没食子6枚，白酒5升。

【制法】将前6味用石臼杵碎，入布袋，置容器中，加入白酒，密封，浸泡10～30天后，取出药袋，滤过，即成。药渣晒干研细末（忌铁器研）。用大麦60克炒和，炼蜜为丸，每丸重9克，制成饼状，瓷坛贮存。每放一层药饼，即撒入一层薄荷细末，备用。

【功效】滋肾阳，益精血。适用于遗精。

地黄枸杞苁蓉酒

【配方】干地黄、枸杞子、肉苁蓉各80克，山茱萸、淮山药、菟丝子、女贞子、川续断（盐炒）各40克，狗脊10克，白芍20克，50度白酒5000毫升，蔗糖700克。

【制法】将前10味加工成粗末，以纱布包，置容器中，加入50度白酒5000毫升，再加入蔗糖700

克，密封，放置15日后，过滤去渣，贮瓶备用。

【功效】养阴助阳，益肾填精。适用于遗精。

巴戟菟丝子酒

【配方】巴戟末、菟丝子、覆盆子各15克，米酒500毫升。

【制法】将前3味捣碎，置容器中，加入米酒，密封，浸泡7日后，过滤去渣，即成。

【功效】补肾涩精。适用于遗精。

【附记】引自《药酒汇编》。

鹿角知母酒

【配方】鹿角（蹄）120克，知母40克，党参30克，怀山药24克（炒），茯苓24克，炙黄芪24克，枳实24克，枸杞24克，菟丝子24克，金樱子24克，熟地黄24克，天门冬12克，黄柏12克，山萸肉6克，五味子6克，桂圆肉6克，蔗糖630克，白酒6升。

【制法】将前16味切碎或切成薄片，置容器中，用白酒分2次密封浸泡，第一次30天，第二次15天，倾取上清液，滤过，另将蔗糖制成单糖浆，待温，缓慢对入上述滤液

中，搅拌，静置，滤过，贮存待用。

【功效】补气血，益肝肾。适用于遗精。

鸡内金酒

【配方】生鸡内金、白酒各适量。

【制法】鸡内金洗刷干净，置洁净的瓦片上，用文火烧约30分钟。候成焦黄色取出，研细，备用。

【功效】消食健脾，除烦涩精。适宜于遗精。

参药白术酒

【配方】人参、怀山药各40克，山楂、山萸肉、五味子各30克，白术50克，生姜20克，白酒2500毫升。

【制法】前7味捣碎或切为薄片，入布袋，置容器中，加入白酒，隔水以文火煮沸，取出待冷，密封，浸泡3日后开封，悬起药袋沥尽，再过滤去渣，贮瓶备用。

【功效】补脾益肾，补益气血。适用于遗精。

地黄首乌米酒

【配方】生地400克，何首乌

500克,黄米2500克,酒曲100克。

【制法】生地、何首乌煮取液汁,同酒曲、黄米如常法酿酒,密封,春夏6日,秋冬7日即成。中有绿汁,宜饮之。滤汁收贮备用。

【功效】滋阴,养血。适用于遗精。

【附记】引自《百病中医药酒疗法》。

麻仁熟地酒

【配方】胡麻仁100克,熟地120克,怀牛膝60克,五加皮60克,淫羊藿45克,肉桂30克,防风30克,钟乳75克,白酒7500毫升。

【制法】先将胡麻仁置锅中,加水适量,煮至水将尽时取出捣烂,备用;再将钟乳用甘草汤浸3日,取出后浸入牛乳中2小时,再蒸红2小时,将牛乳完全倾出后,取出用温水淘洗干净研碎备用,其余6味加工使碎,与胡麻仁、钟乳同入布袋,置容器中,加入白酒,密封,浸泡14日后,过滤去渣,即成。

【功效】补肝肾,填骨髓,益气力,逐寒湿。适用于遗精。

地黄五加酒

【配方】熟地黄、五加皮、赤何首乌、白何首乌各120克,白茯苓、菊花、麦门冬、石菖蒲、甘枸杞、白术、当归、杜仲各60克,莲芯、槐角、天门冬、苍耳子、肉苁蓉、人参、天麻、牛膝、刺蒺藜各30克,茅山苍术45克,沉香、防风各15克,白酒904毫升。

【制法】前25味洗净,切片,入布袋,置瓷坛中,密封,浸泡7~14天后取出药袋,过滤去渣,即成。

【功效】适宜于遗精。

地黄枸杞酒

【配方】干地黄、枸杞子、肉苁蓉各80克,山茱萸、怀山药、菟丝子、女贞子、川续断(盐炒)各40克,狗脊10克,白芍20克,30度白酒10000毫升,蔗糖700克。

【制法】将前10味粗碎,置容器中,加入白酒和蔗糖,密封,浸泡7日后,过滤去渣,即得。

【功效】养阴助阳,益肾填精。

【附记】引自《药酒汇编》。

治疗面神经麻痹常用药酒

天门冬五加酒

【配方】天门冬 20 克,牛膝、川桂枝各 15 克,麦门冬、生地、熟地、川芎、秦艽、五加皮各 25 克,蜂蜜、红砂糖各 500 克,米醋 500 毫升,白酒 1000 毫升。

【制法】先将白酒和蜂蜜、红糖、陈米醋置容器中,搅匀,再将前 9 味研成粗末或切成薄片,入布袋,置于容器中,用豆腐皮封口,压上大砖,隔水蒸煮 3 小时,取出埋入地下土中,浸泡 7 天后,过滤去渣,取用。

【功效】滋补肝肾,强壮筋骨。适用于面神经麻痹。

桂芎防风酒

【配方】桂枝、川芎各 30 克,防风、当归、白芍、香附、路路通各 50 克,薄荷梗 20 克,60%乙醇 1 升。

【制法】前 8 味粗碎,置容器中,添加乙醇,密封浸泡 14 日,去渣留液。

【功效】祛风活血。适用于面神经麻痹。

【附记】引自《山西中医》。

独活附子酒

【配方】独活 50 克,白附子 10 克,大豆(紧小者佳)200 克,50 度白酒 1000 毫升。

【制法】将前 3 味研碎,以纱布包,置容器中,加入 50 度白酒 1000 毫升,密封,隔水煮 1 小时,或用酒煮至数沸后过滤去渣,备用。

【功效】祛风通络。适用于面神经麻痹。

三藤酒

【配方】长春藤(三角风)、白风藤各 15 克,勾藤 7 个,白酒 500 毫升。

【制法】将前 2 味切碎,置容器中,加入白酒,密封,浸泡 10 ~

20天后，过滤去渣，即成。

【功效】祛风止痉。适用于面神经麻痹。

独活牵正酒

【配方】独活50克，僵蚕15克，白附子、全蝎各10克，大豆100克，白酒（清酒）1000毫升。

【制法】前5味粗碎，置容器中，加入白酒，密封，浸泡3~5日，或用白酒入药煎数沸，过滤去渣，即成。

【功效】祛风止痉，化痰通络。适用于面神经麻痹。

【附记】引自《药酒汇编》。

葛根桂枝酒

【配方】葛根200克，桂枝、丹参各120克，炒白芍20克，甘草40克，白酒2升。

【制法】将上述诸药粉成粗粉，然后放置适当容器中，加入白酒，密封，浸泡半个月后，过滤去渣，即可取用。

【功效】祛风通络、舒筋缓急。适用于面神经麻痹。

叶风除湿酒

【配方】松叶、防风各250克，白酒1.5升。

【制法】前2味粗碎，置容器中，添加白酒，每日振摇1~2次，密封浸泡2日，去渣留液。

【功效】祛风除湿。适用于面神经麻痹。

【附记】引自《圣济总录》。

黄芪当归酒

【配方】黄芪100克，当归15克，僵蚕、全蝎各10克。

【制法】水煎，滤汁后加白酒10毫升。

【功效】祛风活血。适用于面神经麻痹。

蚕砂川芎酒

【配方】蚕砂、制白附子各50克，川芎30克，白酒500毫升。

【制法】前3味捣碎，置容器中，添加白酒，每日振摇1~2次，密封5~7日，去渣留液。

【功效】祛风化痰，活血通络。

【附记】引自《民间验方》。

独活黑豆酒

【配方】独活50克，黑大豆200克，僵蚕15克，全蝎、制白附子各10克，白酒1升。

【制法】前5味捣碎,置容器中,添加白酒,文火煮数沸,去渣留液。

【功效】祛风除湿,通经活络。

【附记】引自《民间验方》。

天麻钩藤酒

【配方】天麻、钩藤各15克,羌活、防风各10克,黑小豆30克,8度左右黄酒(或米酒)200毫升。

【制法】前5味研为粗末,以纱布包,置容器中,加入黄酒,密封,置火口候沸即止。过滤去渣,候温备用。

【功效】息风止痛。适用于面神经麻痹。

地龙白附酒

【配方】全蝎、地龙、制白附子、僵蚕各10克,蜈蚣3条,白酒500毫升。

【制法】前5味粗碎,研末。

【功效】活血祛风,通痹活络。适用于面神经麻痹。

【附记】引自《民间验方》。

治疗呃逆常用药酒

紫苏半夏酒

【配方】紫苏子50克,姜半夏30克,丁香10克,白酒500毫升,红糖50克。

【制法】前3味切薄片或捣碎,置容器中,加入白酒,密封,浸泡7天后,过滤去渣备用。

【功效】降逆止呃。适用于呃逆。

荸荠止呃酒

【配方】川厚朴(姜炒)、陈皮、白蔻仁(炒)、橘饼各30克,荸荠(捣碎)、白糖、冰糖各120克,蜂蜜60克,白酒3000毫升。

【制法】前4味和橘饼入布袋,置容器中,加入白酒,密封,浸泡10余日后,过滤去渣,再加入白糖、冰糖和蜂蜜,待溶化后,再过滤，澄清备用。

【功效】和胃降逆。适用于呃逆。

【附记】引自《奇方类编》。

姜泥葡萄酒

【配方】生姜50克，葡萄酒500毫升。

【制法】生姜洗净，晾干，捣烂如泥，置容器中，加入葡萄酒，密封，浸泡3天，滤出姜渣即成。

【功效】健胃祛湿，散寒止痛。适用于呃逆。

香蒂散寒酒

【配方】丁香5粒，柿蒂5个，白酒100毫升。

【制法】前2味粗碎，置容器中，添加白酒，密封，隔水文火蒸10分钟，去渣留液。

【功效】温中散寒止呃。适用于呃逆。

【附记】引自《民间验方》。

薄荷酊

【配方】薄荷叶50克，薄荷油50毫升，90%乙醇适量。

【制法】薄荷叶置容器中，加入乙醇，密封，浸泡1~3日，过滤去渣，冲入薄荷油混匀，加乙醇至1000毫升，即得。

【功效】驱风健胃。适用于呃逆。

干姜制附酒

【配方】干姜60克，制附子40克，白酒1升。

【制法】前2味捣碎，置容器中，添加白酒，每日振摇1~2次，密封浸泡7日，去渣留液。

【功效】温中散寒，回阳通脉。适用于呃逆。

地黄枸杞酒

【配方】熟地黄44克，枸杞子40克，山药36克，茯苓30克，山茱萸20克，甘草24克，黄酒1升。

【制法】前6味粗碎，置容器中，添加清水200毫升及黄酒，文火煮30分钟，候冷，每日振摇1~2次，密封浸泡3~5日，去渣留液。

【功效】补益肝肾，养血填精。适用于呃逆。

红曲藿香酒

【配方】红曲15克，砂仁5克，陈皮、青皮、当归各7.5克，丁香、白豆蔻、厚朴、栀子、麦芽、枳壳各3克，藿香1.5克，冰糖500克，白酒4升。

【制法】前12味捣碎，置容器中，添加白酒，密封，隔水文火蒸2小时，去渣留液，入冰糖溶解。

【功效】理气解脾，化滞除胀。适用于呃逆。

【附记】引自《全国中药成药处方集》。

治疗噎膈常用药酒

二参启膈酒

【配方】南沙参、丹参各9克，茯苓、砂仁、川贝母各5克，郁金、杵头糠各3克，荷叶蒂2个，黄酒500毫升。

【制法】前8味粗碎，同置容器中，添加黄酒，煮至300毫升，去渣留液。

【功效】养胃和中，活血通膈。适用于噎膈。

【附记】引自《医学心悟》。

贝母除噎酒

【配方】浙贝母、砂仁、木香、陈皮各6克，白酒500毫升，白砂糖300克。

【制法】前4味切成薄片或捣碎，同置容器中，添加白酒、白砂糖，密封，隔水文火蒸30分钟，候冷，去渣留液。

【功效】理气开胃。适用于噎膈。

【附记】引自《种福堂公选良方》。

治疗阑尾炎常用药酒

芪银排脓酒

【配方】黄芪、金银花叶、当归、甘草各15克,白酒250毫升。

【制法】前4味粗碎,置容器中,添加白酒,每日振摇1～2次,密封浸泡15日,去渣留液。

【功效】清热解毒,养血生肌。适用于阑尾炎。

【附记】引自《赤水云珠》。

金银花甘草酒

【配方】金银花50克,甘草10克,黄酒150毫升。

【制法】前2味粗碎,置容器中,添加清水600毫升,文火煎成150毫升,再加黄酒略煎,去渣留液。

【功效】清热解毒。适用于阑尾炎。

【附记】引自《医方集解》。

治疗老年性遗尿常用药酒

茴香螵蛸酒

【配方】小茴香、桑螵蛸各30克,菟丝子20克,白酒500毫升。

【制法】前3味捣碎,入布袋,置容器中,加入白酒,密封,每日振摇数下,浸泡7日后,过滤去渣,备用。

【功效】补肾温阳。适用于老年性遗尿。

【附记】引自《药酒汇编》。

鸡肝肉桂酒

【配方】雄鸡肝60克,肉桂30克,白酒750毫升。

【制法】前2味切碎,置容器

中，加入白酒，密封，经常摇动。浸泡7日后去渣，即成。残渣曝干，随酒送服。

【功效】补肝肾，温阳止逆。适用于老年性遗尿。

仙茅山药益智酒

【配方】仙茅、淮山药各15克，益智仁10克，50度白酒500毫升。

【制法】将前3味捣碎，以纱布包，置容器中，加入50度白酒500毫升，密封，每日振摇1次，放置10日后，过滤去渣即成。

【功效】温肾固摄。适用于老年性遗尿。

菟丝益智酒

【配方】菟丝子、益智仁各30克，白酒300毫升。

【制法】前2味捣碎，置容器中，加入白酒，密封，每日振摇1次，浸泡7日，过滤去渣，即成。

【功效】温肾固摄。适用于老年性遗尿。

龙虱酒

【配方】龙虱20克，白酒300~500毫升。

【制法】上药拍碎，置容器中，加入白酒，加盖置文火上煮鱼眼沸，取下候冷，密封，浸泡21日后，过滤去渣，即成。

【功效】补肾固精。适用于老年性遗尿。

治疗腰痛常用药酒

三七二乌止痛酒

【配方】生川乌、生草乌各50克，田三七、马钱子各25克。

【制法】生川乌、生草乌洗净切片晒干，以蜂蜜250克煎煮。马钱子去毛，用植物油炸。四三七捣碎，再混合加水煎煮二次，第一次加水1000毫升，浓缩到300毫升，第二次加水1000毫升，浓缩到200

毫升，二次共取液500毫升，加市售白酒500毫升即成。

【功效】散风活血，舒筋活络。适用于腰痛。

【附记】引自《中药制剂汇编》。

狗脊丹参酒

【配方】狗脊、丹参、黄芪、萆薢、牛膝、川芎、独活各30克，制附子20克，白酒1500克。

【制法】将上述各药共捣成粗粒，用布袋装，入酒中，密封，隔水煮3小时，冷却，静置5天，取出药袋，即可服用。

【功效】祛风湿，强腰脊，用于腰痛强直，难以舒展。

附子丹参酒

【配方】制附子、丹参、川续断、牛膝各30克，白术、生姜、桑白皮各50克。细辛、肉桂各25克，五加皮（炙）20克，白酒1500毫升。

【制法】前10味细锉，入布袋，置容器中，加入白酒，密封，浸泡7天后，过滤去渣，即成。

【功效】温肾壮腰，舒筋活血。适用于腰痛。

鹳草公藤酒

【配方】老鹳草、丁公藤、桑枝、豨莶草各25克，白酒500毫升。

【制法】前4味切碎，置容器中，加入白酒，密封，浸泡14日后，过滤去渣，即成。

【功效】祛风除湿，通络止痛。适用于腰痛。

独活加皮酒

【配方】羌活、生地各150克，独活60克，五加皮90克，黑豆200克，米酒1500克。

【制法】羌活、独活、五加皮捣成粗粒，生地煎浓汤，约200毫升；黑豆炒熟。上述各药放入米酒中，黑豆趁热下，置于火上2~3沸，取下候冷，去药渣，过滤备用。

【功效】祛风湿，壮筋骨。适用于腰痛。

贯金苍术止痛酒

【配方】老贯金10千克，苍术、透骨草、威灵仙各5千克，苍耳子叶、黄柏、防风各2.5千克，草乌 250 克，山龙 5 千克，白糖 3 千克，白酒 20 千克。

【制法】黄柏加水煎煮 1 小时后，再入其他各药，加水超过药面 2 寸，煎至水剩 1/3，滤取药液，药渣再加水煎 1 次。合并两次药液，浓缩成 3000～3500 毫升，加入白酒和白糖，搅匀，静置 3 日后，滤过即成。

【功效】散风利湿，消炎止痛。适用于腰痛。

【附记】引自《中药制剂汇编》。

茱萸牛膝酒

【配方】山茱萸、怀牛膝、熟地黄各 60 克，杜仲、麦冬各 30 克，五味子 40 克，白酒 2500 毫升。

【制法】前 6 味捣碎或切成薄片，入布袋置容器中，加入白酒，隔日摇动数下，浸泡 14 日后，过滤去渣，即成。

【功效】补肾填精，活血通络。适用于腰痛。

灵仙寄生酒

【配方】威灵仙、槲寄生、穿山龙、防己、独活、茜草、羌活各 500 克，马钱子、麻黄、白糖各 100 克，50 度白酒 25 升。

【制法】前 9 味切成薄片，入布袋，置容器中，加入白酒、白糖密封，隔日摇动数下，浸泡 14 日后，过滤去渣，即成。

【功效】散风祛湿。适用于腰痛。

麻黄当归酒

【配方】麻黄、当归、槲寄生、川续断、老鹳草各 50 克，人参、木瓜、狗脊（烫）、五加皮、独活、苍术（炒）、制川乌、羌活、威灵仙、红花、干地龙、桂枝、川牛膝各 40 克，桃仁（炒）、甘草、乌梢蛇、青风藤、秦艽、赤芍、海风藤、白芷、川芎各 30 克，细辛 20 克，鹿茸 10 克，白糖 500 克，白酒 26 千克。

【制法】前 29 味各研粗末，和匀，置容器中，加入白酒，密封，浸泡 30～40 日，每日搅拌 1 次。过滤去渣，浸出液与榨出液合并，滤过，加入白糖，搅拌溶解后，密封，静置 15 日以上，滤过即成。

【功效】祛风散寒，舒筋活络。适用于腰痛。

【附记】引自《药酒汇编》。

海桐皮牛膝止痛酒

【配方】海桐皮100克，牛膝50克，川芎、羌活、地骨皮、五加皮、杜仲、薏苡仁各30克，生地60克，甘草15克，白酒2500克。

【制法】上述各药研细捣碎，以绢布袋盛，置于酒中，加盖密封浸泡，冬季浸泡21天，夏季浸泡7～10天，隔天摇动1次，取去药袋，过滤备用。

【功效】祛风湿，补肝肾。适用于腰痛。

牛膝桂心酒

【配方】牛膝、萆薢各150克，桂心、当归、防风、制附子（炮裂去皮脐）各100克，羌活125克，白酒20升。

【制法】上药细锉，用生绢袋盛，以酒浸于瓮瓶中。经7日开。

【功效】补肝肾，壮筋骨。适用于腰痛。

活血止痛酊

【配方】透骨草30克，追地风、红花、川椒、急性子、独活、乳香、骨碎补各12克，川乌6克，50%乙醇150千克。

【制法】上药处方配100付，研成粗末，置容器中，加入乙醇50千克，混匀，浸泡1周，过滤。两次滤液合并添加乙醇100千克，混匀，分装。

【功效】驱风散寒，活血止痛。适用于腰痛。

【附记】引自《中药制剂汇编》。

丁公藤酒

【配方】丁公藤200克，50度米酒适量。

【制法】丁公藤切细，蒸半小时，加入50度米酒，浸渍15日，滤取1000毫升浸出液即得。

【功效】祛风湿，舒筋络。适用于腰痛。

【附记】引自《中药制剂汇编》。

肉桂白术酒

【配方】肉桂30克，白术、茯苓各50克，甘草15克，白酒适量。

【制法】上述药共研细末，装瓶备用。

【功效】通阳利湿。适宜于腰痛。

【附记】引自《金匮要略》。

羊肠桂圆酒

【配方】生羊肠1具,桂圆肉、沙苑子、生薏苡仁、仙灵脾、仙茅各120克,白酒10000毫升。

【制法】羊肠洗净阴干,切成小段,余5味加工使碎,入布袋,置容器中,加入白酒,浸泡21日后,过滤去渣,即成。

【功效】补肾壮阳,散寒除湿。适用于腰痛。

杜仲故纸苍术酒

【配方】杜仲30克,破故纸、苍术、鹿角霜各18克,白酒1000克。

【制法】上述药加工成粗粉,浸入酒中10天,密封,经常摇动。开封后过滤去渣,取酒液饮服。

【功效】强腰壮肾,温阳祛寒。适用于腰痛。

人参二冬固本酒

【配方】人参、何首乌、熟地黄、生地黄、枸杞子、天门冬、麦门冬、当归各60克,白茯苓30克,白酒6000毫升。

【制法】前9味捣碎,入布袋,置容器中,加入白酒,密封,置文火上煮约1小时后,离火待冷,置阴凉处,浸泡7日后,过滤去渣,即成。

【功效】补肝肾,益气血。适用于腰痛。

三蛇牛膝酒

【配方】杜仲、当归、牛膝、蜂蜜、银环蛇胆汁、金环蛇胆汁、眼镜蛇胆汁各适量,陈白酒适量。

【制法】上述各药以陈白酒泡制成酒剂。

【功效】祛风湿、舒筋络。适用于腰痛。

地黄甘露酒

【配方】熟地黄、枸杞子、桂圆肉、葡萄干、红枣肉、桃仁、当归、杜仲各60克,白酒5000毫升。

【制法】前8味洗净,切碎,入布袋,置容器中,密封,经常摇动,浸泡14日后,过滤去渣,即成。

【功效】补肝肾,养精血。适用于腰痛。

【附记】引自《临床验方集》。

石花祛风酒

【配方】石花200克，白酒1000毫升。

【制法】以石花浸酒7日。

【功效】养血明目，补肾利尿。适用于腰痛。

治疗脚气常用药酒

香豉除湿酒

【配方】香豉1升，白酒3升。

【制法】上药以白酒浸3日。

【功效】除湿痹，利腰脚。适用于脚气。

乌药治动酒

【配方】土乌药50克（取矮樟树根），白酒100毫升。

【制法】取土乌药水萝卜者，干漉布揩净，用瓷片刮屑，收于瓷器内，以白酒浸一宿，麝香入少许尤妙。

【功效】治脚气发动。

香豉橘皮生姜酒

【配方】香豉300克，橘皮、生姜、葱各适量。

【制法】上药细切，任意调和，先熬油令香，次下诸物熬熟，以绵裹纳铛中，著酒浸。

【功效】利腰脚。适用于脚气。

【附记】引自唐·《外台秘要》。

地黄杉木酒

【配方】生干地黄、牛蒡各1000克，杉木节、牛膝（去苗）各500克，丹参、独活、地骨皮各300克，大麻仁250克，酒30升。

【制法】上药，锉，用生绢袋盛，以酒浸7日。

【功效】活血祛风。适用于脚气。

孔子蘖石斛酒

【配方】孔子蘖1斤,石斛5两,白酒2斗。

【制法】上药以白酒浸。

【功效】除湿活血。适用于脚气。

豉术酒

【配方】豉(三蒸三曝)500克,苍术50克,清酒1升。

【制法】以清酒浸豉于宽瓶中,经三宿后,再将苍术捣碎加入,经4日后开取。

【功效】除湿消肿。适用于脚气。

蒡根枳实酒

【配方】牛蒡根(切)2大升,枳实(炙)8两,薏苡仁1斤,玄参6两,乌蛇脯(炙)6两,生地黄(切)2大升,乌豆(小粒者)1大升,无灰酒1大斗。

【制法】上药7味细切,绢袋盛,用无灰酒1大斗,浸经3日。

【功效】除湿祛寒。适用于脚气。

侧子独活酒

【配方】侧子(半生火炮)、独活、丹参、五加皮、薏苡仁、川芎、干姜(炮)、天雄(炮裂去皮脐)、石膏(碎)、桂枝(去粗皮)各300克,金牙、磁石各800克,萆薢、防风、熟干地黄、山茱萸(生用)、白茯苓(去黑皮)、细辛(去苗叶)各400克,人参100克,清酒70升。

【制法】以上19味药,切细如麻豆大小切成薄片,用生绢袋盛,清酒浸,秋冬浸7日,春夏浸5日。

【功效】祛湿消气。适用于脚气。

白杨皮酒

【配方】白杨皮1斤半,清酒1斗。

【制法】上药去皮细锉,熟熬令黄赤,以清酒1斗放入不津容器中渍之,密封头,勿令泄气,冬月一七日,开取。

【功效】祛风除湿。适用于脚气。

【附记】引自宋·《圣济总录》。

侧子石楠酒

【配方】侧子（生用）、干姜各250克，丹参、牛膝各300克，金牙（碎、绵裹）、磁石、生石斛各900克，石楠（炙）、独活（炙）各400克，萆薢、生茱萸、生地黄各500克，防风、茯苓各200克，五加皮、薏苡仁各50克，茵芋（炙）各50克，桂心、天雄、人参、芎䓖、当归、白术、细辛各100克，清酒60升。

【制法】上24味药切，绢袋盛，清酒浸之七日成。

【功效】消肿除湿。适用于脚气。

【附记】引自唐·《外台秘要》。

松液酒

【配方】松液1斤，酿米5斤。

【制法】于大松下掘坑，置瓮承取松液1斤，酿糯米5斤，取酒。

【功效】除湿祛风。适用于脚气。

【附记】引自明·《本草纲目》。

枳实缓风酒

【配方】枳实（上青），白酒1升。

【制法】枳实（上青）刮取末，欲至心止，得茹5升，微火炒去湿气，以酒1升，微火煮至药味出。

【功效】除湿缓气。适用于脚气。

【附记】引自宋·《太平圣惠方》。

治疗昏厥常用药酒

桂豉生姜酒

【配方】桂枝6克，淡豆豉30克，生姜18克，栀子14克，黄酒70毫升。

【制法】前4味捣碎，入黄酒混匀，煎至味出，去渣，待浸，即成。

【功效】温阳救逆。适用于昏厥。

苏合香解郁酒

【配方】苏合香丸1粒,白酒10毫升。

【制法】将苏合香丸用白酒化服(磨研即得)。

【功效】解郁辟秽,开窍醒解。适用于昏厥。

【附记】引自《永乐大典》。

治疗奔豚气常用药酒

全蝎茴香酒

【配方】全蝎(炒)、延胡索、川楝子、茴香各30克,制附子15克,白酒500毫升。

【制法】制法有二:一为上药共研细末,备用;二为研为粗末,置容器中,加入白酒,密封,浸泡7天后,过滤去渣,即成。

【功效】散寒理气。适用于奔豚气。

斑蝥红枣散寒酒

【配方】斑蝥(去头、翅)1个,红枣1枚,白酒适量。

【制法】红枣劈开去核,塞斑蝥在内,用湿纸包裹,入文武火中煨热,去斑蝥不用,留枣待用。

【功效】健脾散寒。适用于奔豚气。

治疗汗症常用药酒

四味熟地酒

【配方】当归、熟地、黄芪各50克,五味子30克,黄酒500毫升。

【制法】前4味捣碎或切成薄片,置容器中,加入黄酒,密封,置温灰中令温取出,浸泡5天后,去渣,即成。

【功效】活血滋阴,益气固表。适用于汗症。

党参补虚酒

【配方】党参、黄芪各35克,白酒600毫升。

【制法】将前2味切碎,置容器中,加入白酒,密封,浸泡15日后,即可取用。

【功效】益气健脾,益肺固表。适用于汗症。

【附记】引自《药酒汇编》。

黄芪桂心酒

【配方】黄芪150克,芍药(醋炒)、桂心各90克,黄酒240毫升。

【制法】前3味共研细末,备用。或用酒浸泡7日备用。

【功效】助阳固表。适用于汗症。

治疗神经官能症常用药酒

参芪枸杞酒

【配方】生晒参20克,黄芪、枸杞子、女贞子(制)、黄精(制)各30克,白酒1000毫升。

【制法】将生晒参、黄芪、黄精切薄片,女贞子打碎,并将诸药装入纱布袋里,扎口,置入容器中,以白酒浸泡,密封容器。14日后启封,取出药袋,压榨取液。将压榨液与药酒合并和匀,过滤装瓶,密封备用。

【功效】补气滋阴。适用于神经官能症。

【附记】引自《药酒汇编》。

莎草活血酒

【配方】莎草1把,白酒适量。

【制法】前1味粗碎，置容器中，添加白酒，每日振摇1~2次，密封浸泡7日，去渣留液。

【功效】疏肝解郁，祛风活血。适用于神经官能症。

治疗中恶常用药酒

盐酒

【配方】食用盐30克，白酒50毫升。

【制法】盐用青布裹，烧赤后，纳入酒中，调和即得。

【功效】引吐解毒。适用于中恶。

二石安神酒

【配方】磁石60克，石菖蒲30克，黄酒300毫升。

【制法】将磁石加水400毫升，煎至100~150毫升，再入石菖蒲、黄酒同煎至300毫升，去渣即成。

【功效】镇惊安神，清心开窍。适用于中恶。

豆黄解毒酒

【配方】大豆（炒香）50克，蛋黄1枚，白酒200毫升。

【制法】将大豆趁热投入酒中，再加入蛋黄，搅匀即得。

【功效】解毒和平。适用于中恶。

桂心栀子酒

【配方】桂心10克，生姜30克，栀子15克，豆豉5克，白酒100毫升。

【制法】将上药捣碎或切成薄片，用白酒微火煮，然后去渣。

【功效】温中解毒。适用于中恶。

治疗中暑常用药酒

薄荷清暑水

【配方】大黄20克，小茴香、桂皮各10克，辣椒5克，干姜、樟脑各25克，薄荷油25毫升，白酒1升。

【制法】前5味捣为粗粉或切成薄片，混匀，用白酒作溶解媒，按渗漉法渗滤，至渗出的滤液过800毫升左右，即停止渗滤，药渣压榨出余液，与渗滤液合并，加樟脑与薄荷油，振摇或搅拌使之溶解，置业阴凉处静置过夜，如有沉淀，则用棉花滤去再添加白酒至1000毫升。分装备用。

【功效】导浊清暑，开窍止痛。适用于中暑。

杨梅消暑酒

【配方】杨梅500克，白糖80克。

【制法】杨梅洗净加白糖，共装入瓷罐中捣烂，加盖，约7～10日，自然发酵成酒，再用纱布绞汁，即成约12度的杨梅熏酒，然后倒入锅中煮沸，待冷装瓶，密闭保存。

【功效】防暑止泻。适用于中暑。

【附记】引自《偏方大全》。

苹果山楂酒

【配方】苹果10克，山楂5克，白酒250毫升。

【制法】前2味洗净，晾干，捣碎，置容器中，加入白酒，密封，浸泡7～10天后过滤去渣即得。

【功效】温中燥湿，化积消食。适用于中暑。

胡麻生姜酒

【配方】胡麻子200克，生姜60克，生龙脑叶20克，黄酒500毫升。

【制法】渍麻子，煎熟，略炒，加生姜、龙脑叶，同入炒，细研，置容器中，加入黄酒，密封，浸渍

7日后，过滤去渣，即成。

【功效】解暑热。适用于中暑。

竹瘤樟脑酒

【配方】苦竹瘤、樟脑各60克，白酒1升。

【制法】将苦竹瘤切成薄片，与樟脑同置密闭容器内，按浸漉法浸漉10～15天，制成酸剂1000毫升，即得。

【功效】清暑化湿浊。适用于中暑。

治疗性交后不适症常用药酒

女儿茶茴香酒

【配方】广三七9克，女儿茶、小茴香根各12克，大救驾、木通各15克，白酒300毫升。

【制法】将上药与白酒一起置入容器中，密封浸泡7日后即可服用。

【功效】活血祛瘀，利水散寒。适用于性交后不适症。

治疗癫痫狂常用药酒

芫青巴豆酒

【配方】芫青、巴豆、斑蝥（去翅足）各10克，附子、踯躅、细辛、乌头、干姜、桂心、蜀椒、天雄、黄芩各30克，低度白酒1000毫升。

【制法】前12味捣碎，置容器中，加入白酒，密封，浸泡10日后，过滤去渣，即成。

【功效】温肾散寒，祛风通络。适用于癫痫狂。

大黄防风酒

【配方】大黄1千克,防风0.5千克,白酒1.5升。

【制法】上药研成粗粉,加白酒,浸泡14日,过滤后备用。

【功效】温肾散寒,祛风通络。适用于癫痫狂。

竹茹白鱼酒

【配方】竹茹1握,衣中白鱼7头,白酒1升。

【制法】上药用酒1升,煎取0.2升。

【功效】祛风通络。适用于癫痫狂。

丹参菖蒲酒

【配方】丹参200克,菖蒲、酸枣仁(炒)各50克,半夏15克,50度白酒1500毫升。

【制法】前4味切碎,置容器中,加入白酒,密封,浸泡14日后,过滤去渣,压榨药渣取汁,合并浸液,再滤过澄清,即成。

【功效】活血通络,安神通窍。适用于癫痫狂。

乌鸦祛风酒

【配方】乌鸦1只,米酒1500毫升。

【制法】先取出乌鸦胆留用。将乌鸦去毛及内脏,与米酒共置入容器中,密封浸泡20日后可滤出酒服用。药渣可再加米酒继续浸泡。

【功效】祛风定痛,滋养补虚。适用于癫痫狂。

【附记】引自《动物药验方集成》。

丹参麝香镇惊酒

【配方】丹参25克,麝香5克,无灰酒2升。

【制法】上药研细和匀,用无灰酒于瓷瓶内浸泡,以慢火煨,时用银筷搅令热。

【功效】祛风定痛。适用于癫痫狂。

【附记】引自宋·《圣济总录》。

第二章 治疗外科病常用药酒

治疗乳腺炎常用药酒

蒲公英金银酒

【配方】蒲公英、金银花各15克,黄酒200毫升。

【制法】将蒲公英、金银花用黄酒煎至减半,去渣取汁,候温备用。

【功效】清热解毒,消肿散结。适用于乳腺炎。

蒲公英酒

【配方】蒲公英40~50克,50度白酒500毫升。

【制法】将上药洗净,切碎,置容器中,加入白酒,密封,浸泡7日后,过滤去渣,即成。

【功效】清热解毒,消痈散结。适用于急性乳腺炎,乳房肿痛。

【附记】引自《景岳全书》。

川楝子清火酒

【配方】川楝子连皮和仁、红砂糖、黄酒各适量。

【制法】川楝子捣碎、晒干,炒微黄,研末。

【功效】清肝火,除湿热。主治急性乳腺炎。

【附记】《中国民间百病良方》。

蛛枣消炎酒

【配方】蜘蛛3只,红枣3枚,黄酒1盅。

【制法】将红枣挖去核，每枣纳入蜘蛛1只，用火焙熟，黄酒送服。

【功效】消炎。主治乳腺炎早期。

甜橙酒

【配方】甜橙1个，黄酒1汤匙。

【制法】甜橙1个，去皮、核，以洗净纱布绞汁，另加黄酒1汤匙，温开水适量。

【功效】乳腺炎，红肿硬结，疼痛等病症。

【附记】明·《滇南本草》。

栝楼酒

【配方】全栝楼30克，黄酒100毫升。

【制法】将全栝楼加工成粗末，放入瓷杯中，冲入黄酒100毫升，再将瓷杯放在有水蒸锅中以小火蒸炖20分钟后，过滤，去渣取汁即成。

【功效】清热化痰，消肿止痛。适用于乳腺炎初起，红肿热痛者宜用之。

红砂糖酒

【配方】红砂糖50克，白酒30毫升。

【制法】前1味与酒同入瓷器中，煎煮成糊状。

【功效】润肤，活血止痛。适用于产后乳头皲裂生疮，疼痛难忍。

【附记】民间验方。

白果仁酒

【配方】白果仁400克，白酒500毫升。

【制法】将上药研细末，备用。

【功效】消炎，收敛。适用于乳痈溃烂等。

【附记】引自《民间百病良方》。

地丁清热酒

【配方】紫花地丁50克，黄酒15毫升。

【制法】前1味晒干，研末。

【功效】清热解毒，消肿排脓。适用于热毒内结型急性乳腺炎。

治疗蛇虫咬伤常用药酒

入土金鸡骨香酒

【配方】入土金、三丫苦、鸡骨香各75克，田基黄、半边旗各40克，半边莲适量，米酒500毫升。

【制法】将前6味捣碎，置容器中，加入米酒，密封，浸泡1个月后即可取用。

【功效】清热解毒，消肿止痛。适用于细菌性痢疾、急性肠炎、黄疸型肝炎、结膜炎；外用跌打损伤、外伤出血、疮痈疖痈、湿疹、毒蛇咬伤等。

了哥王根酒

【配方】了哥王根150克，两面针根200克，虾辣眼根100～150克，酸藤根100克。

【制法】上药加米酒（30度）浸过药面，浸7～10日即可。

【功效】清热解毒，用于毒蛇咬伤。

【附记】《新医药通讯》1971，(3)：61

小红藤雄黄酒

【配方】小红藤65克，红芽大戟25克，雄黄45克，白酒200毫升。

【制法】上药（前3味）一日2剂。1剂共捣碎，置容器中，加入白酒，搅拌15分钟左右，待药味浸出后，即可使用。另一剂加水适量，煎30分钟左右，取候待用。

【功效】清热解毒，消肿止痛，化腐生肌。用于毒蛇咬伤，适用于竹叶青蛇、蕲蛇、龟壳花蛇及蜈蚣、黄蜂、毒虫等咬螫伤。

山扁豆酒

【配方】山扁豆200克，香茶菜、瓜子金、一支箭、两面针果各100克，60度白酒1000～1500毫升。

【制法】将前5味按比例共研

细末，置容器中，加入白酒，密封，浸泡15天后，过滤去酒，即成。

【功效】清热解毒、消肿止痛。适用于各种毒蛇咬伤。

黄连白芷酒

【配方】黄连6000克，入地金牛根皮45千克，吴茱萸、白芷、五灵脂、雄黄各22千克，黑皮蛇、白毛莲各17千克，细辛9000克，大黄28千克，金果榄4000克，坑边藕、荆芥各56千克，黄柏12千克，七星创、山白菜各40千克，巴豆叶5000克，海底眼针60千克，九里香叶34千克，米酒1000升。

【制法】将前19味捣碎，混匀，先取2/3量，置大容器中，加入米酒，密封，浸泡20日后，过滤，滤液再浸其余1/3药物，浸泡25日，过滤即得。

【功效】解毒消肿。适用于各种毒蛇咬伤中毒。

【附记】引自《中药制剂汇编》。

黄连吴茱萸酒

【配方】黄连60克，吴茱萸、白芷、五灵脂、雄黄各220克，黑皮蛇、白毛莲各170克，细辛90克，大黄280克，金果榄40克，坑边藕560克，荆芥560克，黄柏120克，七星创、山白菜各400克，巴豆叶50克，海底眼针600克，九里香叶340克，米酒1升。

【制法】将前18味捣碎或切成薄片，混匀，先取2/3量，置大容器中，加入米酒，密封；浸泡20天后，过滤，滤液再浸其余1/3药物，浸泡2天，过滤即得。

【功效】解毒消肿。用于各种毒蛇咬伤中毒。

小叶蛇米双酒

【配方】小叶蛇总管100克，寮刁竹25克，米双酒（或米三花酒）250克。

【制法】将药混合浸3星期即可。

【功效】清热解毒，散瘀消肿。用于各种蛇毒咬伤。

【附记】《中药制剂汇编》。

山扁豆远志酒

【配方】山扁豆全草、金牛远志全草、无患子、乌桕根、瓜子金全草各25克，卵叶娃儿藤根250

克，六棱菊9克，甘草15克，白酒1500毫升。

【制法】将前8味洗净，切碎，置容器中，加入白酒，密封，浸泡7～15日后，过滤去渣，即成。

【功效】清热解毒，消肿止痛。适用于毒蛇咬伤。

【附记】引自《全国中草药汇编》。

治疗鹤膝风常用药酒

黄芪肉桂酒

【配方】生黄芪240克，金钗石斛60克，牛膝15克，薏苡仁6克，肉桂16克，白酒300毫升。

【制法】上药切成薄片，加水500毫升，煎至200毫升，再加入白酒，煎数沸后，待温，去渣，备用。

【功效】益气养阴，散寒通络。用于鹤膝风。

紫荆皮酒

【配方】紫荆皮9克，50度白酒40毫升。

【制法】紫荆皮用白酒煎至减半，去渣待用。

【功效】祛风通结，适用于鹤膝风。

芒硝皂角酒

【配方】芒硝30克，皂角（去子）1个、五味子、砂糖各30克，生姜汁100毫升，酒醅糟120克。加入烧酒尤妙。

【制法】将前3味研细末，与砂糖、姜汁、酒醅糟（或烧酒）研匀，备用。

【功效】温经、散结、通络。适用于鹤膝风。

【附记】引自《本草纲目》。

治疗疔疮常用药酒

大黄生姜酒

【配方】大黄、甘草各30克,生姜、皂角刺、金银花各60克,栝楼40克,60度白酒1500毫升。

【制法】将上药加工成粗末,以纱布包,置容器中,加入60度白酒1500毫升,密封,隔水加热30分钟。放置7日后,过滤去渣,取其滤汁,贮瓶备用。

【功效】清热解毒。适用于疔疮。

二黄甘草酒

【配方】大黄、黄连各15克,陈皮、甘草各12克,白酒(饮用酒)1000毫升。

【制法】将前4味捣碎,置容器中,加入白酒,密封,浸泡1周后,即可取用。

【功效】清热解毒。适用于急性淋巴管炎(疔疮)。

【附记】引自《千家妙方》。

槐花酒

【配方】槐花。

【制法】将槐花洗净,微炒黄,乘热入好酒二钟,煎十余沸。

【功效】治发背及一切疔疮肿毒,不问已成未成,但掀痛毒并治之,乳痈尤佳。

【附记】明·《仁术便览》。

治疗痔疮常用药酒

嫩竹酒

【配方】嫩竹(或竹笋)120克,白酒1000毫升。

【制法】将嫩竹(或竹笋)切

碎，置容器中，加入白酒，密封，浸泡12天后，过滤去渣，即成。

【功效】清热利窍，润肠通便。

主治：痔疮、便秘、原发性高血压等。

地瓜藤酒

【配方】地瓜藤250克，40度白酒500毫升。

【制法】将地瓜藤洗净，切碎，以纱布包，置容器中，加入40度白酒500毫升，密封。放置7日后，过滤去渣即成。

【功效】清热除湿，行气活血。适用于痔疮、腹泻、消化不良、黄疸、白带过多等。

苋根酒

【配方】苋根30～90克，白酒500毫升。

【制法】将上药洗净，切碎，置容器中，加入白酒、密封，浸泡10日后，过滤去渣，即成。

【功效】舒筋活络，活血止血。适用于跌打损伤、阴囊肿痛、痔疮、牙痛等症。

【附记】引自《民间百病良方》。

大茄子清热酒

【配方】大茄子1枚，黄酒750毫升。

【制法】前1味锡纸包裹，灰火煨熟，置容器中，添加黄酒，每日振摇1～2次，密封浸泡3日，去渣留液。

【功效】清热解毒，活血化瘀，祛风通络。适用于久痔便血。

【附记】《圣济总录》。

槐子苍耳酒

【配方】槐枝叶（细研）二斛，槐子仁（捣碎）2000克，苍耳茎叶（细锉）一斛。

【制法】上药入干瓮中，以水一硕，煮取五斛，去滓澄清，入曲末五斤，糯米五斛，蒸熟拌和，入瓮盖，酒熟取汁。

【功效】痔疮，数年不差。

【附记】宋·《太平圣惠方》。

大黄地榆酒

【配方】生大黄、土茯苓各15克，生地榆30克，蒲公英20克，黄酒300毫升。

【制法】前4味药用水450毫

升，煎至150毫升，再加入黄酒煮沸即得，过滤去渣备用。

【功效】清热凉血，解毒利湿。适用于痔疮肿痛便血。

治疗冻疮常用药酒

红花活血酒

【配方】桂皮油1.5毫升，红花20克，冰片10克，樟脑30克。

【制法】将以上4味，红花用70%乙醇浸渍24小时，滤过，滤液中加入桂皮油、冰片、樟脑，加70%乙醇使成1000毫升，混匀，即得。外用，擦患处，每日数次。

【功效】活血祛瘀，止痒止痛，消肿。适用于冻疮，褥疮。

花椒姜酒

【配方】花椒15克，甘油6克，生姜汁3克，白酒30克。

【制法】将花椒入酒中浸泡，密封，置阴凉处，经常摇晃，1周后开封，滤去药渣，将姜汁、甘油倒入药酒中，搅拌均匀即成。

【功效】活血散寒通络。用于治疗冻疮。

治疗脱肛常用药酒

参草酒

【配方】苦参、龙胆草各30克，黄酒150毫升。

【制法】上药用水300毫升，煎至减半，入黄酒同煎至沸，过滤去渣，即成。

【功效】清热利湿。适用于脱肛（湿热下注型）。

【附记】笔者经验方。

黄芪升麻酒

【配方】药用黄芪60克,党参、升麻各15克,米酒500毫升。

【制法】将前3味切碎,置容器中,加入米酒,密封,浸泡7天后,过滤去渣,即成。

【功效】益气升提。适用于气虚脱肛。

治疗烧伤常用药酒

枣仁黄柏酒

【配方】酸枣仁皮,黄柏等量。

【制法】上药研粗末,泡在75%乙醇(酒精)中,使液面高出药末1厘米为宜,1星期后滤去药渣,密封备用。

【功效】收敛、消炎、镇痛,抗感染,治烧烫伤。

【附记】《四川中医》1988,6(8):41

三黄紫草酒

【配方】黄连、黄柏、紫草、川芎、白芷、细辛、地榆各5克,榆树皮50克,酸枣树皮10克,大黄、红花各2克,冰片适量。

【制法】将以上12味,除冰片外,其余黄连等11味适当粉碎,过筛,用75%乙醇适量浸渍2次,每次48小时以上,收集浸渍液滤过,加入冰片(每千克药液加冰片5克),搅拌均匀,密闭,静置24小时,灌装,即得。外用,每2~3小时喷药1次,一日6~8次。

【功效】泻火解毒,消肿止痛。祛瘀生新。适用于Ⅰ、Ⅱ度烧伤。

治疗瘰疬常用药酒

昆布消瘰酒

【配方】昆布10克，海藻15克，沉香、雄黄各3克，50度白酒500毫升。

【制法】前4味置容器中，加入50度白酒500毫升，密封。放置10日后，过滤去渣即成。

【功效】行瘀散结。适用于瘰疬。

皂角刺立效酒

【配方】皂角刺（炒赤）250克，粉草100克，乳香、没药（研末）各100克，黄栝蒌（连皮研碎）250克，清酒适量。

【制法】上药以清酒煎。

【功效】行瘀散结。适用于瘰疬。

【附记】引自明·《赤水玄珠》。

海藻消痰酒

【配方】海藻500克，黄酒1500毫升。

【制法】将海藻用清水漂去盐味，置容器中，加入黄酒，密封，浸泡7日后即可取用。

【功效】消痰结，散瘿瘤。适用于瘰疬。

【附记】引自《本草纲目》。

仙人掌散毒酒

【配方】仙人掌500克，羌活100克，杏仁100克，醇酒10升。

【制法】上三味，将前2味细锉，入研杏仁，以醇酒10升，于瓶内密封，7日后取。

【功效】祛风散毒。适用于瘰疬。

【附记】引自宋·《圣济总录》。

蜘蛛祛风酒

【配方】大肚蜘蛛不拘多少，白酒适量。

【制法】上药用酒研烂，去渣，备用。

【功效】祛风消肿。适用于瘰疬。

【附记】引自《普济方》。

玄参磁石酒

【配方】玄参、磁石各150克，50度白酒1000毫升。

【制法】玄参切碎，与磁石一同入布袋，置容器中，加入白酒，密封。放置7日后，过滤去渣即成。

【功效】滋阴泻火。适用于瘰疬。

海藻乌蛇酒

【配方】海藻、乌蛇各250克，白酒4000毫升。

【制法】前2味捣为细末，置容器中，加入白酒，密封，浸泡1个月后，过滤去渣，即成。

【功效】祛风解毒，软坚散结。适用于瘰疬。

【附记】引自《太平圣惠方》。

老蜕盘散结酒

【配方】老蜕盘100克，白酒500毫升。

【制法】浸泡5日，去滓。

【功效】散结消肿。适用于瘰疬。

【附记】引自《陕甘宁青中草药选》。

白头翁解毒酒

【配方】白头翁梗150克，50度白酒1000毫升。

【制法】白头翁根用水洗去泥土，趁潮润剪成寸段置坛内，加入白酒，外用厚布和线绳严封坛口，隔水煮数沸，取出放地上阴凉处，出火毒2~3日后，过滤去渣，贮瓶备用。

【功效】解毒散瘀，排脓敛疮。适用于瘰疬。

桑葚糯米醪

【配方】鲜桑葚1000克，糯米500克，酒曲适量。

【制法】桑葚洗净，捣烂，以纱布绞汁，将汁与糯米按常法煮焖成干饭，待凉，加入酒曲（压碎），拌匀，发酵成酒酿，即成。

【功效】滋补肝肾，舒筋活络。适用于瘰疬。

治疗疝气常用药酒

三香川楝酒

【配方】木香、小茴香、八角茴香、川楝子各10克，米酒适量。

【制法】将上述药同入沙锅炒，加葱白5根，水1碗，淬锅中，文火煎至半碗，去渣，加米酒半碗，和匀，入炒青盐1小匙，即成。

【功效】疏肝理气。适用于疝气。

吴萸茴香酒

【配方】吴萸子9克，小茴香（炒）15克，广木香3克，生姜5克，淡豆豉30克，黄酒200毫升。

【制法】上药用黄酒煎至减半，去渣，待温，备用。

【功效】温经通脉。适用于疝气。

【附记】引自《药酒汇编》。

降椒祛风酒

【配方】降真香（细锉）100克，川椒50克，无灰酒20升。

【制法】上药用绢布贮，浸无灰酒中约20升许。

【功效】温经通脉。适用于疝气。

橘核温阳酒

【配方】橘核、荔枝核、胡芦巴、青皮、川楝子（盐炒）各9克，小茴香、牡蛎粉各15克，肉桂末6克，高粱酒500毫升。

【制法】前8味共研细末，置容器中，加入高粱酒，密封，浸泡3～4个月，过滤去渣，即成。

【功效】补肾温阳，理气止痛。适用于疝气。

桂心茱萸酒

【配方】桂心200克，生姜150克，吴茱萸100克，清酒1升。

【制法】上药切细，用酒煎成0.2升。

【功效】温阳止痛。适用于疝气。

茴香生雀酒

【配方】舶上茴香9克，胡椒3克，缩砂仁、辣桂各6克，生雀3只，白酒适量。

【制法】前4味研为末，再将生雀去毛去肠，拭洗净，用3个入药于腹中，麻绳系定，裹煨香熟，备用。

【功效】温肾散寒，理气止痛。适用于疝气。

【附记】引自《普济方》。

鼠李子祛风酒

【配方】鼠李子、清酒各适量。

【制法】新鲜鼠李子晒干，九蒸九曝，酒浸即成。

【功效】温肾散寒。适用于疝气。

【附记】引自明·《普济方》。

栗树根清热酒

【配方】栗树根30~60克，白酒500毫升。

【制法】将上药洗净，切碎，置容器中，加入白酒，密封，浸泡10日后，过滤去渣，即成。

【功效】清热降气。适用于疝气。

【附记】引自《民间百病良方》。

灯笼草茴香酒

【配方】灯笼草根、茴香各15克，白酒30毫升。

【制法】将上药共研细末，备用。

【功效】理湿行气。适用于疝气。

【附记】引自《类编朱氏集验医方》。

治疗杨梅疮常用药酒

蛤蟆茯苓酒

【配方】大蛤蟆（去内脏）1只，土茯苓150克，白酒2500毫升。

【制法】前2味置容器中，加

入白酒，密封，重汤煮40分钟，香气出时取出，待冷，去渣备用。

【功效】清热解毒。适用于杨梅疮。

金蟾散毒酒

【配方】大蛤蟆（去内脏）1只，白酒2500毫升。

【制法】上药置容器中，加入白酒，密封，隔水煮3炷香，即止。

【功效】清热解毒。适用于杨梅疮。

【附记】引自《外科正宗》。

牛蒡川芎消疮酒

【配方】牛蒡根、川芎、羌活、五加皮、杜仲、甘草、地骨皮、薏苡仁各30克，海桐皮60克，生地200克，白酒2000毫升。

【制法】前10味切碎，入布袋，置容器中，加入白酒，密封，浸泡10天后，过滤去渣，即成。

【功效】祛风解毒，凉血活血。适用于杨梅疮。

治疗痈疽常用药酒

忍冬甘草酒

【配方】忍冬藤150克，生甘草30克，黄酒300毫升。

【制法】上药加水600毫升，煎至减半，再入黄酒十数沸，过滤去渣，即成。

【功效】清热解毒，消肿止痛。适用于痈疽。

【附记】引自《世医得效方》。

牡蛎大黄酒

【配方】牡蛎、大黄、山栀子各30克，白酒250毫升。

【制法】上药为末或切成薄片，酒水各等份，煎7分即成。

【功效】清热解毒，活血止血。适用于痈疽。

【附记】引自《诸病源候论》。

人参没药神效酒

【配方】人参、没药（另研）、当归尾各30克，甘草15克，金栝楼1枚，黄酒500毫升。

【制法】上药用黄酒煎至300毫升，去渣，分作4份。

【功效】益气活血，消肿解毒。适用于痈疽。

【附记】引自《景岳全书》。

车鳌灯芯解毒酒

【配方】车鳌壳1.2个，灯芯、蜜瓜蒌各30克，白酒100毫升。

【制法】上药切碎，剥瓜蒌，用酒煎后三味微熟，调车鳌末二大钱。

【功效】清热解毒，活血消肿。适用于痈疽。

远志消肿酒

【配方】远志150克，白酒500毫升。

【制法】将上药研成细末，置容器中，加入白酒，密封，浸泡7日后，过滤去渣，即成。

【功效】安神益智，消肿止痛。适用于痈疽。

【附记】引自《类编朱氏集验医方》。

白芷贝母活命酒

【配方】白芷、贝母、防风、赤芍、当归尾、甘草节、皂角刺（炒）、穿山甲、天花粉、乳香、没药各3克，金银花、陈皮各9克，白酒200毫升。

【制法】上药切片，用酒煎煮沸腾25分钟。

【功效】止痛消毒。适用于痈疽。

金银藤蒲公英酒

【配方】金银藤150克，蒲公英150克，白酒500毫升。

【制法】前2味洗净，切碎，置容器中，加入白酒和水各500毫升，煎至减半，过滤去渣，即成。

【功效】清热解毒。适用于痈疽。

如意草酒

【配方】如意草50克，黄酒70毫升。

【制法】将上药捣烂，沸酒冲入，少顷挤汁即成。

【功效】清热解毒。适用于痈疽。

二皮独活酒

【配方】海桐皮、五加皮、独活、炒玉米、防风、干蝎、杜仲、牛膝各30克,生地90克,白酒1250毫升。

【制法】前9味捣碎或切成薄片,入布袋,置容器中,加入白酒,密封浸泡5~7天后,过滤去渣,即成。

【功效】清热凉血,祛风除湿。

适用于痈疽。

【附记】引自《圣济总录》。

白术扶正酒

【配方】人参、白术、熟地各15克,当归身、天门冬、枸杞子各9克,柏子仁、远志各7.5克,白酒2500毫升。

【制法】前8味捣碎,入布袋,置容器中,加入白酒,密封,浸泡10日,过滤去渣,即成。

【功效】扶正托毒。适用于痈疽。

治疗褥疮常用药酒

四七血竭酒

【配方】四七、琥珀、乳香、制马钱子、七叶一枝花各20克,血竭、泽兰、川断、骨碎补、杜仲、苏木、秦艽、自然铜、无名异各50克,生大黄、桃仁、红花、归尾、土鳖虫各30克,米三花酒7500毫升。

【制法】上药切片,放入米三花酒,浸泡3~6个月后备用。

【功效】活血化瘀,消肿止痛。适用于褥疮。

红花黄芪酒

【配方】红花50克,黄芪30克,白芨20克,75%乙醇(酒精)500毫升。

【制法】上药浸泡7昼夜,去渣装瓶。

【功效】活血散瘀。适用于褥疮。

【附记】引自《四川中医》1986,(10):封底。

芎参活血酒

【配方】川芎、丹参、红花各10克,50%乙醇(酒精)500毫升。

【制法】上药切片,置酒精中密闭浸泡1个月以上,滤其液备用。

【功效】祛瘀活血,行气通络。适用于褥疮。

红花散结酒

【配方】干红花30克,70%乙醇(酒精)100毫升。

【制法】每100毫升70%乙醇(酒精)中,放入干红花30克,浸泡密封1星期,滤去药渣,即可使用。

【功效】活血化瘀,消结止痛。适用于褥疮。

红花当归酒

【配方】红花、当归尾各30克,50%乙醇(酒精)1000毫升。

【制法】上两药切片,浸入酒精,浸泡1个月滤取清液备用。

【功效】活血祛瘀,通络止痛。适用于褥疮。

治疗颈椎病常用药酒

地黄止痛灵药酒

【配方】熟地黄、何首乌、黑芝麻、当归、丹参、黄芪、天麻、葛根、千年健、地骨皮、枸杞子、白芍、骨碎补、威灵仙、狗脊、蛇蜕、桂枝、牛膝、木瓜、乳香、没药、山药、槲寄生、甘草、人参、鹿茸、麝香各适量。

【制法】将以上诸药用酒浸渍即成。

【功效】滋补肝肾,活络止痛。适用于颈椎病。

萆薢附子祛风酒

【配方】 萆薢、牛膝各90克，附子（炮裂去皮脐）、杜仲（去粗皮，炙微黄）、狗脊、羌活、肉桂各60克，桑寄生30克，60度白酒5000毫升。

【制法】 上药加工成粗末，以纱布包，置容器中，加入60度白酒5000毫升，密封。放置10日后，过滤去渣，贮瓶备用。

【功效】 补肾强腰，祛风除湿。适用于颈椎病。

灵仙乌梅酒

【配方】 威灵仙、急性子、山楂、砂仁、白芷、红花、乌梅各适量，白糖、白酒各适量。

【制法】 以上7味粉碎成粗粉，置容器内，加入白酒浸渍，加白糖搅拌，即得。

【功效】 活血通络，消瘀定痛。适用于颈椎病。

海风藤灵仙酒

【配方】 黄芪、桑枝、片姜黄、络石藤、海风藤、威灵仙、鸡血藤各30克，川芎、当归、桂枝各24克，穿山甲15克，杜仲60克，狗脊100克，60度白酒2000毫升。

【制法】 上药加工成粗末，以纱布包，置容器中，加入60度白酒2000毫升，密封。放置14日后，过滤去渣，贮瓶备用。

【功效】 益气活血，通络止痛。适用于颈椎病。

红花川乌擦剂

【配方】 红花、川乌、制何首乌、续断、威灵仙、延胡索、防风、鸡血藤、蝉蜕、二甲基亚砜各适量，75%乙醇（酒精）、陈醋各适量。

【制法】 以上9味粉碎成粗粉，用乙醇浸渍，加入二甲基亚砜、陈醋、乙醇适量即得。

【功效】 活血化瘀，消肿止痛。适用于颈椎病。

羌芎南星酒

【配方】 羌活马胎、川芎、红杜仲、骨碎补、天南星、水半夏、草乌各适量，75%乙醇适量。

【制法】 以上药物粉碎成粗粉，加乙醇浸泡，滤过，即得。

【功效】活血祛瘀，通络止痛。适用于颈椎病。

当归大黄活血酒

【配方】当归、花椒、川芎、红花、大黄、胡椒、肉桂、干姜、丁香、山奈、荜茇、樟脑、冰片、薄荷脑各适量，75%乙醇（酒精）适量。

【制法】以上14味，除樟脑、冰片、薄荷外，其余11味粉碎成粗粉，加乙醇浸泡，滤过，滤液加入樟脑、冰片、薄荷使溶解，制成即得。喷涂于患处。

【功效】活血化瘀，散寒通络。适用于颈椎病。

治疗血栓闭塞性脉管炎常用药酒

活血通络红花酒

【配方】红花、桃仁、皂角刺、吴茱萸各15克，当归尾30克，炮姜10克，白酒1500毫升（50度左右）。

【制法】前6味捣碎，以纱布包，置容器中，加入白酒，密封。放置7日后，过滤去渣即成。

【功效】温经散寒，活血通络。适用于血栓闭塞性脉管炎。

三子二乌酒

【配方】制马钱子、木鳖子、白芥子、五灵脂、穿山甲、制川乌、制草乌、制天南星、猪牙皂各30克，制狼毒120克，天戟、甘遂、肉桂、干姜、麻黄各15克，白酒1升。

【制法】前15味捣碎，置容器中，添加白酒，每日振摇1~2次，密封浸泡7日，去渣留液。

【功效】解毒祛寒，除湿通经。适用于血栓闭塞性脉管炎。

【附记】引自《上海中医药杂志》。

寄生灵仙活络酒

【配方】走马胎、七叶一枝花、

当归尾、桑寄生、威灵仙各30克，牛膝、桂枝、红花、桃仁、皂角刺各15克，制乳香、制没药各9克，黄芪、党参各15克，桂林三花酒2500~3000毫升。

【制法】前14味捣碎，以纱布包，置容器中，加入三花酒密封。放置3周后，过滤去渣即成。

【功效】温经活络，活血通脉。适用于血栓闭塞性脉管炎。

制附子温经酒

【配方】制附子45克，细辛15克，红花、丹参各60克，苍术、川芎各30克，大枣20枚，白酒1.5升。

【制法】前7味捣碎，置容器中，添加白酒，每日振摇1~2次，密封剂浸泡7日，去渣留液。

【功效】温经散寒，活血化瘀。适用于血栓闭塞性脉管炎。

【附记】引自《张八卦外科新编》。

丹参止痛酒

【配方】白花丹参60克，55度白酒500毫升。

【制法】白花丹参研成粗末，以纱布包，置容器中，加白酒，密封。放置15日后，过滤去渣，贮瓶备用。

【功效】化瘀通络。适用于血栓闭塞性脉管炎。

治疗烧伤常用药酒

虎杖黄柏清热酒

【配方】虎杖、黄柏、冰片各适量，80%乙醇（酒精）各适量。

【制法】以上3味，虎杖、黄柏粉碎成粗粉，混匀，用乙醇和水调匀，滤过，加入冰片，搅拌均匀，分装，即得。

【功效】清热燥湿，解毒消肿。适用于烧伤。

大黄槐角酒

【配方】大黄、槐角各等分，80%乙醇（酒精）适量。

【制法】前2味研细末,以乙醇浸泡48小时后,过滤即得。

【功效】收敛消炎,活血生肌。适用于烧伤。

喜榆冰片酒

【配方】一见喜4份,榆树皮3份,地榆3份,冰片少许,80%乙醇适量。

【制法】前3味晒干,研成细末,称准,混匀,置容器中,加入乙醇,密封。浸泡了水48小时至1周后,过滤去渣,并加入冰片少许,溶化即得。

【功效】消炎收敛。适用于烧伤。

【附记】引自《中药制剂汇编》。

鸡蛋清消肿酒

【配方】鸡蛋清3枚,白酒10毫升。

【制法】鸡蛋清放置瓷杯中,加入白酒,搅匀,置温水中炖至半熟,搅如糊状,候冷,即成。

【功效】消肿止痛。适用于烧伤。

【附记】引自《民间百病良方》。

治疗头虱常用药酒

百部杀虫酒

【配方】生百部50克,白酒250毫升。

【制法】百部切成薄片,放入白酒中,瓶装密封置3昼夜。

【功效】杀虫。用于治头虱。

第三章 治疗妇科病常用药酒

治疗闭经常用药酒

茜草根酒

【配方】茜草根30克,黄酒300毫升。

【制法】将茜草根切碎,放沙锅内,倒入黄酒,用文火煮沸2~3分钟,过滤去渣,备用。

【功效】行血通经。适用于妇女血滞所致的闭经。

白鸽血竭酒

【配方】白鸽(去毛,洗净,去肠)1只,血竭30克。

【制法】将血竭纳入白鸽肚中,用针线缝住,用好酒几煮百沸令熟。取下待温备用。

【功效】干血痨。适用于妇女干血痨、闭经,调精益气、活血通瘀。

【附记】清·《串雅内编》。

参芎酒

【配方】丹参30克,川芎、何首乌、甘草、茯神各12克,枸杞子、白豆蔻、五味子各9克,鹿茸6克,白术(焦)、莲子肉、远志、当归、生地黄、石菖蒲各15克,白糖250克,白酒2500毫升。

【制法】将前15味捣碎,入布袋,置容器中,加入白酒和白糖,密封,隔水蒸煮3小时,离火待冷,埋土中3日出火毒,浸泡5日后,过滤去渣，即成。

【功效】补血益精，活血通络。适用于肾阳虚，精血不足，瘀血停滞所致的经闭，崩漏，月经不调，赤白带下，腰腿酸痛，干血痨症等；阳虚精血不足的不孕，不育症。

【附记】引自《全国中成药处方集》。

月季花当归酒

【配方】月季花30克，当归、丹参各20克，米酒1500毫升。

【制法】将前3味加工成粗末，以纱布包，置容器中，加入米酒1500毫升，密封隔水煮1小时，又浸泡10日后，过滤去渣，贮瓶备用。

【功效】理气活血，调经止痛。适用于月经稀少或经闭，经来小腹痛，心烦易怒，大便干燥。

益母草当归酒

【配方】益母草200克，当归100克，白酒1000毫升。

【制法】将前2味切碎，置容器中，加入白酒，密封，浸泡7天后，过滤去渣，即成。

【功效】养血调经。主治血虚闭经。

大黄三七酒

【配方】大黄9克，三七3克，黄酒适量。

【制法】前2味粗碎，研末。

【功效】行瘀破积通经。适用于瘀血阻滞，闭经，月经量少，午后发热，食欲不振。

【附记】《常见病验方研究参考资料》。

归仁酒

【配方】当归、桃仁各100克，黄酒1000毫升。

【制法】将前2味加工成粗末，以纱布包，置容器中，加黄酒1000毫升，密封隔水蒸煮1个小时后，取出放置5日，再过滤去渣，贮瓶备用。

【功效】破血行瘀，润燥滑肠。适用于经闭、癥瘕、瘀血作痛、血燥便秘、跌打损伤等。

常春果枸杞酒

【配方】常春果、枸杞子各200克。

【制法】上二味，捣碎裂，盛于瓶中，用好酒1500毫升，浸泡七日开取。

【功效】赢瘦虚弱，腹中冷痛，妇女经闭。

【附记】《药酒验方选》。

牛膝党参酒

【配方】牛膝30克，党参、当归、香附各15克，红花、肉桂各9克，白酒500毫升。

【制法】先将前6味药切碎，浸入酒中，容器密封7天即成。

【功效】疏肝理气，温经活血。适用于妇女闭经，小腹胀痛或冷痛，面色晦暗，腰膝酸痛等。

川牛膝红花酒

【配方】川牛膝50克，红花20克，米酒1000毫升。

【制法】将前2味切碎，置容器中，加入米酒，密封，浸泡7日后，过滤去渣，即成。

【功效】活血化瘀。适用于血瘀之闭经，痛经，胞衣不下，兼治腰膝关节疼痛等症。

【附记】引自《药酒汇编》。

桃仁麻子仁酒

【配方】桃仁60克，麻子仁150克，黄酒1500克。

【制法】将桃仁去皮、尖，与麻子仁一同捣烂和匀，用纱布袋盛，扎紧袋口，放入酒坛中浸泡；将酒坛加盖，置于锅中蒸煮1~2小时，取出待冷，密封置阴凉处，经常摇晃，5天后开封，过滤去渣，装瓶备用。

【功效】活血化瘀，通经。适用于女子闭经。

紫河车酒

【配方】紫河车1个，黄酒适量。

【制法】前1味以炭火烘干，研末。每日2次，每次用黄酒冲服药末3~6克。

【功效】益气养血，补肾调经。适用于精血亏损，闭经。

【附记】《常见病验方研究参考资料》。

二藤月季酒

【配方】大血藤12克，小血藤9克，水伤药15克，月季花根6

克，白酒600毫升。

【制法】将前4味洗净，切碎，入布袋，置容器中，加入白酒，密封，浸泡7～10天后，过滤去渣，即成。

【功效】行气破血、消肿解毒，主治闭经。

治疗月经不调常用药酒

麻子法曲酒

【配方】麻子一石，法曲一斗。

【制法】上药先捣麻子为末，用水二石放入釜中，蒸麻子极熟，炊一石米倒出去滓，随汁多少如常酿法，候熟取清。或麻子浸酒一宿，去滓饮酒。

【功效】服之令人肥健。治伤寒风湿，手足疼痹，妇人带下，经来不调，产后恶露不净。

【附记】唐·《千金要方》。

大驳骨酒

【配方】大驳骨30克，白酒500毫升。

【制法】将上药洗净，切碎，入布袋，置容器中，加入白酒，密封，浸泡15日后，过滤去渣，即成。

【功效】通经活血，祛瘀生新。用于月经不调，风湿痹痛，跌打损伤，血瘀肿痛等症。

黄屈花酒

【配方】黄屈花3～6克，白酒500毫升。

【制法】将上药置容器中，加入白酒，密封，浸泡10日后，过滤去渣，即成。

【功效】活血调经。适用于月经不调。

当归茱萸酒

【配方】当归、吴茱萸、川芎各24克，炒白芍、白茯苓、陈皮、延胡索、丹皮各18克，香附（醋炒）、熟地各36克，小茴香、砂仁各12克，50度白酒2500毫升。

【制法】将前12味加工成粗末，以纱布包，置容器中，加入50度白酒2500毫升，密封，隔水煮1小时后，放置5日，过滤去渣，贮瓶备用。亦可不用煮，直接用酒浸泡21日后，过滤去渣，贮瓶备用。

【功效】活血调经，开郁行气。适用于月经不调、腹内疼痛或小腹内有结块，伴有胀、满、痛等。

杞仲调经酒

【配方】宁夏枸杞、杜仲各60克，白酒500毫升。

【制法】将前2味捣碎或切薄片，置容器中，加入白酒，密封，浸泡5日后，过滤去渣，即成。

【功效】补肾调经。用于月经前后不定期，量少色淡，清稀，面色晦暗，头晕目眩，耳鸣，腰膝酸软，小腹空痛，夜尿多，大便不实，舌淡，脉沉而迟。

茴香桂枝酒

【配方】小茴香30克，桂枝15克，白酒250毫升。

【制法】将前2味捣碎，置容器中，加入白酒，密封，浸泡5~7日后，过滤去渣，即成。

【功效】温经散寒。适用于经期延后，色暗红，量少，小腹冷痛，得热稍减，恶寒，面色青白，苔薄白，脉沉迟而紧。

【附记】引自《百病饮食自疗》。

白芍地黄酒

【配方】白芍、黄芪、生地黄各100克，艾叶30克，白酒1000毫升。

【制法】将艾叶炒后，上药捣碎如麻豆大，装入白夏布袋中，置净器中，以白酒浸泡，密封，经一宿后便可取用。

【功效】养血益气，调经止带。适用于妇女月经过多，兼赤白带下。

红花山楂酒

【配方】红花15克，山楂30克，50度白酒250毫升。

【制法】将前2味加工成粗末，以纱布包，置容器中，加入50度白酒250毫升，密封。放置7日后，过滤去渣，即可取用。

【功效】活血散瘀，消胀止痛。适用于经来量少，紫黑有块，小腹胀痛，拒按，血块排除后疼痛减轻。

红花血藤酒

【配方】桑葚50克，红花10克，鸡血藤24克，白酒250毫升，黄酒400毫升。

【制法】将鸡血藤研成粗末后，与其他药材一同置纱布袋内，扎口，先以白酒浸泡，7日后加黄酒，再密闭浸泡7日。取出药袋后，压榨取液与药酒合并，过滤后装瓶备用。

【功效】养血活血，调经通络，祛风除痹。用于妇女月经不调，痛经，闭经；老人血不养筋，风湿痹痛，手足萎弱。

治疗痛经常用药酒

归芪酒

【配方】当归、黄芪各150克，白酒500毫升。

【制法】将前2味切碎，置容器中，加入白酒，密封，浸泡7天后即可取用。

【功效】补中益气、补血和血、调经止痛。适用于痛经、月经不调、崩漏。验之临床，每收良效。阴虚火旺者忌服。

延胡当归酒

【配方】延胡索30克，当归90克，熟地黄、白芍、川芎、益母草、香附各60克，桂皮、三棱、橙皮各15克。

【制法】将以上10味，粉碎成粗粉，用45%乙醇作溶剂，浸渍48小时后，渗漉，收集初漉液，继续渗漉至漉液接近无色，浓缩至稠膏状，加适量初漉液混匀，加适量防腐剂、柠檬香精及蔗糖搅匀，慢慢加入初漉液，随加随搅拌，加水混匀，滤过，即得。口服，每次5毫升，每日3次。

【功效】补气养血，调经止痛。适用于妇女血虚气滞，月经不调，经前、经后腹痛腰痛，妇女更年期综合征等。

山楂活血酒

【配方】山楂（切片晒干去核）100克，60度白酒300毫升。

【制法】将山楂片置容器中，加入60度白酒300毫升，密封。放置7日后，即可取用。

【功效】健脾，活血，消除疲劳。适用于妇人痛经、身体疼痛等。

当归元胡酒

【配方】当归、元胡、制没药、红花各15克，白酒1000毫升。

【制法】将前4味捣碎，入布袋，置容器中，加入白酒，密封，浸泡7日后，过滤去渣，即成。

【功效】活血行瘀，调经止痛。适用于痛经（经前型）。

【附记】引自《儒门事亲》。

桃仁活血酒

【配方】桃仁9克，红曲12克，黄酒60克，菜油少许。

【制法】将桃仁用开水泡，剥去皮备用；将油锅烧热，倒入红曲快速翻炒几下，再加桃仁、黄酒，煮20～40分钟。

【功效】活血通经。适用于肝气郁滞引起的闭经、痛经。

归附温经酒

【配方】当归、制附子各60克，白酒500毫升。

【制法】将上述2味药物轧碎，盛纱布中，入白酒密封浸泡，经常摇动，2周后取去药袋，即可服用。

【功效】温经散寒，活血止痛。适用于妇女经期腹痛冷痛、月经不畅等症。

三草月季酒

【配方】金钱草、益母草、月季花、红花、紫苏梗、水菖蒲各24克，茜草12克，白酒2000毫升。

【制法】前7味粗碎，置容器中，添加白酒，每日振摇1次，密封浸泡30日，去渣留液。

【功效】活血调经，止痛。适用于气血瘀滞型痛经，月经先后无定期。

【附记】民间验方。

丹参红花酒

【配方】丹参、红花各50克，白酒500毫升。

【制法】将丹参切片，与红花一同置容器中，加入白酒，密封，浸泡7日后，过滤去渣，即成。

【功效】活血通经。适用于痛经（经前或经期型）。

【附记】笔者祖传秘方。

白胡椒酒

【配方】白胡椒1克，40度白酒30毫升。

【制法】将白胡椒研为细末备用。

【功效】温中止痛。适用于痛经、脾胃虚寒的腹痛、吐清水等。

红花苏木酒

【配方】红花5～10克，苏木、桂枝各10克，川芎5克，当归8克，黄酒150毫升。

【制法】前5味粗碎，置容器中，添加黄酒及150毫升清水，文火煎20～30分钟，去渣留液。

【功效】活血通经止痛。适用于月经困难，痛经。

【附记】民间验方。

川红花酒

【配方】川红花120克，60度白酒400毫升。

【制法】将上药洗净，置容器中，加入白酒，密封，每日振摇1次，浸泡7日后，过滤去渣，即成。

【功效】活血化瘀。用于妇女冲任经虚寒，血瘀性痛经，兼治跌打损伤，风湿性关节炎。

红花山楂酒

【配方】红花15克，山楂30克，白酒250毫升。

【制法】将前2味切碎，置容器中，加入白酒，密封，浸泡7天后，过滤去渣，即成。

【功效】活血散瘀、消胀止痛。主治痛经，症见经来量少，紫黑有块、小腹胀痛、拒按，血块排除后疼痛减轻，舌边可见紫暗瘀点，脉沉涩。

刘寄奴甘草酒

【配方】刘寄奴、甘草各等份。

【制法】上2味药，共碎细，每次用10毫升，先以水2小杯，入药煎至1小杯,再入酒1小杯,再煎至1小杯,去渣。

【功效】破血通经,散瘀止痛,适用于痛经。

【附记】《药酒验方选》。

菖麻根酒

【配方】石菖蒲根、八爪龙各30克,活麻根、金鸡尾(凤毛莘)各60克,黄酒2000毫升。

【制法】将上药共研细末,备用。

【功效】活血,调经,止痛。用于痛经。

延胡索酒

【配方】延胡索50克,黄酒500毫升。

【制法】将延胡索以文火炒香,趁热倒入酒中,密封浸5天,取酒服用。

【功效】舒肝理气,活血止痛。适用于肝气郁结之痛经,亦用于妇女气血攻窜、胸腹疼痛、连及胁肋等病症。

草红花酒

【配方】草红花1000克,黄酒15~20升。

【制法】取草红花1000克,加黄酒10升,回流提取3小时,滤出提取液;药渣再加黄酒5升,回流提取2小时,滤出提取液,将两次提取液合并,浓缩至8升,低温放置48小时,过滤,用黄酒调至10升,加1%的苯甲酸钠及少量甜菊苷,分装于250毫升的瓶中即得。

【功效】活血化瘀,通经止痛。主治痛经。

【附记】《北京中医药大学》1995,18(4):37

治疗崩漏常用药酒

丹参艾叶酒

【配方】丹参、生地、忍冬藤、生地榆、艾叶各100克,糯米7500克,酒曲250克。

【制法】将前5味加工成粗末,

以纱布包，水渍3日，煎2次，共取汁3000毫升备用。糯米水渍24小时，沥干蒸熟后待冷，置一大容器中，加入药汁3000毫升、酒曲（压细末）250克，拌匀，密封置于温暖处（温度为25℃左右）10日后酒熟，沥出即成。

【功效】活血凉血，清热止血。适用于妇人崩中下血及产后余病。

川芎红花酒

【配方】川芎24克，红花6克，白酒150毫升。

【制法】将前2味切碎，置容器中，加入白酒，密封，浸泡7日后，或煎至100毫升，过滤去渣，即成。

【功效】活血化瘀，止崩。用于妇女血崩（血瘀型）。

蓟根止血酒

【配方】大蓟根、小蓟根各200克，白酒600毫升。

【制法】将前2味切碎，置容器中，加入白酒，密封，浸泡7日后，过滤去渣，即成。

【功效】凉血止血。适用于妇人崩中下血不止（血热型）。

【附记】引自《千金翼方》。

生地炭丹参酒

【配方】生地炭、丹参、忍冬炭、艾叶、地榆炭各200克，黍米2500克，酒曲180克。

【制法】先将生地炭等5味药轧碎，置锅中，加水煎煮，取药汁2500毫升左右；将黍米洗净，蒸煮至半熟，沥干；将药汁与黍米、酒曲混合搅拌均匀，放置温暖处发酵，经14天后开封，压去酒渣，取酒汁贮瓶备用。

【功效】活血止血。适用于妇女崩中漏下、月经过多，以及产后余疾。

芎䓖地黄酒

【配方】芎䓖50克，生地黄汁200克。

【制法】上药先用酒五升，煮芎䓖至一升，去滓，放入地黄汁，再煮三二沸。

【功效】治崩漏昼夜不止。

【附记】明·《普济方》。

黄芪党参酒

【配方】炙黄芪、党参各15

克，人参1克，三七（熟）0.5克，熟地黄150克，白术100克，茯苓、鹿茸、当归、白芍各10克，炙甘草、川芎、肉桂各5克。

【制法】将以上13味，取人参、鹿茸、三七另用适量白酒浸渍，其余药材粉碎成粗粉，用白酒浸渍。上述二种浸渍液合并，混匀，滤过，静置沉淀，取上清液，加白酒至规定量，即得。口服，每次10毫升，每日2次。

【功效】壮肾阳，益气血，强筋骨。适用于气血两虚所致的腰膝酸软，神疲乏力，头晕耳鸣，崩漏带下，盗汗遗精等。

治疗难产常用药酒

龟甲川芎酒

【配方】龟甲18克，川芎、当归、血余炭各9克，米酒200毫升。

【制法】前4味研末，置容器中，添加米酒混匀。

【功效】活血化瘀。

【附记】民间验方。

马齿苋酒

【配方】马齿苋（鲜）1000克，38度白酒30毫升。

【制法】将鲜马齿苋绞取自然汁约30毫升，对入38度白酒30毫升，加热至40℃左右备用。

【功效】催生。适用于难产。

䧿胶鸡子酒

【配方】䧿胶（炙令提所）二两，酒一升半，白盐一钱匕。

【制法】上以微炎，同酒炼胶化，打鸡子一枚相和。

【功效】治难产，经六七日，母困甚。

【附记】明·《医方类聚》。

治疗带下常用药酒

四叶细辛酒

【配方】四叶细辛60克，白酒500毫升。

【制法】将四叶细辛洗净，切碎，置容器中。加入白酒，密封，浸泡7天后，过滤去渣，即成。

【功效】理气活血、祛湿散寒、祛瘀解毒。适用于带下、劳伤、腰腿痛等。

冬瓜子酒

【配方】冬瓜子200克，黄酒500毫升。

【制法】将冬瓜子炒黄，压碎，以纱布包，置容器中，加入黄酒500毫升密封，隔水加热至小沸，持续20分钟。取出放置5日后，过滤去渣，贮瓶备用。

【功效】祛湿利尿，解毒消炎，滋阴补肾。适用于带下、肾虚尿浊等。

苁蓉枸杞酒

【配方】肉苁蓉、枸杞子、地黄80克，山茱萸、菟丝子、女贞子、山药、续断各40克，狗肾10克，白芍20克。

【制法】将以上10味，粉碎成粗粉；另取蔗糖加入含乙醇量为30%的白酒中，浸渍5～7天，缓缓渗漉，收集漉液，静置，滤过，即得。

【功效】养阴助阳，益肾填精。适用于肾精不足，女子带下，月经不调，男子遗精，阳痿，早泄等。

蜈蚣七酒

【配方】蜈蚣七15克，白酒500毫升。

【制法】将上药洗净，切碎，置容器中，加入白酒，密封，浸泡7日后，过滤去渣，即成。

【功效】祛风除湿，活血祛瘀，

利尿消肿。适用于妇女带下，淋症，风湿疼痛，跌打损伤等。

【附记】引自《中国民间百病良方》。

龟胶酒

【配方】龟板胶10克，黄酒50毫升。

【制法】用黄酒将龟板胶煮化即成。

【功效】滋阴补血，止血止带。适用于妇女赤白带下，淋漓不止。凡脾胃虚寒，腹胀便溏者忌服。

白芍生地酒

【配方】白芍、黄芪、生地各30克，艾叶10克，米酒1500克。

【制法】将白芍等4味药加工成豆大，以绢布袋盛，密封浸泡酒中，7天后开启封盖，去药袋，即可。

【功效】补气固经止带。适用于妇女气血伤，兼赤白带下。

芹菜子酒

【配方】芹菜子50克，黄酒500毫升。

【制法】将上药捣碎，置容器中，加入黄酒，密封，浸泡5~7日后，过滤去渣，即成。

【功效】健脾暖胃，固肾止带。适用于带下，产后脘腹冷痛等。

【附记】引自《民间百病良方》。

厚朴肉桂酒

【配方】厚朴20克，肉桂10克，40度白酒500毫升。

【制法】以40度白酒500毫升，煮厚朴2沸，去药渣，并将肉桂10克研细末，调入酒中浸渍24~48小时，过滤去渣，贮瓶备用。

【功效】温肾除湿。适用于妇人下焦虚冷，膀胱、肾气损伤虚弱，白带过多。

治疗产后缺乳常用药酒

甘草天花粉酒

【配方】甘草、王不留行各10克，天花粉9克，当归7克，穿山甲（炙黄）5克，黄酒适量。

【制法】上药共研细末，备用。

【功效】活血通经。适用于产后乳汁不通。

【附记】引自《药酒汇编》。

川椒酒

【配方】川椒50克，白酒2500毫升。

【制法】川椒研细末，和白酒一起装入酒壶内，用时先将酒壶以文火煮沸，然后壶中热气熏蒸患部。

【功效】温经散寒，活血通乳。用于治疗产后初起乳汁不通。

奶浆参酒

【配方】奶浆参100克，白酒1000毫升。

【制法】将上药洗净，切片，置容器中。加入白酒，密封，每天振摇3次，浸泡15天后，过滤去渣，即成。

【功效】增乳、补肝益肾。此药酒用于产后缺乳及跌打损伤等。

大枣糯米酒

【配方】大枣500克，糯米甜酒800毫升。

【制法】前1味切碎，置容器中，添加糯米甜酒，每日振摇1~2次，密封浸泡1日，去渣留液。

【功效】益气养血，通经增乳。适用于气血虚弱型产后缺乳。

【附记】民间验方。

海虾米菟丝子酒

【配方】海虾米、菟丝子各6克，核桃仁、棉子仁、杜仲、巴戟天、朱砂、骨碎补、枸杞子、川续断、牛膝各3克，白酒500毫升。

【制法】将前11味，朱砂研细末，余为粗末，入布袋，置容器中，加入白酒，密封，浸泡15日后，过滤去渣，即成。

【功效】补肾壮阳。适用于产后缺乳及阳痿,腰酸等。

【附记】引自《药酒汇编》。

猪前蹄通草酒

【配方】猪前蹄2个,通草30克,米酒250毫升。

【制法】先将猪前蹄洗净,置高压锅中,加入水至锅容积的3/5即可,用高压锅蒸煮30分钟离火,候冷,开启锅盖,除去浮油,取白色猪蹄汁约250毫升置沙锅中,放入通草30克、米酒250毫升,煎煮(小沸后)15～20分钟,去渣,取汁500～600毫升,候温备用。

【功效】催乳。适用于乳汁全无。

丝瓜络天花粉酒

【配方】丝瓜络、天花粉各100克,马悬蹄120克,穿山甲60克,北沙参、鹿角各20克。

【制法】将以上6味,丝瓜络、穿山甲、北沙参加水煎煮2次,煎液合并。鹿角加水浸渍7天(注意换水),装袋与马悬蹄加水煎煮3次,煎液合并;鹿角加水煎煮,每6小时取煎液一次,直至煮酥为止,煎液与上述煎液合并,滤过,滤液浓缩。天花粉粉碎成粗粉,用25%乙醇作溶剂,浸渍24小时后进行渗漉,收集漉液与上述浓缩液合并,混匀,静置3天,吸取上清液,余液滤过,滤液与上清液合并,混匀,静置5天,吸取上清液,加入单糖浆和苯甲酸钠混匀,调整总量,灌装,即得。口服,每次40毫升,每日3次。

【功效】通经活络下乳。适用于气血不足,经络不通,奶汁灰白稀薄。

治疗产后恶露不绝常用药酒

山楂桂圆酒

【配方】山楂、桂圆肉各250克,红糖、红枣各30克,米酒1000毫升。

【制法】将前2味捣碎,与红

糖、红枣一同置容器中，加入米酒，密封，浸泡 10～15 日后，过滤去渣，即成。

【功效】健脾消食，活血散瘀。适用于肉食积滞，脘腹痞胀；产后恶露不尽，小腹疼痛等症。

【附记】引自《药酒汇编》。

益母草当归酒

【配方】益母草 440 克，熟地黄 55 克，当归 165 克。

【制法】将以上 3 味，益母草、熟地黄分别加水煎煮 2 次，每次 2 小时，滤过，合并滤液，浓缩至适量，加 70% 乙醇 5 倍量，搅匀，静置，滤过，回收乙醇，浓缩成稠膏状；当归用 70% 乙醇作溶剂进行渗漉，收集初漉液另器保存，继续渗漉，漉液回收乙醇，浓缩成浸膏，加于初漉液中混匀，加乙醇和水稀释使含乙醇量为 70%。合并益母草、熟地黄浓缩膏，混匀，加乙醇使含乙醇量为 70%，静置，取上清液加入当归流浸膏中，搅匀，静置，滤过，即得。口服，每次 10～15 毫升，每日 2 次。

【功效】调经活血，祛瘀生新。适用于月经不调，产后子宫复归不全，恶露不行或过多。

丹参元胡酒

【配方】丹参、益母草各 30 克，元胡 60 克，白酒 400 毫升。

【制法】将前 3 味捣碎或切薄片，置容器中，加入白酒，密封，浸泡 7 日后，过滤去渣，即成。

【功效】活血散瘀，理气止痛。用于产后恶露不尽，腹痛。

二汁活血酒

【配方】生地黄汁 100 克，生姜汁 10 克，白酒 200 毫升。

【制法】上药先煎地黄汁三五沸，次入生姜汁，并加入白酒再煎一二沸。

【功效】活血调中，适用于产后恶露不净。

【附记】引自明·《普济方》。

黑豆羌活酒

【配方】黑豆 500 克，羌活 50 克，白酒 5 升。

【制法】净黑豆炒至熟，以白酒淋之，加羌活同浸即得。

【功效】祛风邪，养阴血，去恶露，通乳脉。用于治疗产后恶露不净，乳少。

治疗产后腹痛常用药酒

当归肉桂酒

【配方】当归、肉桂、川续断、干姜、川芎、黄芪、麦冬各40克，吴茱萸、干地黄各100克，芍药60克，白芷、甘草各30克，红枣20克，白酒2000毫升。

【制法】将前13味捣碎，入布袋，置容器中，密封，浸泡24小时后加水1000毫升，煎取1500毫升，过滤去渣，即成。

【功效】补虚损，止腹痛。主治产后虚损，小腹疼痛。

【附记】引自《药酒汇编》。

翅卫茅酒

【配方】翅卫茅30克，白酒500毫升。

【制法】将上药切碎，置容器中，加入白酒，密封，浸泡7日后，过滤去渣，即成。

【功效】活血散瘀，调经镇痛。用于产后腹痛，崩中下血，风湿疼痛等。

当归芍药酒

【配方】当归90克，白芍药120克，白茯苓、泽兰各30克，川芎、炙甘草各60克，50度白酒1000毫升。

【制法】将前6味加工成粗末，以纱布包，置容器中，加入50度白酒1000毫升，密封放置7~10日后，过滤去渣，贮瓶备用。

【功效】和血止痛。适用于产后腹痛及孕妇腹中绞痛、心下急痛等。

当归续断酒

【配方】当归、续断、肉桂、川芎、干姜、麦冬各40克，白芍60克，吴茱萸、生地黄各100克，甘草、白芷各30克，黄芪40克，大枣20个，黄酒2升。

【制法】前 13 味捣末,置容器中,添加黄酒,每日振摇 1~2 次,密封浸泡 1 日,再加清水 1 升,文火煮取 7.5 升,候冷,去渣留液。

【功效】补虚损。适用于产后虚损,小腹疼痛。

治疗产后便秘常用药酒

桃仁米酒

【配方】核桃仁 600 克,米酒 1000 毫升。

【制法】将上药捣烂,置容器中,加入米酒、密封、浸泡 10 日后,过滤去渣,即成。

【功效】活血,润肠,通便。适用于产后血虚,肠燥便秘。

【附记】引自《民间百病良方》。

鲜胡桃酒

【配方】鲜胡桃(带青壳)5 枚,黄酒 1000 毫升,红糖 500 克。

【制法】将上药捣碎,置容器中,加入黄酒,密封,浸泡 30 日后,去渣,再加入红糖煮沸,过滤去渣,候温凉,即成。

【功效】补益肝肾,润肠通便。用于产后虚喘,便干及妇人崩中,带下。

双仁米酒

【配方】火麻仁、郁李仁各 250 克,米酒 1 升。

【制法】前 2 味捣碎,置容器中,添加米酒,每日振摇 1~2 次,密封浸泡 7 日,去渣留液。

【功效】润肠通便。适用于产后津伤、血虚,大便干结,老年性便秘。

【附记】《药酒汇编》。

治疗产后虚损常用药酒

大补当归续断酒

【配方】当归、续断、桂心、川芎、干姜、麦门冬各150克，芍药、吴茱萸各200克，干地黄300克，甘草、白芷各100克，大枣10枚，白酒10升。

【制法】以上12味切碎，用酒渍药1宿，明旦以水10升，合煮，取5升去渣。

【功效】养血活血，温中止痛。用于治产后虚损，腹中拘急，或溺血少腹苦痛，或从高坠下体内受损，及金疮血多内伤。

杜仲桂心酒

【配方】杜仲（炙微黄）60克，桂心、丹参、当归、苍耳子、川芎、牛膝、桑寄生、制附子、熟地黄各30克，川椒15克，白酒1500毫升。

【制法】将前11味捣碎，入布袋，置容器中，加入白酒，密封，浸泡7日后，过滤去渣，即成。

【功效】益肾壮腰，活血通络。适用于产后脏虚，腰部疼痛，肢节不利。

【附记】引自《普济方》。

治疗经前乳胀常用药酒

香附郁金酒

【配方】制香附50克，郁金、合欢皮各20克，婆罗子、路路通各30克，乌药、青桔叶、川楝子各15克，白酒600毫升。

【制法】前8味捣碎，置容器中，加入白酒，密封，浸泡7日后，即可取用。

【功效】舒肝开郁,疏通经络。适用于经前乳胀。

香附红花活血酒

【配方】制香附、红花、小茴香各12克,炒茜草、鸡血藤各18克,月月红、益母草各36克,米酒1500毫升。

【制法】前7味捣为粗末,置容器中,加入米酒,密封,浸泡10日后,过滤去渣,即成。

【功效】活血调经,理气消胀。适用于经前乳胀。

红藤白头翁酒

【配方】红藤、白头翁各12克,黄酒200毫升。

【制法】前2味切碎,置容器中,加入黄酒,煎至减半,去渣,待温,备用。

【功效】清利湿热,活血通络。适用于经前乳胀。

治疗产后血晕常用药酒

党参红花酒

【配方】干毛鸡、党参、猪脚筋、红花、羌活、炮姜、厚朴、白芷、半枫荷、黄芪、川芎、白芍、当归、枸杞子、山药、大枣、鸡脚等。

【制法】将以上17味,除猪脚筋外,其余干毛鸡等16味混匀,蒸2小时,放冷,与猪脚筋混匀,加入白酒密闭浸泡30~55天,滤过,即得。口服,每次30~50毫升,每日1~2次。

【功效】祛风活血,补气养血。适用于产后血晕。

当归红花酒

【配方】干毛鸡、当归、红花、白芷、川芎、千年健各160克,桃仁、赤芍各15克,茯苓20克,白酒17升。

【制法】以上9味药,干毛鸡用蒸汽蒸15分钟,放凉,用白酒适量浸泡25日后,与当归等8味置容器内,加白酒密闭泡45～55天,滤过即得。

【功效】活血通经,祛风除湿。适用于产后血晕。

毛鸡地黄酒

【配方】红毛鸡、熟地黄、当归、白芍、何首乌、黑豆、党参、甘草、白术、黄芪、续断、菟丝子、红花、川草乌、益母草、丹参各适量,45度白酒适量。

【制法】以上各味,加入白酒密闭浸泡,搅拌,40～50天后放出浸泡液,加入适量甜味剂,搅匀,静置,滤过,即得。

【功效】补血去瘀。适用于产后血晕。

灵芝桂圆补血酒

【配方】灵芝、制何首乌、黄精各100克,桂圆肉、党参、枸杞子、黄芪、当归、熟地黄各50克,茯苓、陈皮、大枣、山药各25克。

【制法】以上13味,粉碎成细粉,用白酒作溶剂,进行渗漉,收集漉液,加冰糖溶解,静置,滤过,即得。

【功效】滋补强壮,温补气血。适用于产后血晕。

没药活血酒

【配方】制没药15克,白酒30毫升。

【制法】上药与白酒同置瓷钵中,研磨至尽,备用。

【功效】活血化瘀。适用于产后血晕。

【附记】引自《圣济总录》。

地黄姜汁酒

【配方】生地黄100克,生姜汁10毫升,白酒200毫升。

【制法】生地取汁煎三五沸,次入生姜汁并白酒煎一二沸,备用。

【功效】清热凉血,逐瘀调中。适用于产后血晕。

治疗不孕症常用药酒

生地枸杞酒

【配方】淫羊藿250克,怀生地、胡桃肉各120克,枸杞子、五加皮各60克,白酒2000毫升。

【制法】前5味药分别捣碎或切片,以白酒浸泡,容器封固后,隔水加热,至药片蒸透,取出放凉,再浸数日,即可启用。

【功效】振奋肾阳,补益精血。适用于不孕症。

【附记】引自《冯氏锦囊秘录》。

当归远志酒

【配方】当归、远志各150克,甜酒1500毫升。

【制法】当归切碎,同远志和匀,入布袋,置容器中,加入甜酒,密封,浸泡7日后,过滤去渣,即成。

【功效】活血通经,调和气血。适用于不孕症。

【附记】引自《民间百病良方》。

巴戟天地黄酒

【配方】巴戟天100克,当归、黄芪、熟地黄、鹿角、益母草各30克,白酒100毫升。

【制法】前6味捣碎,入布袋,置容器中,加入白酒,密封,经常振摇。浸泡7日后,过滤去渣,即成。

【功效】温肾调经。适用于不孕症。

【附记】引自《药酒汇编》。

二芍四子酒

【配方】柴胡6克,赤芍、白芍、鸡血藤、坤草、泽兰、苏木、刘寄奴、怀牛膝、生蒲黄、女贞子、覆盆子、菟丝子、枸杞子各10克,黄酒1000毫升。

【制法】前14味捣碎,入布袋,置容器中,加入黄酒,密封,经常摇动,浸泡14日后,过滤去渣，即成。

【功效】补益肝肾，活血促强。适用于不孕症。

【附记】引自《药酒汇编》。

白芍桃仁养血酒

【配方】白芍、核桃仁各60克，熟地黄、全当归、山萸肉、远志肉、紫河车各50克，枸杞子、菟丝子各30克，五味子、香附各20克，丹参15克，酸石榴子、炙甘草、炒枣仁、炒麦芽、炒谷芽各10克，白酒500毫升，蜂蜜300克。

【制法】前17味共研为细末，置容器中，加入白酒和蜂蜜，密封，浸泡15日后，过滤去渣，即成。

【功效】养血滋阴，调补肝胃。适用于不孕症。

【附记】引自《药酒汇编》。

治疗产后血滞常用药酒

当归箭羽补血酒

【配方】当归40克，鬼箭羽30克，白酒600毫升。

【制法】前2味捣碎或切成薄片，置容器中，加入白酒，以文火煮数百沸，候冷，密封，浸泡3日后，过滤去渣，即成。

【功效】补血和血，祛瘀止痛。适用于产后血滞。

当归驱风酒

【配方】当归、川芎、川续断、防风、陈皮各37克，独活、羌活各28克，虎杖99克，葡萄干19克，木香、甘草各28克，50度白酒10000毫升。

【制法】前11味捣碎，置容器中，分2次加入白酒，密封加热，浸泡，保持在70~75℃。合并2次提取液，加蔗糖适量，搅拌，澄清后，滤过，滤液静置半个月以上，取清液，即成。

【功效】舒筋活络，祛瘀生新。适用于产后血滞。

【附记】引自《药酒汇编》。

寄奴甘草酒

【配方】刘寄奴、甘草各10克，黄酒50毫升。

【制法】前2味捣碎或切成薄片，置沙锅内，加水60毫升，煎至减半，再加入黄酒，煎至30毫升，去渣，备用。

【功效】破血通络，散瘀止痛。适用于产后血滞。

当归肉桂酒

【配方】当归、肉桂、芍药、炮姜、生地、蒲黄、黑豆各30克，炙甘草20克，白酒1500毫升。

【制法】前8味捣碎或切成薄片，入布袋，置容器中，加入白酒，密封，浸泡7日后，即可开封饮用。

【功效】调血活络，温中利水。适用于产后血滞。

治疗流产常用药酒

乌鸡茯苓酒

【配方】乌雌鸡1只，茯苓24克，吴茱萸15克，芍药、白术、人参各36克，麦门冬20克，阿胶、甘草24克，生姜12克，白酒150毫升。

【制法】上药细切，用水5升，煮鸡汁4升，去卜药煎取3升，放入酒内，并阿胶，烊尽，放温。

【功效】活血止血。适用于流产。

草根酒

【配方】翻白草根15～30克，白酒500毫升。

【制法】上药洗净，切碎，置容器中，加入白酒，密封，浸泡10日后，过滤去渣，即成。

【功效】清热解毒，止血消肿。适用于流产。

当归芍药酒

【配方】炙当归、芍药各60克，生地黄70克，白酒140毫升。

【制法】前2味共研细末，备用。

【功效】清热凉血，活血止血。适用于流产。

竹茹阿胶酒

【配方】青竹茹60克，阿胶20克，黄酒400毫升。

【制法】上药用黄酒煮至数十沸，待阿胶烊化，过滤去渣，候冷，备用。

【功效】解痛舒经。适用于流产。

二黄生姜酒

【配方】生地黄（炒）15克，蒲黄（炒）、生姜各3克，白酒50毫升。

【制法】前3味切碎，置银器中，加入白酒，以文火煎至30毫升，去渣，备用。

【功效】清热凉血，活血祛瘀。适用于流产。

蒲黄槐子酒

【配方】炒蒲黄、槐子各10克，黄酒80毫升。

【制法】前2味捣碎，用黄酒煎至60毫升。去渣，候温，备用。

【功效】活血祛瘀。适用于流产。

【附记】引自《圣济总录》。

芋根银花安胎酒

【配方】芋根60克，银花150克，白酒10毫升。

【制法】上药加水煎500毫升煎至300毫升，对入白酒，和匀，即成。

【功效】清热解毒，凉血安胎。适用于流产。

【附记】引自《妇人大全良方》。

鸡蛋黄酒

【配方】黄酒500毫升，鸡蛋黄14枚。

【制法】上药放在铝锅中，以小火炖煮，至稠黏时，即可，待冷，存瓶罐中备用。

【功效】滋阴润燥，养血安胎。适用于流产。

蜡酒

【配方】蜡1钱，清酒二盏。

【制法】清酒煎三五沸，投蜡。

【功效】养血安胎。适用于流产。

治疗产后胁痛常用药酒

当归川芎酒

【配方】当归尾、川芎、青皮、枳壳、制香附、红花、桃仁各6克，黄酒80毫升。

【制法】前7味共研细末，置沙锅内，加入黄酒，煎至40毫升，去渣，备用。

【功效】理气舒肝，祛瘀止痛。适用于产后胁痛。

【附记】引自《万氏妇人科》。

柴胡木香酒

【配方】柴胡3克，制香附12克，木香、青皮、党参各6克，牡丹皮10克，白术15克，茯苓9克，黄酒150毫升。

【制法】前8味捣碎，置容器中，添加黄酒及清水200毫升，文火煎至150毫升，去渣留液。

【功效】疏肝解郁，健脾利湿。适用于产后胁痛。

治疗妇人嫁痛常用药酒

甘草芍药酒

【配方】甘草100克，芍药25克，生姜12克，桂心4克，白酒2升。

【制法】以上4味切碎，用白酒煮三沸，去渣即成。

【功效】活血止痛。适用于嫁痛。

大黄活血酒

【配方】大黄15克，白酒100

毫升。

【制法】大黄切片，用酒煮沸15分钟后，服用。

【功效】活血止痛。适用于嫁痛。

治疗妇人风痹常用药酒

天麻牛膝养血酒

【配方】天麻、牛膝、附子、杜仲各100克，白酒2500毫升。

【制法】上药细锉，以生绢袋盛，用好酒密闭浸泡7日。

【功效】养血益精。适用于妇人风痹。

蜀椒附子养血酒

【配方】蜀椒、制附子、生干地黄、当归、牛膝、细辛、薏苡仁、酸枣仁、麻黄、杜仲、萆薢、五加皮、蚕砂、羌活各50克，白酒5000毫升。

【制法】以上14味生用，切细，白酒密闭浸泡5日。

【功效】养血益精。适用于妇人风痹。

附子皂角刺酒

【配方】生附子1两，皂角刺21根，白酒2瓶。

【制法】上药细锉，分为二处，白酒入上药，慢火煨，候干至半瓶，再合作一处，用泥密封上二宿即可。

【功效】活血益精。适用于妇人风痹。

灵脾牛膝酒

【配方】仙灵脾、牛膝、制附子、制杜仲各100克，石楠叶50克，白酒2500毫升。

【制法】上药细锉，用生绢袋装，白酒密封浸泡7日。

【功效】补火祛风。适用于妇人风痹。

治疗人流综合征常用药酒

细辛扩宫酒

【配方】细辛10克,荜拔、乳香、没药、三七各30克,乌药15克,蜈蚣5条,75%乙醇(酒精)500毫升。

【制法】上药研成粗末,加入乙醇,浸泡20日,过滤后备用。

【功效】止血止痛,镇静消炎。适用于人工流产综合征。

第四章 治疗儿科病常用药酒

治疗感冒常用药酒

吴茱萸白矾酒

【配方】吴茱萸、白矾各15克，白酒适量。

【制法】前2味研末，置容器中，添加白酒，调成酒饼2个。

【功效】温经通阳。适用于小儿各型感冒。

【附记】《药酒汇编》。

生南雄黄酒

【配方】生南星、雄黄各15克，米醋适量。

【制法】将前2味共研细末，入米醋调和均匀，制成2个药酒饼，备用。

【功效】退热解毒。适用于小儿风热感冒及流行性感冒。

【附记】引自《百病中医民间疗法》。

荸荠酒

【配方】鲜荸荠10个，米酒（酒酿）100毫升。

【制法】先将荸荠洗净、去皮、切片，与酒酿一同入锅，加水适量，煮熟即可食用。

【功效】清热解毒。用于小儿风热感冒、水痘、麻疹等。

治疗百日咳常用药酒

葱头小肠酒

【配方】 洋葱头 50 克，猪小肠 100 克，黄酒 300 毫升。

【制法】 将猪小肠洗净，切细，与葱头炒香后，加入黄酒 300 毫升、淘米水（米泔）100 毫升，煮熟取汁备用。

【功效】 补虚润燥，化痰祛痰。适用于百日咳日久不愈，遗尿气喘。

鹅不食草酒

【配方】 土牛膝根、鹅不食草、马兰各 50 克，酒酿汁 200 毫升。

【制法】 将上药与酒同煮，加糖适量，取汁备用。

【功效】 清热解毒，利尿。主治百日咳。

【附记】 引自《药酒汇编》。

治疗小儿低热常用药酒

红枣羊脂酒

【配方】 红枣 250 克，羊脂 25 克，黄酒 250 毫升。

【制法】 先将红枣用水煮软后倒去水，再加入羊脂和黄酒，煮 1~3 沸后，倒入罐内密闭贮存 7 日后，即成。

【功效】 补中益气，养血安神，清热解毒。用于小儿低热（气血两虚型）。

吴茱萸葱白酒

【配方】 吴茱萸 15 克，桂枝 10 克，葱白（连须）14 个，白酒适量。

【制法】 将前 2 味共研细末，葱白捣烂，混合，再入白酒调和成泥状,制成药酒饼2个,备用。

【功效】温经、通阳,退热。适用于小儿低热(气虚或阳虚型)。

【附记】引自《药酒汇编》。

治疗小儿惊风常用药酒

木防己独活酒

【配方】木防己4.2克,铅丹、防风、肉桂、龙齿各2.4克,朱砂、炙甘草各1.8克,独活0.6克,细辛、当归、干姜各1.5克,莽草0.3克,白酒500毫升。

【制法】前12味捣碎,置容器中,添加白酒,每日振摇1~2次,密封浸泡5日,去渣留液。

【功效】祛风凉血,息风通络。适用于小儿风病发动,手足不仁。

【附记】《普济方》。

天竺黄栀子酒

【配方】天竺黄15克,栀子10克,蝉蜕6克,羚羊角粉1支(约0.9克),米酒150毫升。

【制法】将前3味加水300毫升煎至100毫升,入米酒,羚羊角粉拌匀,即成。

【功效】清热化瘀,熄风止痉。用于急惊风。

治疗小儿呕吐常用药酒

二姜止呕酒

【配方】干姜、生姜各15克,白酒(或黄酒)50毫升。

【制法】将前2味捣碎,置容器中,加入白酒,密封,浸泡7日后,去渣,即成。或加红糖矫味。

【功效】温中止呕。适用于呕吐,无论年龄大小均可用之。

【附记】笔者经验方。

姜醋止呕酒

【配方】生姜10克，面粉30克，陈醋30毫升，白酒20毫升。

【制法】将生姜捣烂后，入面粉，加入适量酒，并滴几滴醋，调和成稠糊状，做成药饼2个，备用。

【功效】温中止呕。主治呕吐、腹部喜暖畏寒者。

治疗小儿疳积常用药酒

双仁栀硝酒

【配方】杏仁、桃仁、栀子、皮硝各10克，白胡椒7粒，葱白（每根寸许）7根，鸭蛋清1个，白酒5毫升。

【制法】前5味药共研细末，加葱白捣烂，再加入鸭蛋清、白酒调拌均匀，然后用纱布包扎成2饼，外敷神阙（肚脐）、命门［腰部第2腰椎棘突下的凹陷中，与前脐中（神阙穴）相对］二穴，24小时后取下。

【功效】治疗小儿疳积。

参芪五味酒

【配方】人参、黄芪、白术、茯苓、当归、山药、白芍、熟地各15克，川芎、木香、陈皮各10克，炒麦芽、炒谷芽各9克，肉桂3克，五味子6克，50度白酒500毫升。

【制法】将前15味药加工成粗末，以纱布包，置容器中，加入50度白酒500毫升，密封放置21日后，过滤去渣，贮瓶备用。浸泡期间每日振摇数次。

【功效】益气养血，健脾助运。适用于小儿疳积。

治疗小儿虫症常用药酒

青梅酒

【配方】青梅30克，黄酒100毫升。

【制法】将青梅和黄酒放入瓷杯中，置于有水的蒸锅中加热蒸炖20分钟，去渣即成。

【功效】醒胃，杀虫，止痛。用于食欲缺乏，蛔虫性腹痛以及慢性消化不良性泄泻者，均可用之。

百部酒

【配方】百部30克，55%乙醇150毫升。

【制法】百部粗碎，置容器中，添加乙醇，每日振摇1～2次，密封浸泡3日，去渣留液。

【功效】解毒杀虫止痒。适用于蛲虫。

【附记】《百病中医熏洗熨擦疗法》。

治疗小儿泄泻常用药酒

云南白药酒

【配方】云南白药粉末、高度白酒。

【制法】用云南白药粉末与高度白酒调成糊状，直接涂于脐窝内，外用伤湿止痛膏覆盖，48小时换药1次。

【功效】渗透、化瘀、定痛、消肿，收敛止泻的作用，治疗小儿秋冬季腹泻。

香附酒

【配方】香附50克，米酒适量。

【制法】前1味研末，置容器

中，添加米酒，调成干糊状，做成小饼。

【功效】温中和胃，理气疏肝。

适用于小儿泄泻。

【附记】民间验方。

治疗小儿麻疹常用药酒

芫荽酒

【配方】芫荽120克，50度白酒250毫升。

【制法】将芫荽置一容器中，加入50度白酒250毫升，煎煮五六沸后，倒入盆内，备用。

【功效】透发麻疹。适用于麻疹见形后收没太快。

地龙乌芋酒

【配方】地龙（去泥洗净）5条，乌芋（即荸荠）20克，米酒适量。

【制法】将前2味拌和，绞取汁，入米酒适量混和煎数沸，去渣候温，备用。

【功效】凉血解毒，透疹。用于出疹后血热毒盛，黑陷不起。

牛蒡根蝉蜕酒

【配方】牛蒡根500克，蝉蜕30克，黄酒1500毫升。

【制法】将牛蒡根切片，与蝉蜕同置容器中，加入黄酒1500毫升，密封，隔水蒸煮2小时。取出放置3日后，过滤去渣，贮瓶备用。

【功效】散风宣肺，清热解毒，利咽散结，透麻疹。适用于麻疹、咽喉肿痛、咳嗽、喉痒、吐痰不利、疮疖肿痛等。

治疗小儿流行性腮腺炎常用药酒

金银花板蓝根酒

【配方】金银花、板蓝根各30克,连翘15克,柴胡12克,夏枯草、黄连、薄荷、僵蚕、生栀子各10克,黄芩、龙胆草各9克,50度白酒500毫升。

【制法】将上11味加工成粗末,以纱布包,置容器中,加入50度白酒500毫升,密封放置14日后,过滤去渣,贮瓶备用。浸泡期间每日振摇数次。

【功效】清热解毒,消肿散结。适用于流行性腮腺炎。

三黄黛硝酒

【配方】大黄、黄连、黄柏各50克,青黛、芒硝各100克,冰片10克。共研细末,备用。

【制法】取适量粉末,加适量白酒和少许醋调成糊,摊于敷料上,外敷患处,胶布固定。每日换药1次。夏季可用醋调成稀糊,外擦患处。

【功效】治疗流行性腮腺炎。

治疗小儿弄舌常用药酒

归肉祛湿酒

【配方】当归3克,猪肉25克,清酒200毫升。

【制法】上药用清酒煮至50毫升,去药渣。

【功效】健脾祛湿。适用于小儿弄舌。

治疗小儿疟疾常用药酒

常山桂心酒

【配方】常山100克,桂心50克,甘草25克,白酒1升。

【制法】以上3味切片,用白酒煎取70毫升,去渣备用。

【功效】安心定神。适用于小儿疟疾。

治疗小儿下肢麻痹症常用药酒

白芷当归酒

【配方】白芷、当归、赤芍、红花、生地黄、石胡荽各30克,樟脑粉15克,大曲酒500毫升。

【制法】前7味研为粗末,置有盖瓷缸内,再将大曲酒烫热冲入,密封,每天振摇1次,浸泡10日后,即可使用。

【功效】活血祛风,温经通络。适用于小儿下肢麻痹症。

治疗新生儿硬皮症常用药酒

艾叶韭菜活血酒

【配方】艾叶、韭菜各30克,白酒30毫升。

【制法】前2味药捣烂,入白酒调匀成糊状,备用。

【功效】温经散寒,活血消肿。适用于新生儿硬皮症。

治疗阴茎包皮水肿常用药酒

栀子黄柏酒

【配方】栀子50克,黄柏、地肤子、苍术各15克,白酒250毫升。

【制法】前4味中药碾成粗末,浸泡在白酒内,1小时后即可使用。

【功效】清热解毒,利湿通络。适用于阴茎包皮水肿。

第五章 治疗五官科病常用药酒

治疗眼病常用药酒

枸杞酒

【配方】生枸杞6600克，白酒1200毫升。

【制法】研捣匆碎，上药以好酒1200毫升浸7日，滤去渣。

【功效】补虚，长肌肉，益颜色，肥健，去劳热，抗早衰。用于肝肾虚损型目暗、目涩、迎风流泪等目疾，以及早衰。

黄连明目酒

【配方】黄连18克，石决明、草决明、生姜、生石膏、黄硝石、薏苡仁、秦皮、山萸肉、当归、黄芩、沙参、朴硝、炙甘草、车前子、淡竹叶、柏子仁、防风、制乌头、辛夷、人参、川芎、白芷、瞿麦穗、桃仁、细辛、地肤子、白芍、泽泻、肉桂、白芥子各10克，龙脑15克，丁香6克，珍珠（无孔者）3颗，50度白酒2500毫升。

【制法】将前34味加工成粗末，以纱布包，置容器中，加入50度白酒2500毫升，密封，每日振摇数次。放置14～21日后，过滤去渣，取滤汁，贮瓶备用。

【功效】补肝肾，泻火毒，活血通络，祛风明目。适用于眼睛视物昏暗、经年不愈、内外障失明等。

地骨皮菊花酒

【配方】地骨皮、生地黄、甘菊花各50克，糯米1500克，酒曲适量。

【制法】将前3味加水煎取浓汁，糯米浸湿，蒸饭，待温，与酒曲（研细）、药汁拌和，置容器中，保温，如常法酿酒。酒熟，除糟，即成。

【功效】滋阴益血，补身延年。适用于中老年人身体虚弱，目暗多泪，视物不明，或伴有高血压眩晕，夏季身热不适，消渴等。

【附记】引自《临床验方集》。

枸杞菊花酒

【配方】枸杞子、甘菊花各20克，当归、熟地各30克，50度白酒1000毫升。

【制法】将前4味洗净，晾干，切碎，以纱布包，置容器中，加入50度白酒1000毫升，密封，每日振摇数次。放置10～14日后，过滤去渣，取滤汁，贮瓶备用。

【功效】滋阴活血，清肝明目。适用于阴血不足、肝脉失养所致的头晕目眩、视力减退、身倦力疲、多梦等。

治疗耳病常用药酒

天花粉聪耳酒

【配方】天花粉100克，白酒1升。

【制法】前1味粗碎，置容器中，添加白酒，文火煮2～3沸，候温，去渣留液。

【功效】生津止渴，降火消肿。适用于耳聋；产后缺乳。

【附记】《普济方》。

核桃仁五味酒

【配方】核桃仁60克，五味子40克，蜂蜜30克，白酒1000毫升。

【制法】将前2味捣碎，入布

袋，置容器中，加入白酒，密封，每日振摇数下，浸泡10日后，过滤去渣，加入蜂蜜，拌匀，即成。

【功效】补肾聪耳。适用于耳鸣、遗精等。

【附记】引自《药酒汇编》。

蒲术开窍酒

【配方】菖蒲、白术各250克，50度白酒1250毫升。

【制法】将前2味加工成粗末，以纱布包，置容器中，加入50度白酒1250毫升，密封，每日振摇数次。放置14~21日后，过滤去渣，取滤汁，贮瓶备用。

【功效】化湿开窍，健脾养胃。适用于耳鸣、耳聋、视力减退、早衰健忘、便溏腹胀、食欲不振、心悸等。

磁石木通酒

【配方】磁石（捣碎，绵裹）25克、木通、菖蒲（米泔浸一两日，切焙）各250克。

【制法】上药切细，绢囊盛，用酒10升浸，寒7日，暑3日。

【功效】治肾虚耳聋耳鸣，耳内如有风水声。

【附记】宋·《圣济总录》、明·《本草纲目》。

远志聪耳酒

【配方】覆盆子50克，巴戟天、肉苁蓉、远志、川牛膝、五味子、续断各35克，山茱萸30克，白酒1000毫升。

【制法】将上药共捣为粗末，用白夏布袋盛之，置于净坛中，注酒浸之密封口，春夏5日，秋冬7日，然后添冷开水1000毫升，混合备用。

【功效】益肾补肝，养心，聪耳明目，悦容颜。适用于肝肾虚损、耳聋目昏，腰酸腿困，神疲力衰等症。

马钱子消肿酒

【配方】马钱子5只，冰片0.3克，50度白酒100毫升。

【制法】将马钱子用温水浸润后，剥净表皮，切成薄片。冰片研末，共浸在白酒中，密封备用。

【功效】清热散郁火，芳香通诸窍，消肿止痛，防腐生肌，治急慢性化脓性中耳炎。

【附记】 《浙江中医杂志》1981，(10)：416

桑葚柠檬米酒

【配方】 桑葚1000克，柠檬5个，白糖100克，米酒1800毫升。

【制法】 将前2味置容器中，略捣一捣，使之粗碎裂，以纱布包，加入米酒1800毫升、白糖100克，密封，隔水加热2个小时。取出放置5日后，开封，过滤去渣，并压榨取滤汁，共装于一容器中备用。

【功效】 滋阴液，养心脉。适用于头晕、眼花、耳鸣、腰膝酸软等。

半夏消肿酒

【配方】 生半夏50克，白酒150毫升。

【制法】 将上药晒干、研成细粉，置容器中，加入白酒，密封浸泡24小时，取上清液使用。

【功效】 燥湿，消肿。用于急、慢性中耳炎等。

蔓荆子酒

【配方】 蔓荆子（微炒）100克，白酒200毫升。

【制法】 将蔓荆子捣碎，置容器中，加入白酒，密封，浸泡7天后，过滤去渣，即成。

【功效】 能疏散风热、开窍通闭。适用于耳聋，虽久聋亦搽。

牛膝首乌酒

【配方】 牛膝240克，制何首乌180克，枸杞子120克，天门冬、麦门冬、生地黄、熟地黄、当归、人参各60克，肉桂30克，糯米20千克，酒曲适量。

【制法】 将前10味制为粗末，糯米蒸熟，待冷入药末、酒曲（研细），拌和均匀，置坛内封固，如常法酿酒。酒熟榨取酒液，即可饮用。

【功效】 补肝肾，益精血，温经通络。适用于肾虚，腰膝酸软，耳鸣，目暗，须发早白，腰部有冷感等症。

【附记】 引自《东医宝鉴》。

牡荆子酒

【配方】 牡荆子（微炒）250克，50度白酒500毫升。

【制法】 将牡荆子捣碎，以纱布包，置容器中，加入50度白酒

500毫升，密封，每日振摇数次。放置10～15日后，过滤去渣，取滤汁，贮瓶备用。

【功效】利气，化痰，开窍。适用于耳聋（气滞型），症见耳鸣、耳聋日久，伴有头昏、眩晕，无明显全身虚证或实证存在。

人参益智酒

【配方】人参9克，猪板油90克，白酒1000毫升。

【制法】将猪板油（切碎）置锅内熬油，去渣，与人参（研末）同置容器中，加入白酒，密封，浸泡21天后，去渣，即成。

【功效】开心益智，聪耳明目，润肌肤。用于记忆力减退、面色不华、耳聋眼花及内热疾病。

石英磁石酒

【配方】白石英（打碎如大麻粒）、磁石（火煅令赤，醋淬，打碎）各150克，50度白酒1000毫升。

【制法】将前2味药置容器中，加入50度白酒1000毫升，密封。放置7～10日后，过滤去渣，取汁，贮瓶备用。

【功效】益精髓，保神守中。适用于耳聋、肢体关节疼痛、行动无力、风湿痹痛等。

治疗鼻病常用药酒

苦葫芦子酒

【配方】苦葫芦子30克，白酒150毫升。

【制法】将苦葫芦子捣碎，置瓶中，用酒浸泡7～10天，去渣，用酒滴鼻。

【功效】通鼻窍。用于鼻窦炎。

莱菔酒

【配方】莱菔（干品研末）10克（或莱菔汁100毫升），白酒适量。

【制法】莱菔末，每10克用白酒

15毫升；莱菔汁100毫升，入白酒50毫升。各先煎白酒百沸，再入莱菔末或汁，再煎一二沸，即可，备用。

【功效】止衄。适用于口、鼻、耳皆出血不止，或单纯鼻衄。

【附记】引自《普济方》。

辛夷白芷酒

【配方】辛夷、白芷各9克，藁本、甘草、当归各18克，羊脊髓250克，黄酒3升。

【制法】羊脊髓粗碎，置容器中，添加少许清水，文火煮沸，与捣碎的前5味中药同置容器中，添加黄酒，每日振摇1～2次，密封浸泡3～5日，去渣留液。

【功效】宣肺通窍。适用于肺热鼻塞多涕。

【附记】《圣济总录》。

轻粉硫黄酒

【配方】轻粉、硫黄各15克，生大黄、百部各50克。

【功效】清热解毒，凉血杀虫。主治酒渣鼻。

【制法】将上药共研细末，溶于95%酒精300毫升中，每日摇荡二次，浸泡6～10日即可外擦患处。

【附记】《陕西中医》1992，13（2）：80

治疗口齿咽喉病常用药酒

二黄栀子酒

【配方】黄柏90克，黄连15克，栀子30克，米酒800克。

【制法】将上述3味药轧成粗末，置锅中，加米酒煎煮数百沸，过滤去渣，装瓶备用。

【功效】清热、解毒、止血。适用于口舌生疮、牙龈出血。

淡竹叶酒

【配方】淡竹叶250克，米、曲适量。

【制法】将淡竹叶煎汁，用曲、米如常法酿酒，酒熟压去糟渣，备用。

【功效】清心利尿。用于小便

赤涩热病、心烦口渴、口舌生疮、舌质红、苔薄黄、脉浮数。

山蜂窝川芎酒

【配方】山蜂窝（大者）1枚，川芎、白芷各15克，50度白酒200毫升。

【制法】将山峰窝烧灰存性，与川芎、白芷共加工成细末，用50度白酒适量调和成稀糊状，密封7日后，即可取用。

【功效】解毒，活血，止痛。适用于牙痛。

草乌酒

【配方】生草乌15克，一枝蒿、冰片各10克，小木通50克，白酒500毫升。

【制法】将前4味共研粗粉，置容器中，加入白酒，密封，浸泡7日后，过滤去渣，即成。

【功效】祛风散寒，除湿止痛。适用于牙痛。

【附记】引自《药酒汇编》。

郁李根细辛酒

【配方】郁李根、细辛、花椒各15克，槐白皮、柳白皮各30克，白酒适量。

【制法】前5味研末。每取药末30克，白酒250毫升，文火煎百沸，去渣留液。

【功效】消肿止痛。适用于牙龈肿痛，呼吸冷风其痛愈甚。

【附记】《普济方》。

襄荷酒

【配方】鲜襄荷100克，米酒1大盏。

【制法】将鲜襄荷绞汁，与酒混合，煮1～2沸，即可。

【功效】清热解毒，利咽消肿。用于急性咽喉炎、扁桃体炎、急性喉风症等。

人乳酒

【配方】酒0.5升，人乳汁0.5升。

【制法】上药和合。

【功效】治喉痹卒不得语。

【附记】明·《普济方》。

细辛花椒酊

【配方】细辛、入地金牛、花椒、九里香各等份，75%酒精适量。

【制法】将前4味捣碎，置容器中，隔水加热至沸，密封，浸泡

5~7天后，过滤去渣，再加入酒精配制成35%浓度，拌匀，即成，贮瓶备用。

【功效】散风止痛。适用于牙本质过敏症（俗称"酸倒牙"）。

【附记】引自《新医学》。

槐白皮酒

【配方】槐白皮30克，白酒500毫升。

【制法】将上药切碎，置容器中，加入白酒和清水500毫升，以文火煎至减半，去渣，备用。

【功效】祛风利湿，消肿止痛。用于风邪外中、身体强直、肌肤不仁、热病口疮、牙疳、喉痹、肠风下血、阴痒等症。

治疗牙痛常用药酒

地黄独活酒

【配方】生地黄、独活各50克，细辛30克，白酒500毫升。

【制法】前3味切碎，置容器中，加入白酒，密封，浸泡7日后，去渣，即成。

【功效】通络止痛。适用于牙痛。

【附记】引自《药酒汇编》。

蜂窝解毒酒

【配方】山蜂窝1枚，麝香少许，白酒适量。

【制法】山蜂窝烧存性，与麝香同研末，用白酒调至糊状，密封7日后即可。

【功效】解毒活血。适用于牙痛。

二乌止痛酒

【配方】生川乌、生草乌、荜茇、白芷各10克，细辛5克，冰片3克，白酒2500毫升。

【制法】上5味捣碎，置容器中，加入白酒，密封。浸泡10~14日后，去渣取汁，加冰片，溶化，即成。

【功效】消肿止痛。适用于牙痛。

【附记】引自《药酒汇编》。

草乌木通酒

【配方】制草乌15克,一枝蒿10克,冰片10克,小木通50克,白酒500毫升。

【制法】将前4味共研粗粉或切成薄片,置容器中,加入白酒,密封,浸泡7日后,过滤去渣,即成。

【功效】祛风散寒,除湿止痛。适用于牙痛。

乌头良姜酒

【配方】生川乌、生草乌、高良姜、细辛、白芷各3克,白酒1000毫升。

【制法】前5味共研精末,置容器中,加入白酒,稍浸片刻煨热即成。

【功效】镇静止痛。适用于牙痛。

【附记】引自《药酒汇编》。

细辛二皮酒

【配方】郁李根、细辛、花椒各15克,槐白皮、柳白皮各30克,白酒250毫升。

【制法】前5味研末,每取药末30克,白酒250毫升,文火煎百沸,去渣留液。

【功效】消肿止痛。适用于牙痛。

【附记】引自《普济方》。

复方天南星酊

【配方】制川乌、制草乌、生天南星、半夏、白胡椒各15克,白茄根30克,95%乙醇250毫升。

【制法】前6味洗净,晾干,切碎,置容器中,加入95%乙醇,密封。每日振摇1次,浸泡2周后,过滤去渣,取汁,贮瓶备用。

【功效】消肿止痛。适用于牙痛。

复方细辛金牛酊

【配方】细辛、入地金牛、花椒、九里香各等分,75%乙醇适量。

【制法】前4味捣碎,置容器中,隔水加热至沸,密封,浸泡5~7日后,过滤去渣,再加入蟾酥酊35%,拌匀,即成,贮瓶备用。

【功效】散风止痛。适用于牙痛。

【附记】引自《新医学》。

治疗牙齿松动常用药酒

细辛白芷酒

【配方】细辛3克,荜茇9克,白芷6克,75%医用乙醇100毫升。

【制法】前3味共研成粗末或切成薄片,置容器中,加入乙醇,充分振摇后,密封,浸泡24小时,吸取上清液,备用。

【功效】麻醉止痛。适用于牙齿松动。

三皮固齿酒

【配方】桃白皮、槐白皮、柳白皮各60克,酒1升。

【制法】前3味锉如麻豆,为介贴,炙贴以酒浸1宿,文火热三五沸,去渣留液。

【功效】固齿。适用于牙齿松动。

【附记】引自民间验方。

独活固齿酒

【配方】独活100克,白酒1000毫升。

【制法】上药浸于净器中。用火煨暖,煎至半量,去渣即成。

【功效】祛风止痛。适用于牙齿松动。

第六章 治疗皮肤科病常用药酒

治疗湿疹常用药酒

蛇床苦参酒

【配方】蛇床子、苦参各62克，明矾、防风、白鲜皮各31克，白酒1000毫升。

【制法】将前5味中药研为粗粉，置容器中加入白酒，密封，每日搅拌1次，浸泡30天以上，取上清液；再压榨残渣，静置澄清，混合过滤，贮瓶备用。

【功效】祛风，除湿，止痒。

白鲜皮酒

【配方】白鲜皮150克，白酒500毫升。

【制法】上药浸泡3日，取液即得。

【功效】清热解毒，祛风化湿。用于老年慢性气管炎，湿疹，疥癣等病。

【附记】《中药制剂汇编》。

川黄柏地肤酒

【配方】川黄柏30克，地肤子50克，蛇床子20克，白酒500毫升。

【制法】将前3味研为粗末，置容器中，加入白酒，密封，浸泡7～10日后即可取用。

【功效】清热燥湿，祛风止痒。适用于湿疹，兼治阴囊湿疹。

【附记】笔者经验方。

苦参雄黄酒

【配方】苦参50克，百部30克，白鲜皮30克，雄黄5~10克，白酒500毫升。

【制法】将前4味研成粗末，置容器中，加入白酒，密封，浸泡7~10日后即可取用。

【功效】清热燥湿，祛风杀虫止痒，用于各类湿疹。

五子祛风酒

【配方】川黄柏150克，地肤子、蛇床子、苍耳子、五倍子、黄药子各30克，70度白酒1500毫升。

【制法】将前6味加工成细末，以纱布包，置容器中，加入70度白酒1500毫升，密封，每日振摇数次。放置10~15日后，过滤去渣，取其滤汁，贮瓶备用。

【功效】清热燥湿，疏通血脉，消肿止痛，祛风止痒。适用于阴囊湿疹及各类湿疹。

土槿皮酒

【配方】土槿皮30克，白酒150毫升。

【制法】前1味切碎，置容器中，添加白酒，每日振摇1~2次，密封浸泡3日，去渣留液。

【功效】止痒杀虫。适用于阴囊湿疹，体癣，手足癣，头癣。

治疗白癜风常用药酒

乌蛇防风酒

【配方】乌蛇（酒浸去皮、骨，炙微酥）180克，防风、白蒺藜、肉桂、五加皮各60克，天麻、羌活、牛膝、枳壳（炒）各90克，熟地120克，50度白酒2000毫升。

【制法】将前10味加工成粗末，以纱布包，置容器中，加入50度白酒2000毫升，密封，每日振摇数次。放置14~21日后，过滤去渣，取其滤汁，贮瓶备用。

【功效】滋阴，祛风，止痒。适用于白癜风。

补骨脂密陀僧酒

【配方】补骨脂、密陀僧各30克，前胡20克，防风10克，白附子15克，雄黄6克，白酒（或75%酒精）200毫升。

【制法】将前6味共研细末，置容器中，加入白酒，密封，浸泡7天后即可取用。

【功效】活血祛风、解毒消斑。

菟丝子酒

【配方】菟丝子全草（新鲜）180克，75%乙醇360毫升。

【制法】前1味切碎，置容器中，添加乙醇，每日振摇1～2次，密封浸泡5～7日，去渣留液。

【功效】祛风止痒。适用于白癜风。

【附记】《中药制剂汇编》。

菖蒲天门冬酒

【配方】菖蒲（九节者，去须节，米泔浸，切）500克，天门冬（去芯）500克，天雄（炮裂，去皮、脐）150克，麻子仁（生用）1升，茵芋（去粗茎）50克，干漆（炒烟出）、生干地黄（切、焙）、远志（去芯）各150克，露蜂房（微炒）50克，苦参500克，黄芪（炙、锉）400克，独活（去芦头）、石斛（去根）各250克，柏子仁（生用）2升，蛇蜕皮（微炙）长3尺，天蓼木（锉）100克。

【制法】上16味，粗捣筛，用水250升，煮菖蒲等取汁，100升以酿120升秫米，蒸酿如常法，用六月六日细曲，于七月七日酿酒，酒成去糟取清，收于净器中，密封。

【功效】治白驳举体斑白，经年不差。

【附记】宋·《圣济总录》。

治疗牛皮癣常用药酒

五蛇祛风酒

【配方】蕲蛇、金环蛇、银环蛇各25克,乌梢蛇100克,眼镜蛇、木防己、七叶莲、鸡血藤、豨莶草、钻地风各50克,闹羊花125克,石南藤25克,白酒2.5升。

【制法】前12味切碎,置容器中,添加白酒,每日振摇1~2次,密封浸泡1年,去渣留液。

【功效】祛风止痒,通络。适用于牛皮癣。

【附记】《中药制剂汇编》。

白及土槿皮酒

【配方】白及、土槿皮、槟榔、生百部、川椒各50克,大枫子仁25克,斑蝥(去翅和足)10克,水杨酸、苯甲酸各适量,白酒1500毫升。

【制法】将前5味捣碎,置渗滤器中,另将斑蝥研细与大枫子仁混合,捣成泥状,置渗滤器最上层,上加特制的木孔板,然后加入白酒(高出药面),加盖,浸泡7日,按渗滤法进行渗滤,收集渗滤液和压榨液,最后按比例加入5%水杨酸和10%苯甲酸,搅拌溶解,过滤即成。

【功效】软坚散结,杀虫止痒。适用于牛皮癣,神经性皮炎,手足癣等。

【附记】引自《药酒汇编》。

五毒去癣酒

【配方】斑蝥、红娘、樟脑各6克,全蝎、蜈蚣各6条。

【制法】五药混合用60%乙醇或白酒浸泡,以浸淹为量,两星期后取浸液,密存备用。

【功效】神经性皮炎、干癣。

【附记】《陕西中医》1985,6(8):366。

细辛马钱子酒

【配方】细辛3克,马钱子

（生用不去毛）3克，制草乌3克，硫黄3克，雄黄6克，白矾6克，冰片3克，75%医用乙醇100毫升。

【制法】将前7味共研细末，置容器中，加入75%乙醇，密封，时时摇动，浸泡1周后，去渣，备用。

【功效】解毒杀虫，祛湿止痒。用于各种牛皮癣、顽癣、久治不愈之症。

二皮苦参酒

【配方】土槿皮620克，紫荆皮、苦参各310克，苦楝根皮、地榆各150克，千金子150粒，斑蝥100只（布包），蜈蚣3条，樟脑310克，75%乙醇5000毫升。

【制法】将前5味打碎成粗粒，置大瓶内，加入75%乙醇，再将斑蝥、千金子、蜈蚣等加入，密封，浸泡1~2周，滤去药渣，加入樟脑，使溶解，贮瓶备用。

【功效】凉血祛风湿，杀虫止痒。适用于银屑病、体癣、神经性皮炎、股癣等。

【附记】引自《朱仁康临床经验集》。

百部槟榔酒

【配方】百部、槟榔、木鳖子、土槿皮、白芷各9克，斑蝥（去头、足后与糯米同炒）、樟脑各4.5克，羊蹄草15克，白酒2.5升。

【制法】前8味粗碎，置容器中，添加白酒，每日振摇1~2次，密封浸泡7日，去渣留液。

【功效】除癣止痒。适用于头癣，牛皮癣。

【附记】《张赞臣临床经验选编》。

槟榔紫荆酒

【配方】槟榔250克，紫荆皮1000克，樟脑210克，百部1200克，斑蝥125克，60%医用乙醇10000毫升。

【制法】将前5味，除樟脑外，共研为粗粉，置容器中，加入60%乙醇，密封，浸泡1周，过滤去渣，加樟脑，溶解后，再添加60%乙醇至8000毫升，摇匀即得。

【功效】杀虫止痒。用于牛皮癣。

治疗斑秃常用药酒

闹羊花鲜毛姜酒

【配方】闹羊花21朵,鲜毛姜17片,50度白酒500毫升。

【制法】将前2味药置于容器中,加入50度白酒500毫升,密封,隔水蒸煮1小时左右。取出放置7~10日后,过滤去渣,取其滤汁,贮瓶备用。

【功效】斑秃,促使毛发生长。

首乌地黄酒

【配方】何首乌30克,熟地黄34克,枸杞子、麦冬、当归、西党各15克,龙胆草、白术、茯苓各12克,广皮、五味子、黄柏各9克,龙眼肉15克,黑枣30克,白酒1000毫升。

【制法】将前14味捣碎,置容器中,加入白酒,密封,浸泡14天后,过滤去渣,即成。

【功效】补肝肾、益气血、清湿毒、养血生发。适用于青壮年血气衰弱、头发脱落不复生,且继续脱落者。

金银花酒

【配方】金银花100克,白酒500毫升。

【制法】将上二味装大口瓶浸泡1星期后,待酒色呈棕黄色备用。

【功效】治疗斑秃。

【附记】《新疆中医药》1996,(4):60

治疗鹅掌风常用药酒

土槿皮地肤子酒

【配方】土槿皮、大枫子肉、地肤子、蛇床子、白鲜皮、苦参各300克,枯矾1250克,硫黄150克,樟脑150克(后下),50%医用乙醇20000毫升。

【制法】将前8味研成末或捣碎，置容器中，加入50%乙醇（分3次加入浸泡），第1次加入8000毫升，密封，温浸7天后，倾取上清液，第2、3次加入6000毫升，如上法浸泡。3次浸液合并，混匀，再以樟脑用95%乙醇溶解后，加入浸液中，候药液澄清，倾取上层清液，贮瓶备用。

【功效】杀虫止痒。用于鹅掌风、脚湿气、圆癣等。

生姜酒

【配方】生姜250克，50～60度白酒500毫升。

【制法】前1味捣碎，置容器中，添加白酒，每日振摇1～2次，密封浸泡2日，去渣留液。

【功效】解毒杀菌。适用于手癣、甲癣。

【附记】《中国民间百病良方》。

治疗带状疱疹常用药酒

生南星草河车酒

【配方】生南星、草河车各10克，山蘑菇12克，白酒200毫升。

【制法】先将白酒放入粗碗内，再用上药分别磨酒。磨完后滤去药汁，备用。

【功效】清热解毒，燥湿消肿。适用于带状疱疹。

【附记】张定龙经验方。

三花蛇床酒

【配方】金银花、野菊花、凤仙花、蛇床子各10克，白鲜皮12克，水杨酸5克，石炭酸2克，75%医用乙醇1000毫升。

【制法】将前5味置容器中，加入75%乙醇，密封。浸泡5～7日，滤取上清液，加入水杨酸、石炭酸，搅匀，贮瓶备用。

【功效】清热解毒，消炎止痒。用于带状疱疹。

雄黄蜈蚣酒

【配方】蜈蚣3条,雄黄、青黛、乳香各10克,冰片、细辛、白矾各5克,消炎痛片100毫克。

【制法】诸药共研细末,搅匀,加白酒10毫升,陈醋适量,调节成糊状,按面积大小将药膏摊贴于病灶处,上面覆盖一层塑料薄膜,周边胶布固定。

【功效】治带状疱疹。

治疗痱子常用药酒

双黄冰片酒

【配方】生大黄6克,黄连5克,冰片4克,60度白酒150毫升。

【制法】将前2味捣碎和冰片一并置容器中,加入白酒,密封,浸泡5~7日后即可取用。

【功效】消炎止痒。主治痱子,疮疖等。

【附记】引自《药酒汇编》。

鲜地龙酒

【配方】鲜地龙30克,生茶叶10克,75%乙醇200毫升。

【制法】将前2味置容器中,加入75%乙醇,密封,浸泡3~5日后,去渣即得。

【功效】清热解毒,祛风通络。用于痱子。

苦参白鲜皮酒

【配方】苦参、白鲜皮、蛇床子各75克,薄荷脑、冰片各10克,水杨酸30克,麝香草酚5克。

【制法】将以上7味,取苦参、白鲜皮粉碎成粗粉,与蛇床子混合,用乙醇为溶剂,浸渍24小时后进行渗漉,收集漉液,用活性炭适量脱色,滤过。其余薄荷脑等四味,加乙醇适量使溶解,与上述滤液混合,滤过,加乙醇与水适量即得。外用,涂抹患处,每日数次。

【功效】消炎、止痒。适用于夏季皮炎,痱子,皮肤瘙痒等。

治疗皮肤瘙痒症常用药酒

雄黄敌百虫酒

【配方】雄黄6克,敌百虫25片,冰片4克。

【制法】将上三味药共为细末,混合后备用。用时把散剂溶于白酒500毫升,浸泡4小时后即成。

【功效】止痒,治疗皮肤瘙痒症。

【附记】《中医外治杂志》1997.4:55。

百部草酒

【配方】百部草180克,75%乙醇360毫升。

【制法】将上药置容器中,加入75%乙醇,密封,浸泡1周,过滤取汁即得。每瓶装100毫升。

【功效】杀虫止痒。皮肤瘙痒症、虱病、阴痒等。

【附记】引自《北京中医学院东直门医院协定处方》。

枳实苁蓉酒

【配方】枳实150克,独活、苁蓉、黄芪、秦艽各200克,丹参、蒴藋各250克,松叶50克,白酒2500毫升。

【制法】上8味切细,以酒浸6天后即可。

【功效】益气,养血,祛风,止痒。用于治瘙痒皮中风虚。

浮萍酒

【配方】新鲜浮萍100克,米酒500克。

【制法】将浮萍捣烂,置干净容器中,加入米酒,密封浸泡,经常摇动,7天后过滤去渣,即可。

【功效】疏风止痒。适用于皮肤瘙痒。

蝉蜕白鲜皮酒

【配方】蝉蜕、白鲜皮、蛇床子、百部各30克,白酒500毫升。

【制法】前4味捣碎，置容器中，添加白酒，每日振摇1~2次，密封浸泡7日，去渣留液。

【功效】祛风，杀虫，止痒。适用于皮肤、阴部、肛门、腋窝瘙痒。

【附记】民间验方。

治疗疣常用药酒

了哥王酒

【配方】了哥王果（成熟之子）50克，95%乙醇50毫升。

【制法】将上药捣碎，置容器中，加入95%乙醇，密封，浸泡14日后，过滤去渣，即成，或以鲜了哥王果汁直接涂用亦可。

【功效】解毒散结。适用于寻常疣。

【附记】引自《新医药学杂志》。

鸦胆蛇床酒

【配方】鸦胆子50克，蛇床子、大黄、米仁各10克，75%乙醇（酒精）250毫升。

【制法】将上药研末或切成薄片，用酒精浸泡1星期后备用。

【功效】清热解毒，腐蚀赘疣。用于扁平疣。

治疗疥疮常用药酒

水菖蒲解毒酒

【配方】水菖蒲1500克，米、曲各适量。

【制法】前1味粗碎，置容器中，添加清水3.5升，文火煮取500毫升，去渣留液，入米、曲，密封，置阴凉干燥处，常规酿酒，酒熟后去糟留液。

【功效】利湿解毒。适用于疥疮。

黄柏猪胰酒

【配方】黄柏1两，猪胰4两。

【制法】上药生用，酒浸。

【功效】祛痒，止痛。适用于疥疮。

【附记】引自《寿世青编》。

白鲜百部止痒酒

【配方】白鲜皮19克，百部30克，苦参、川楝子、萹蓄、蛇床子、石榴皮、藜芦各10克，皂角刺、羊蹄草各20克，白酒2升。

【制法】前10味粗碎，置容器中，添加白酒，每日振摇1～2次，密封浸泡7日，去渣留液。

【功效】清热利湿，杀虫止痒。适用于疥疮。

【附记】引自《百病中医熏洗熨擦疗法》。

蚺蛇止痒酒

【配方】蚺蛇1斤，羌活1两，糯米2斗。

【制法】上2味药，羌活用绢袋盛，糯米蒸熟安曲于缸底，置蛇于曲上，乃下饭密盖，待熟取酒，以蛇焙研和药。

【功效】祛风止痒。适用于疥疮。

【附记】引自明·《食物本草》。

二黄蛇酒

【配方】硫黄、制雄黄各50克，百部100克，密陀僧36克，蛇床子60克，冰片5克，95%乙醇800毫升。

【制法】前6味研末，置容器中，添加乙醇，每日振摇1～2次，密封浸泡3～5日，去渣留液。

【功效】活血解毒，祛风止痒。适用于疥疮。

治疗皮炎常用药酒

九里香消炎酒

【配方】九里香、一枝黄花、羊蹄草、半边莲、毛麝香、漆大姑、了哥王、三叉苦、入地金牛、蛇总管各25克，60度白酒1升。

【制法】前10味研末，置容器中，添加白酒，每日振摇1~2次，密封浸泡7日，去渣留液。

【功效】消炎止痒。适用于皮炎。

三子活血酒

【配方】五倍子15克，蛇床子30克，韭菜子9克，白明矾9克，白酒120毫升。

【制法】将前4味共研粗末，置玻璃瓶中，注入烧酒，塞紧瓶盖，浸泡3日后（浸泡时，每日早、晚各搅动1次，通常振动可使药性加速渗透）即可取用。

【功效】消炎活血，祛风止痒。适用于皮炎。

倍矾止痒酒

【配方】五倍子250克，白明矾60~120克，白酒1000毫升。

【制法】将前2味捣碎，置容器中，加入白酒密封，浸泡7日后，过滤去渣，即成。

【功效】收敛，止痒，防护。适用于皮炎。

【附记】引自《民间百病良方》。

虎丹樟脑酒

【配方】五虎丹3克，柳酸12克，樟脑6克，甘油40克，25%医用乙醇60毫升。

【制法】将前4味分别投入25%乙醇中，拌匀至完全溶解后，分装入20毫升玻璃瓶内，备用。

【功效】消炎，解毒，止痒。适用于神经性皮炎。

苦参降丹酊

【配方】苦参、徐长卿各30克，白降丹0.5克，麝香0.2克，95%医用乙醇120毫升。

【制法】前2味切片，加适量清水，煎2次，取二汁混合，再浓缩至20～25毫升，待凉后加入乙醇，静置48小时后，滤出药液，贮入瓶中，再加白降丹、麝香拌匀溶化即得。

【功效】祛风清热，解毒止痒。适用于皮炎。

樟冰止痒酒

【配方】樟脑3克，冰片10克，95%酒精100毫升。

【制法】前2味置容器中，加入酒精，密封，浸泡2日后即可取用。

【功效】消炎止痛。适用于皮炎。

【附记】引自《民间百病良方》。

羊蹄根白鲜酒

【配方】羊蹄根120克，白鲜皮、土槿皮、枯矾各30克，斑蝥（去头足）12克，75%医用乙醇600毫升。

【制法】前5味捣为粗末，置容器中，加入乙醇，密封，浸泡7日后，过滤，去渣。即可。

【功效】燥湿杀虫。适用于皮炎。

斑蝥活血酒

【配方】斑蝥2克，65度白酒100毫升。

【制法】斑蝥用白酒浸泡7日，取上清液外用。

【功效】祛风活血。适用于皮炎。

硫黄皮炎液

【配方】硫黄1.5克，轻粉、枯矾各0.5克，冰片125毫克，体积分数75%的酒精100毫升。

【制法】将以上4味中药共研细末，置容器中，加入酒精，密封，浸泡24小时后即可取出。

【功效】解毒杀虫、除湿止痒。适用于脂溢性皮炎。

土槿皮升汞酒

【配方】土槿皮、甘油各200克，苯甲酸120克，水杨酸60克，95%医用乙醇100毫升。

【制法】土槿皮碎为粗粉，置容器中，加入乙醇，浸渍3日，滤取浸出液，残渣用力压榨，使残液尽可能压出，合并滤液，静置过夜，滤液备用。再将苯甲酸、水杨酸、升汞分别加入上述土槿皮浸出液中溶解，加入甘油与之混合，最后添至1000毫升即可。

【功效】抑菌消炎，解毒利湿。适用于皮炎。

治疗赤游风常用药酒

枳壳五叶草酒

【配方】枳壳（炒）、黄柏皮各250克，五叶草500克，白酒1500毫升。

【制法】前3味切碎，入布袋，置容器中，加入白酒，密封，浸泡7日后，过滤去渣，即成。

【功效】清热燥湿，祛风理气。适用于赤游风。

二根解毒酒

【配方】恶实根、生蒴翟根各500克，白酒1500毫升。

【制法】前2味切碎，置容器中，加入白酒，密封，浸泡7日后，过滤去渣，即成。

【功效】祛风解毒。适用于赤游风。

治疗麻风常用药酒

艾蒿酒

【配方】艾蒿一握，西米适量。

【制法】上药以水煎取浓汁，拌西米，酿酒，候熟，去滓取清酒。或用上药用水酒各一盏，煎饼至八分。

【功效】消炎止痒。适用于麻风。

【附记】引自宋·《太平圣惠方》。

牛膝乌头酒

【配方】牛膝、石楠、乌头、天雄、茵陈各100克，细辛25克，白酒5000毫升。

【制法】以上6味切细，用白酒渍之，春秋浸5日，夏浸3日，冬浸7日。

【功效】祛风温经。适用于麻风。

蝮蛇祛风酒

【配方】活蝮蛇1条，醇酒10升。

【制法】上药同醇酒10升，封埋马溺处，周年取出，蛇已消化。

【功效】祛风散寒。适用于麻风。

【附记】引自明·《本草纲目》。

苦参蜂房解毒酒

【配方】苦参500克，露蜂房（炙）250克，酒曲适量。

【制法】以上2味切细，以水30升，酒曲2升，和药同浸，经二宿，液去滓，煮黍米20千克，按常法酿酒，候熟压取酒。

【功效】解毒燥湿。适用于麻风。

苦参猬皮酒

【配方】苦参5升，露蜂房（炙）250克，猬皮（炙）一具，曲3升。

【制法】以上4味药细切，以水35升，同药渍4宿，去渣，煮米20千克，如常法酿酒。

【功效】祛风散寒。适用于麻风。

【附记】引自唐·《外台秘要》。

商陆祛风酒

【配方】商陆根（削去皮，锉）12.5千克，细曲7.5千克，黍米100千克。

【制法】去渣，浸细曲7.5千克，炊黍米100千克，酿如常法，酒熟即可。

【功效】温经祛风。适用于麻风。

治疗狐臭常用药酒

枯矾滑石酊

【配方】枯矾20克,密陀僧、滑石各15克,樟脑10克,轻粉、冰片各5克,95%医用乙醇250毫升。

【制法】将前6味共研细末,置容器中,加入95%酒精,密封,浸泡1周后,过滤取汁,贮瓶备用。

【功效】解毒敛汁,杀虫止痒。适用于狐臭。

细辛芳香酒

【配方】藁本、川芎、细辛、杜衡、辛夷各3克,苦酒200毫升。

【制法】将前5味共研细末,置容器中,加入苦酒,密封,浸渍1宿,再煎10分钟,贮存待用。

【功效】芳香避臭。适用于狐臭。

【附记】引自《外台秘要》。

治疗鸡眼常用药酒

二酸止痛酒

【配方】水杨酸85克,苯甲酸10克,磺胺、普鲁卡因各2~3克,樟丹0.2克,白糖适量,高粱酒适量。

【制法】前6味研细过筛,混合,装入净瓶中,倒入高粱酒,密封备用。

【功效】化角质,消炎止痛。适用于鸡眼。

【附记】引自《中药制剂汇编》。

补骨脂祛风酊

【配方】补骨脂300克,75%~95%

医用乙醇1000毫升。

【制法】上药捣碎，置容器中，加入乙醇，密封，浸泡（经常摇动）7日后，滤过，分装小瓶备用。

【功效】补肾通阳，温通血脉。适用于鸡眼。

治疗荨麻疹常用药酒

石楠叶祛风酒

【配方】石楠叶5克，白酒30毫升。

【制法】将上药研细末，入白酒煎一沸，待用。

【功效】祛风止痒。适用于荨麻疹。

枳芄止痒酒

【配方】枳壳90克，秦艽、独活、肉苁蓉各120克，丹参、陆英各150克，松叶250克，白酒2000毫升。

【制法】将前7味捣碎，入布袋，置容器中，加入白酒，密封，浸泡7日后，过滤去渣，即成。

【功效】活血，祛风，止痒。适用于荨麻疹。

【附记】引自《普济方》。

白茄根酒

【配方】白茄根50克（鲜品100克），60度白酒30毫升。

【制法】前1味切碎，置容器中，添加白酒，每日振摇1~2次，密封浸泡7日，去渣留液。

【功效】抗过敏。适用于荨麻疹。

浮萍止痒酒

【配方】鲜浮萍60克，白酒250毫升。

【制法】上药洗净，捣烂置容器中，加入白酒，密封，浸泡7日后，过滤去渣，即成。

【功效】祛风止痒。适用于荨麻疹。

松叶祛风酒

【配方】松叶500克,白酒1升。

【制法】松叶切碎,置容器中,添加白酒,文火蒸取300毫升,去渣留液,候温。

【功效】祛风止痒。适用于荨麻疹。

【附记】引自《普济方》。

黑芝麻补精酒

【配方】黑芝麻300克,黄酒3000毫升。

【制法】黑芝麻微炒研碎,加入黄酒中,置容器中加盖,浸泡2小时。

【功效】补精益血。适用于荨麻疹。

蝉蜕散热酒

【配方】蝉蜕3克,糯米酒50毫升。

【制法】将上药研成细末,待用,糯米酒加入清水250毫升,煮沸,入上药搅匀即可。

【功效】疏风散热,透疹解痉。适用于荨麻疹。

【附记】引自《民间百病良方》。

碧桃冰片酒

【配方】鲜嫩桃叶500克,胆矾0.6克,薄荷水、冰片各3克,鲜鱼腥草60克,白酒500毫升。

【制法】鱼腥草、桃叶洗净,切碎,加入胆矾粉,按渗滤法进行渗滤,收集渗滤液1000毫升,溶入薄荷水、冰片,过滤去渣,即成。

【功效】解毒止痒。适用于荨麻疹。

硫黄温阳酒

【配方】硫黄6克,白酒100毫升。

【制法】硫黄乳钵内研细,放入白酒再研。

【功效】温阳透疹。适用于荨麻疹。

治疗痤疮常用药酒

苦参百部酊

【配方】苦参30克，百部30克，75%医用乙醇300毫升。

【制法】将前2味捣碎或切薄片，置容器中，加入75%医用乙醇，密封，浸泡7天后即可取用。

【功效】清热燥湿，杀虫。适用于痤疮。

三黄冰片酊

【配方】生大黄、冰片各30克，黄芩10克，黄连9克，75%乙醇500毫升。

【制法】前4味（冰片除外）切碎，置容器中，添加乙醇，每日振摇1~2次，密封浸泡10日，去渣留液，入冰片溶解。

【功效】清热解毒。适用于痤疮。

楼椒清热酒

【配方】重楼100克，花椒50克，冰片10克，白酒500毫升。

【制法】重楼捣碎，与花椒、冰片混匀，置容器中，添加白酒，每日振摇1~2次，密封浸泡15日，去渣留液。

【功效】清热解毒，消肿止痛。适用于痤疮。

冬瓜清热酒

【配方】冬瓜1只，白酒500毫升。

【制法】前1味切碎，置容器中，添加白酒、清水适量，文火煎至浓稠，候冷。

【功效】清热解毒，化痰利水。适用于痤疮。

【附记】引自民间验方。

治疗毛囊炎常用药酒

黄参解毒酒

【配方】藤黄15克,苦参10克,75%乙醇200毫升。

【制法】前2味切碎,置容器中,添加乙醇,每日振摇1~2次,密封浸泡5~7日,去渣留液。

【功效】解毒消肿,杀虫止痒。适用于毛囊炎。

【附记】引自《广西中医药》。

第七章 防癌抗癌常用药酒

治疗肝癌常用药酒

冰片酒

【配方】冰片15克，白酒适量。

【制法】将上药置容器中，加入白酒浸泡，溶化即成。

【功效】止痛。适用于晚期肝癌疼痛。

【附记】引自《药酒汇编》。

壁虎散结酒

【配方】活壁虎5~10条，60度白酒500毫升。

【制法】将上药置容器中，加入白酒，密封，浸泡7天后，即可取用。酒尽添酒，味薄即止。

【功效】散结止痛、攻毒杀虫。适用于肝癌等。

【附记】本方引自《药酒汇编》。

治疗胃癌常用药酒

石蝉草酒

【配方】石蝉草250~500克，白酒1000毫升。

【制法】将上药洗净，切碎，入布袋，置容器中，加入白酒，密封，浸泡10~15日后，过滤去渣，即成。

【功效】祛瘀散结，抗癌。适用于胃癌，食管癌，肝癌，肺癌，乳腺癌等。

【附记】引自《民间百病良方》。

黄药子全虫酒

【配方】黄药子300克，虻虫、全虫、蜈蚣各30克，60度白酒1500毫升。

【制法】将前4味药研成粗末，布包，放入坛中，加入白酒，密封后埋在地下，7天后即可。

【功效】解毒抗癌。适用于胃癌的治疗。

【附记】引自《段凤舞肿瘤积验方》。

治疗鼻咽癌常用药酒

天葵子清热酒

【配方】天葵子200克，低度米酒500毫升。

【制法】天葵子洗净，置容器中，添加米酒，每日振摇1~2次，密封浸泡7日，去渣留液。

【功效】清热解毒，疏肝泻火。适用于鼻咽癌。

治疗肺癌常用药酒

一枝香抗癌酒

【配方】一枝香60克，石楠叶30克，米酒300毫升。

【制法】上药用米酒煎煮取汁，备用。

【功效】抗癌。适用于肺癌。

治疗乳腺癌常用药酒

三橘开郁酒

【配方】青橘子皮、青橘叶、橘核各15克,白酒250毫升。

【制法】前3味切碎,置容器中,添加白酒,加水250毫升,煎至200毫升,去渣留液。

【功效】开郁散结,通络消肿。适用于乳腺癌。

【附记】引自《药酒汇编》。

南瓜蒂抗癌酒

【配方】南瓜蒂2个,黄酒100毫升。

【制法】上药烧炭存性研末,备用。

【功效】清热抗癌。适用于乳腺癌。

【附记】引自《中国民间百病良方》。

槐花解毒酒

【配方】槐花90克,黄酒500毫升。

【制法】槐花炒黄为末,置容器中,添加黄酒,文火煮30～40沸,去渣留液。

【功效】清热解毒,祛风凉血。适用于乳腺癌。

八角莲杜鹃酒

【配方】八角莲、黄杜鹃各25克,紫背天葵50克,白酒500毫升。

【制法】前3味洗净,切碎,入布袋,置容器中,加入白酒,密封,浸泡7日后,过滤去渣,即成。

【功效】清热解毒,活血散瘀。适用于乳腺癌。

【附记】引自《药酒汇编》。

贝母银花酒

【配方】大贝母、核桃仁、连翘、金银花各9克,黄酒100毫升。

【制法】前4味捣碎,置沙锅内,加入黄酒和水各100毫升,煎服。

【功效】抗癌。适用于乳腺癌。

治疗子宫颈癌常用药酒

称砣梨解毒酒

【配方】称砣梨30~60克,白酒500毫升。

【制法】上药洗净,捣碎,置容器中,加入白酒,密封,浸泡15~20日后,过滤去渣,即成。

【功效】清热解毒,祛风活血。适用于子宫颈癌。

治疗子宫内膜癌常用药酒

海马蜈蚣抗癌酒

【配方】海马、炙穿山甲各10克,蜈蚣6克,黄酒适量。

【制法】前3味粗碎,研末。备用。

【功效】抗癌。适用于子宫内膜癌。

【附记】引自《药酒汇编》。

治疗阴茎癌常用药酒

蟾蜍解毒酒

【配方】活蟾蜍5只,黄酒500毫升。

【制法】蟾蜍置容器中,加入黄酒,隔水蒸时,去蟾蜍取酒,冷藏备用。

【功效】解毒止痛。适用于阴茎癌。

【附记】《中国民间百病良方》。

治疗甲状腺癌常用药酒

黄药昆布解毒酒

【配方】黄药子、海藻、昆布各250克，浙贝母200克，米酒1斤。

【制法】前4味捣碎，置容器中，添加米酒，密封，灰火煨1日，取出，候冷，去渣留液。

【功效】解毒消肿，软坚散结。适用于甲状腺癌。